歯科国試 KEY WORDS

ATLAS 口腔外科アトラス

鶴見大学歯学部口腔内科学講座 准教授 浅田 洸一 著
講師 佐藤 徹 著
DES歯学教育スクール 編

第6版

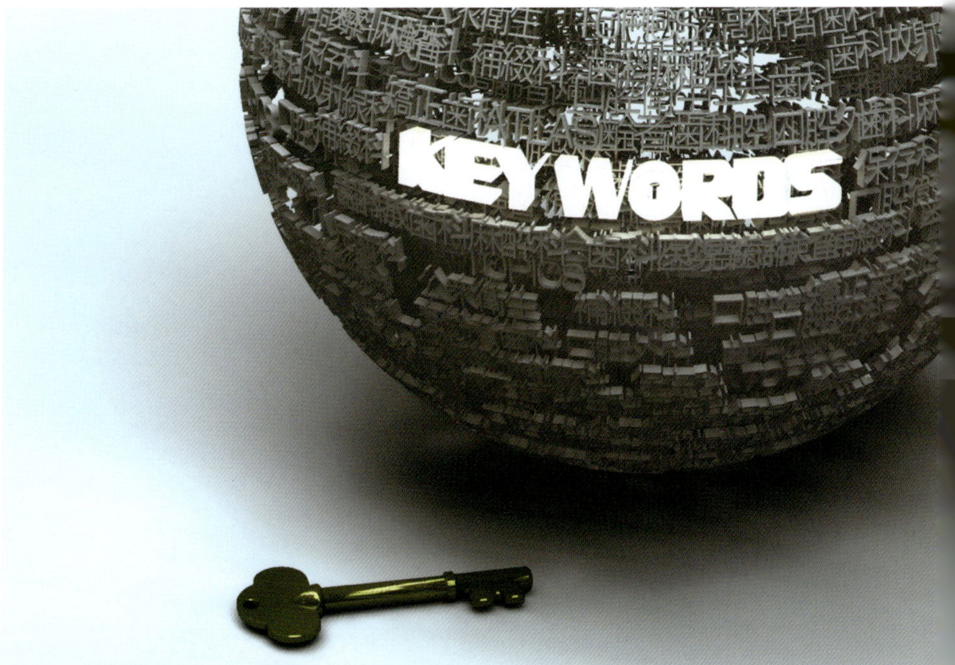

医学評論社

はじめに（第6版）

昨年6月，「平成26年版歯科医師国家試験出題基準」が公表された。今回の改訂の特徴は「高齢者の歯科治療」の章が加わり，さらにはそれに関連して全身的な疾患の理解が求められるようになったことである。高齢者の軟組織疾患，硬組織疾患，機能に関連する疾患ならびに高齢者に留意すべき疾患のいずれもが口腔外科疾患に関連するもので，歯科医師国家試験を受験するにあたり「口腔外科」を学ぶ意味は大きいと思われる。

本書は，当初は歯科医師国家試験を受けるにあたって，合格に必要な口腔外科の最小限の疾患を挙げ，さらにその疾患について理解しておくべき最小限の事項を羅列したものであった。しかしながら，最近では選抜試験となり，より多くの疾患の理解と知識が要求されるようになったため，出題基準が改正されるごとに内容を変更し，新しく歯科医師国家試験で要求される，いいかえると歯科医師国家試験に出題される可能性のある口腔外科的疾患について，その病態，診断に必要な検査，組織所見，治療などが一目瞭然に理解しえるように，写真や図で示すとともに，必要事項を簡潔にまとめてきた。このことにより，短時間で口腔外科疾患の理解に繋がるもの思われる。

今回で本書が6版を重ねるということは，これまで多くの読者に支持していただいた証であり，そのことを感謝するとともに，今回から2名の著者で，一段と内容の充実を図ったつもりである。

平成26年2月

著　者

初版の序

歯科教育において各科目の知識と技術の修得が課せられているが，口腔外科学においては純粋に口腔外科的疾患だけではなく，粘膜疾患などに代表される全身疾患の分症としての口腔病変などの理解も求められ，内容が多岐に渡り，それを学ぶものにとって難しい面がある。この10年余の学生の講義では，臨床的に必要とされる事項を可能な限りカバーし，さらにそれらをできるかぎり分かりやすく講義してきたが，本書はそれをまとめたものである。

本書の特徴として，現在臨床で用いられている画像検査を可能な限り多く用い，またミクロレベルでの理解のために組織像も多くした。さらに，臨床で遭遇する多種多様な疾患に対し，どのように診査，検査を行い，そこからいかに診断を導き，さらにその診断に基づき，どのように治療されるかを述べたことにあると思っている。アトラスに用いた疾患は，臨床的に遭遇することの多い疾患であり，学生のみならず卒後の研修にも有用と信じる。

アトラスで用いた症例のほとんどが鶴見大学歯学部第二口腔外科で経験したものであり，これまで御指導いただき，また症例の使用の快諾をいただいた恩師石橋克禮教授に深謝する。

最後に，本書の出版にご尽力いただいた歯学教育スクールの青木敏氏に感謝する。

平成8年7月

著　者

◆目　　次◆

必修の基本的事項

主な全身的疾患による口腔症状

●貧血による舌炎　2
●出血性素因による歯肉出血・抜歯後出血　3
●急性白血病による歯肉出血・腫脹　6
●AIDSによるカンジダ症　7
●ウイルスによるアフタ性潰瘍　8
●結核・梅毒による粘膜潰瘍　9
●金属アレルギーによる扁平苔癬　10
●糖尿病による口腔乾燥感と歯周病の増悪　11
●ビタミンC欠乏による歯肉出血　11
●臓器移植に関連した口腔症状（免疫抑制，移植片対宿主病）　12
●脳血管疾患，神経筋疾患の摂食・嚥下困難　13
●他臓器癌の口腔症状　13
●認知症患者の口腔症状　14

薬物の有害事象による口腔症状

●多形滲出性紅斑　15
●歯肉肥厚　15
●歯の着色　15
●唾液分泌量の減少　16
●唾液分泌量の増加　16
●味覚異常　16
●顎骨壊死　16
●抗腫瘍薬による口内炎　16
●菌交代現象（菌交代症）　17

ATLAS

奇形・変形

口唇裂 …… 20
口蓋裂 …… 22
先天性鼻咽腔閉鎖不全（粘膜下口蓋裂）…… 24
正中唇裂 …… 24
横顔裂 …… 25
下唇瘻 …… 25
歯肉線維腫症 …… 26
Fordyce斑 …… 26
舌小帯強直症 …… 27
上唇小帯強直症 …… 27
鎖骨頭蓋骨異形成症 …… 28
大理石骨病 …… 28
McCune‐Albright症候群 …… 29
Down症候群 …… 29
Robinシークエンス（Pierre Robin症候群）…… 30
Goldenhar症候群 …… 30
基底細胞母斑症候群 …… 31
神経線維腫症（von Recklinghausen病）…… 32
Sturge‐Weber症候群 …… 33
Peutz‐Jeghers症候群 …… 33
下顎前突症 …… 34
下顎後退症 …… 35
上顎前突症 …… 36
上顎後退症 …… 36
開咬症 …… 37
下顎非対称 …… 37

外　　傷

顔面軟部組織損傷 …… 38
褥瘡性潰瘍 …… 39
Riga‐Fede病 …… 39
歯槽骨骨折 …… 40
歯牙脱臼 …… 40
下顎骨骨体骨折 …… 41
関節突起骨折 …… 43
小児下顎骨骨折 …… 44
Le Fort Ⅰ型骨折（上顎水平骨折）…… 45
Le Fort Ⅱ型骨折（上顎錐形骨折）…… 46
頬骨弓骨折 …… 47
頬骨上顎骨骨折 …… 48
吹き抜け骨折 …… 48

炎　　症

急性歯槽骨炎 …… 49
急性智歯周囲炎 …… 50
急性下顎骨骨膜炎 …… 51
急性下顎骨骨髄炎 …… 52
急性歯性扁桃周囲炎 …… 53
口底蜂窩織炎（口底炎）…… 54
化膿性リンパ節炎 …… 55
急性上顎骨骨膜炎（頬部蜂窩織炎）…… 55
歯性上顎洞炎 …… 56
慢性下顎骨骨髄炎 …… 57
腐骨（慢性骨炎）…… 58
歯　瘻 …… 59
慢性硬化性骨髄炎 …… 60
Garrè骨髄炎 …… 61
放射線性顎骨壊死（骨髄炎）…… 62
ビスホスホネート関連顎骨壊死（骨髄炎）…… 63
放線菌症 …… 64
結核性リンパ節炎 …… 65
口腔梅毒 …… 66
伝染性単核症（腺熱）…… 67
破傷風 …… 68
AIDS（後天性免疫不全症候群）…… 69

嚢　　胞

歯根嚢胞 …… 72
含歯性嚢胞 …… 74
原始性嚢胞 …… 75
腺性歯原性嚢胞 …… 76
鼻口蓋管嚢胞 …… 77
術後性上顎嚢胞 …… 78
単純性骨嚢胞 …… 79
脈瘤性骨嚢胞 …… 80
静止性骨空洞 …… 81
鼻歯槽嚢胞 …… 82
粘液瘤 …… 83
Blandin-Nuhn嚢胞 …… 83
舌下型ガマ腫 …… 84
顎下型ガマ腫 …… 85
類皮嚢胞・類表皮嚢胞 …… 86
甲状舌管嚢胞 …… 87
鰓嚢胞（側頸嚢胞） …… 88
幼児の歯肉嚢胞（上皮真珠） …… 89
萌出嚢胞 …… 89
リンパ上皮性嚢胞 …… 90
上顎洞内粘液瘤 …… 90

腫　　瘍

舌　癌 …… 91
下顎歯肉癌 …… 94
上顎歯肉癌 …… 97
口唇癌 …… 99
頰粘膜癌 …… 99
口底癌 …… 100
口峡咽頭癌（軟口蓋癌） …… 102
上顎洞癌 …… 103
エナメル上皮腫 …… 104
角化嚢胞性歯原性腫瘍 …… 106
腺腫様歯原性腫瘍 …… 107
石灰化上皮性歯原性腫瘍
（Pindborg腫瘍） …… 107
歯原性線維腫 …… 108
歯原性粘液腫 …… 109
セメント芽細胞腫 …… 110
歯牙腫集合型 …… 111
歯牙腫複雑型 …… 112
エナメル上皮線維腫 …… 113
石灰化嚢胞性歯原性腫瘍 …… 114
乳頭腫 …… 115
血管腫 …… 116
中心性血管腫 …… 117
リンパ管腫 …… 118
脂肪腫 …… 119
神経線維腫 …… 120
神経鞘腫 …… 120
骨　腫 …… 121
軟骨腫 …… 121
口蓋隆起 …… 122
下顎隆起 …… 122
骨形成線維腫（化骨性線維腫） …… 123
線維性異形成症 …… 124
根尖性骨性異形成症 …… 125
開花状骨性異形成症
（家族性巨大型セメント質腫） …… 125
肉芽腫性エプーリス …… 126
線維性エプーリス …… 127
骨形成性エプーリス …… 127
妊娠性エプーリス …… 128
先天性エプーリス …… 128
刺激性線維腫・線維性ポリープ …… 129
義歯性線維腫 …… 129
骨好酸球肉芽腫 …… 130
巨細胞肉芽腫 …… 131
悪性リンパ腫 …… 132
悪性黒色腫 …… 133
線維肉腫 …… 134
粘液線維肉腫 …… 135
骨肉腫 …… 136
多発性骨髄腫 …… 136

粘 膜 疾 患

白板症 …… 137
紅板症 …… 139
口腔扁平苔癬 …… 140
尋常性天疱瘡 …… 141
類天疱瘡 …… 142
多形滲出性紅斑 …… 143
口腔カンジダ症 …… 144
慢性再発性アフタ …… 145
Behçet病 …… 146
肉芽腫性口唇炎 …… 147
Quincke浮腫（血管浮腫） …… 147
全身性エリテマトーデス …… 148
正中菱形舌炎 …… 149
地図状舌 …… 149
溝（状）舌 …… 150
Hunter舌炎 …… 150
平滑舌 …… 151
黒毛舌 …… 151
舌扁桃肥大 …… 152
口角炎 …… 152
メラニン色素沈着症 …… 153
色素性母斑 …… 153
アマルガム刺青 …… 154
疱疹性口内炎（ヘルペス性口内炎） …… 155
単純疱疹
（口唇疱疹・口唇ヘルペス） …… 155
帯状疱疹 …… 156
手足口病 …… 157
ヘルパンギーナ …… 157
壊死性潰瘍性歯肉口内炎 …… 158
ニコチン性口内炎 …… 159
義歯性口内炎 …… 159
フェニトイン歯肉増殖症
（抗てんかん薬歯肉増殖症） …… 160
ニフェジピン歯肉増殖症
（Ca拮抗薬歯肉増殖症） …… 160

乳頭状過形成 …… 161
歯科金属アレルギー …… 162
掌蹠膿疱症 …… 163
薬疹（薬物アレルギー）…… 164

顎関節疾患

顎関節強直症 …… 165
顎関節前方脱臼 …… 166
顎関節症 …… 167
変形性顎関節症 …… 169
リウマチ性顎関節炎 …… 170
化膿性顎関節炎 …… 171
下顎頭肥大 …… 172
下顎頭骨腫 …… 172
滑膜性骨軟骨症 …… 173

唾液腺疾患

唾石症 …… 174
Küttner腫瘍（慢性硬化性顎下腺炎）…… 175
流行性耳下腺炎 …… 176
慢性再発性耳下腺炎（導管拡張症）…… 176
壊死性唾液腺化生 …… 177
Mikulicz病 …… 177
Sjögren症候群 …… 178
多形腺腫 …… 179
腺リンパ腫（Warthin腫瘍）…… 180
腺様嚢胞癌 …… 181
粘表皮癌 …… 183
腺房細胞癌 …… 184

血液疾患

急性骨髄性白血病 …… 185
慢性骨髄性白血病 …… 186
急性リンパ性白血病 …… 186
特発性血小板減少性紫斑病 …… 187
血友病A …… 188
von Willebrand病 …… 189
Osler病 …… 189
鉄欠乏性貧血
（Plummer‐Vinson症候群）…… 190
再生不良性貧血 …… 191
悪性貧血 …… 191

神経疾患

真性三叉神経痛 …… 192
舌咽神経痛 …… 193
舌痛症 …… 193
非定型顔面痛 …… 193
複合性局所疼痛症候群 …… 194
末梢性顔面神経麻痺（Bell麻痺）…… 195
Ramsay Hunt症候群 …… 196
術後性知覚麻痺 …… 197
Frey症候群 …… 197

手術・その他

ドライソケット …… 198
内出血斑 …… 198
口腔上顎洞瘻 …… 199
上顎洞歯牙迷入 …… 200
口腔前庭拡張術 …… 201
歯槽堤形成術 …… 201
インプラント …… 202

索引（和文・欧文）…… 203

必修の基本的事項

全身的疾患による主な口腔症状

貧血による舌炎

貧血による舌炎には，鉄欠乏性貧血（Plummer-Vinson 症候群を含む）に伴うものと巨赤芽球性貧血に伴う舌炎がある。巨赤芽球性貧血には悪性貧血，胃切除後のビタミン B_{12}欠乏性貧血，葉酸欠乏性貧血がある。これらの貧血に伴う舌炎は臨床的に区別できないので，検査が必要である。

鉄欠乏性貧血（Plummer-Vinson 症候群）に伴う舌炎

別　名：平滑舌ともいう

症　状：舌乳頭の萎縮により舌背粘膜の平滑化，発赤，灼熱感，疼痛を認める。その他の口腔症状として口角炎，嚥下困難（Plummer-Vinson 症候群）がある

原　因：生体において鉄が欠乏すると細胞中の鉄を含む酵素にも欠乏を来し，体細胞が影響され，粘膜萎縮を生じる

参　照　平滑舌 p.151　鉄欠乏性貧血 p.190

悪性貧血に伴う舌炎

別　名：Hunter 舌炎という

症　状：舌乳頭の萎縮により舌背粘膜の平滑化,発赤,灼熱感,疼痛を認める。その他の口腔症状として口角炎がある

原　因：ビタミン B_{12}（補酵素）の欠乏により DNA の合成障害を来し，それが増殖細胞に影響して粘膜萎縮を生じる

参　照　Hunter 舌炎 p.150　悪性貧血 p.191

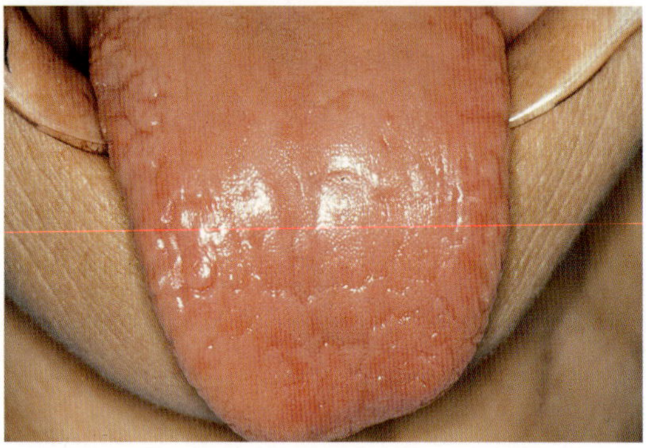

Hunter 舌炎
舌背の乳頭は萎縮し，赤い，平滑な舌を認める

胃切除後のビタミン B_{12}欠乏性貧血に伴う舌炎

症　状：悪性貧血と類似した平滑舌と疼痛

原　因：ビタミン B_{12}は胃で吸収されるので，胃を全摘出するとビタミン B_{12}は吸収されない

葉酸欠乏性貧血に伴う舌炎

症　状：悪性貧血と類似した平滑舌と疼痛

原　因：食事性葉酸欠乏，アルコール中毒などで葉酸が欠乏する
葉酸はビタミン B_{12}とともに赤血球の DNA 合成に関与し，欠乏すると巨赤芽球性貧血を生じる

出血性素因による歯肉出血・抜歯後出血

出血の要因としては，血管壁の異常，血小板の異常，凝固障害，線維素溶解などがある。

血友病 A（第Ⅷ因子欠乏）
血友病 B（第Ⅸ因子欠乏）

参照　血友病 A p.188

症　状：自然出血はない（紫斑はない）
特　徴：血友病 A と血友病 B は臨床症状では区別できない（8 割以上が血友病 A）
出血傾向の程度は第Ⅷ因子（血友病 A），第Ⅸ因子（血友病 B）の活性レベルに依存する
重症は関節出血，軽症は抜歯後出血など外傷による止血困難が特徴
抜歯後はいったん止血して再出血し，血腫形成を特徴とする
伴性劣性遺伝により男性に多い

von Willebrand 病（von Willebrand 因子の欠乏）

症　状：点状出血（紫斑）や関節出血はともに少ない
歯肉出血，抜歯後出血はともにある
特　徴：常染色体遺伝により男女に出現

参照　von Willebrand 病 p.189

特発性血小板減少性紫斑病（ITP）

症　状：皮膚，粘膜の点状，斑状出血（紫斑）を特徴とする
歯肉出血，抜歯後出血はともにある
原　因：ウイルス感染後（小児），血小板自己抗体，*H. pylori* 感染（成人）

参照　特発性血小板減少性紫斑病 p.187

抗凝固薬服用患者

薬　剤：クマリン系薬剤（ワルファリンカリウム）服用患者
直接抗トロンビン薬（ダビガトラン）服用患者
直接抗Xa 薬（リバーロキサバン）服用患者
血小板機能抑制薬（アスピリン）服用患者
使用目的：血栓，塞栓症（静脈血栓症，心筋梗塞，肺塞栓症，脳塞栓症，脳血栓症など）の治療と予防で服用
症　状：抜歯後止血困難

抗凝固薬（ヘパリン）使用患者

症　状：腎透析時にヘパリンを使用すると抜歯後出血をみる

線維素溶解性紫斑病

別　名：一次線溶ともいう

特　徴：大量出血後や広範な組織障害後，プラスミンが活性化され，プラスミンがフィブリノゲンを分解する。抜歯後大量出血後に止血困難

DIC（播種性血管内凝固症候群）

原　因：重症感染症，敗血症，転移癌，急性白血病，広範な火傷，毒蛇咬傷などに伴い，トロンボプラスチンが血管内に侵入して血管内凝固が生じ，血小板，凝固因子が消費される
プラスミンが活性化されてフィブリンを分解する→フィブリン分解産物（FDP）が血液中に出現（二次線溶）

症　状：紫斑，歯肉出血，消化管出血，多臓器不全

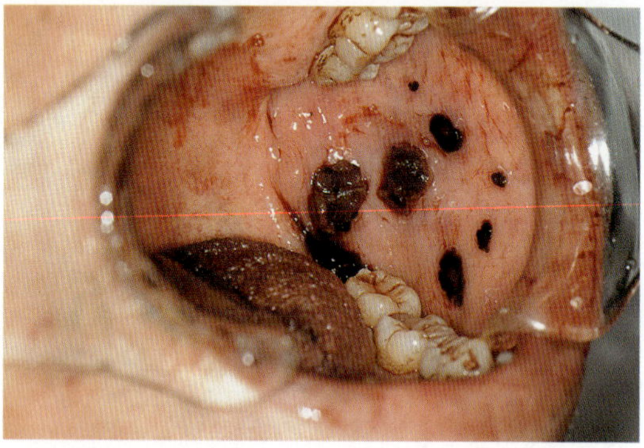

血小板減少性紫斑病
頬粘膜に多数の紫斑，血腫を認める

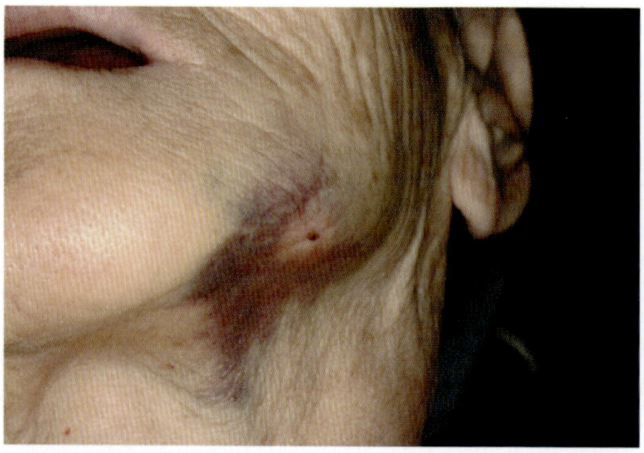

老人性紫斑病
蚊に刺されて掻いたら，内出血斑が生じたもの。左側顎下部に内出血斑を認める

＜出血性素因による歯肉出血や抜歯後出血を来す疾患＞

要　因	疾　患	症　状	原因・その他
血管壁	壊血病（Möller-Barlow 病）	紫斑，歯肉出血	ビタミン C 欠乏
	単純性紫斑病	紫斑，抜歯後内出血斑	女性に多い。血管脆弱
	老人性紫斑病	紫斑，抜歯後内出血斑	血管脆弱
	アレルギー性紫斑病（Schönlein-Henoch 紫斑病）	紫斑，胃腸症状，関節症状	アレルギー（細菌，食事）による血管内皮の損傷
	遺伝性出血性血管拡張症（Osler 病）	局所出血（口腔出血）	常染色体優性遺伝
血小板	特発性血小板減少性紫斑病（ITP）	紫斑，歯肉出血	ウイルス感染後（小児），抗血小板抗体，*H. pylori*（成人）
	血小板無力症	紫斑，歯肉出血	常染色体劣性遺伝，まれ
	抗血小板薬服用患者	抜歯後止血困難	アスピリン，チクロピジン塩酸塩
凝固因子	血友病 A	抜歯後出血	第Ⅷ因子欠乏
	血友病 B	抜歯後出血	第Ⅸ因子欠乏
	クマリン系薬剤服用患者（ワルファリンカリウム）	抜歯後止血困難	プロトロンビン生成阻止
	直接抗トロンビン薬服用患者（ダビガトラン）	抜歯後止血困難	トロンビン不活性化
	直接抗Xa 薬服用患者（リバーロキサバン）	抜歯後止血困難	選択的にXa 因子阻害
	ヘパリン使用患者	抜歯後出血（腎透析）	アンチトロンビンⅢ作用増強，活性凝固因子不活性化
血小板，凝固因子	von Willebrand 病	歯肉出血，抜歯後出血	von Willebrand 因子欠乏
	肝硬変	抜歯後出血	凝固因子産生低下，血小板減少
線溶	線維素溶解性紫斑病	抜歯後出血	プラスミン活性化により線維素溶解
	ウロキナーゼ使用患者	歯肉出血	プラスミン活性化
消耗性	DIC（播種性血管内凝固症候群）	歯肉出血	血管内凝固により血小板，凝固因子消費

急性白血病による歯肉出血・腫脹

急性白血病による出血傾向は，主として血小板の減少によるもので，歯肉の腫脹は白血病細胞の歯肉への浸潤によるものである。

急性骨髄性白血病

症　状：口腔領域の症状として，歯肉出血，歯肉腫脹，口内炎を認める

参　照　急性骨髄性白血病 p.185

急性リンパ性白血病

症　状：口腔領域の症状として，歯肉出血，歯肉腫脹，リンパ節腫大を認める

参　照　急性リンパ性白血病 p.186

急性単球性白血病

症　状：口腔領域の症状として，歯肉腫脹，歯肉出血，口内炎を認める

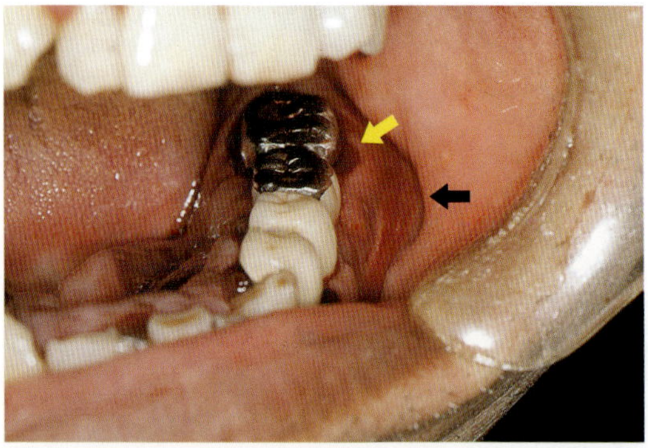

急性白血病
急性白血病に伴う，歯肉腫脹（⬅）と大臼歯部からの歯肉出血（⇦）を認める

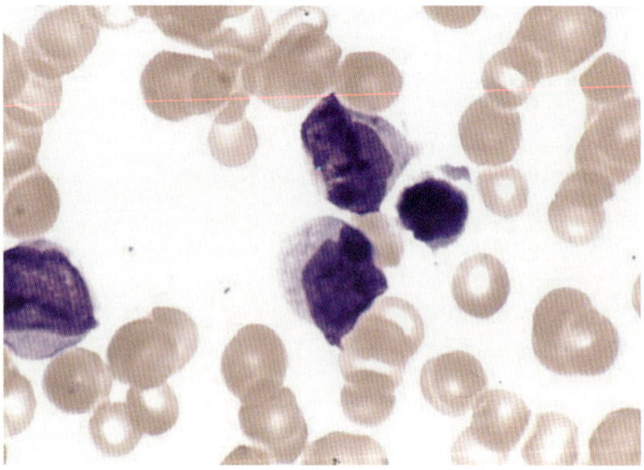

急性白血病
ギムザ染色による白血病細胞

AIDSによるカンジダ症

HIVに感染数年後，CD4陽性Tリンパ球の減少により，日和見感染を併発し，口腔や気管などにカンジダ症を認める。口腔カンジダ症の病態として以下のものがある。

急性偽膜性カンジダ症

症　状：乳白色の白斑が多数みられ，それは拭うととれ，赤いびらんとなる

紅斑性（萎縮性）カンジダ症

症　状：紅斑を特徴とする粘膜萎縮

慢性肥厚性カンジダ症

症　状：肉芽様病変を特徴とする

口角カンジダ症

症　状：両側口角の発赤，びらん，潰瘍，白斑病変としてみられる

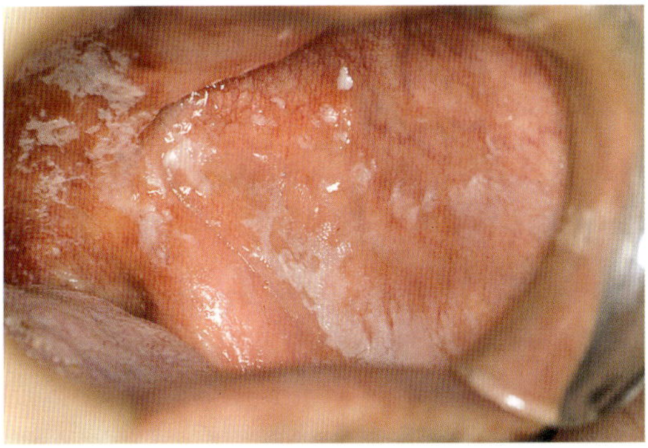

急性偽膜性カンジダ症
軟口蓋から頬粘膜にかけて乳白色斑を認める

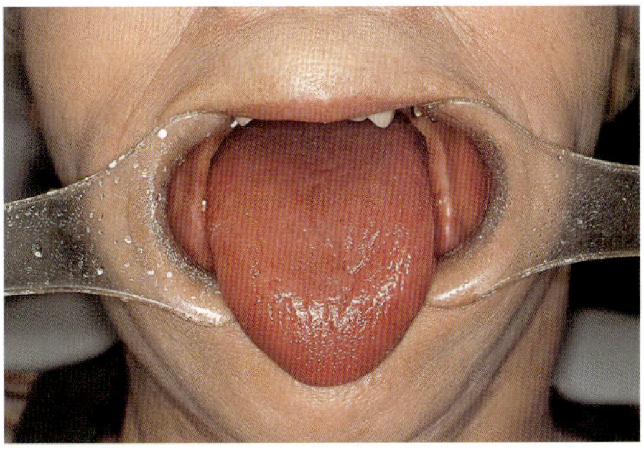

紅斑性カンジダ症
乳頭が萎縮し，赤い舌を認める

ウイルスによるアフタ性潰瘍

ウイルス感染により口腔内にアフタ性潰瘍を認める疾患には以下のものがある。

疱疹性口内炎

症　状：幼児や学童などに多くみられ，発熱と口腔内の多数のアフタ性潰瘍を認める

原　因：herpes simplex virus Ⅰ型の初感染

参照　疱疹性口内炎 p.155

口唇疱疹

症　状：成人で免疫力低下時などに，口唇皮膚粘膜移行部に再発性に，小水疱形成を認め，ときに口腔内に散在性にアフタ性潰瘍を認める

原　因：herpes simplex virus Ⅰ型の再燃

参照　単純疱疹 p.155

帯状疱疹

症　状：成人に多くみられ，口腔の片側に多数のアフタ性潰瘍を認める（同じ三叉神経領域の皮膚にも水疱，痂皮形成を認める）

原　因：varicella zoster virus の再燃

参照　帯状疱疹 p.156

ヘルパンギーナ

症　状：幼児に多く，発熱とともに，口峡部を中心に多数のアフタ性潰瘍と嚥下痛を認める

原　因：coxsackie virus A4 初感染（A2，A5，A6 もある）

手足口病

症　状：幼児や学童に多く，発熱とともに口腔内に多数のアフタ性潰瘍ならびに，手掌，足蹠（足の裏）に小水疱形成を認める

原　因：coxsackie virus A16 と entero virus71（交互に流行）

参照　手足口病 p.157

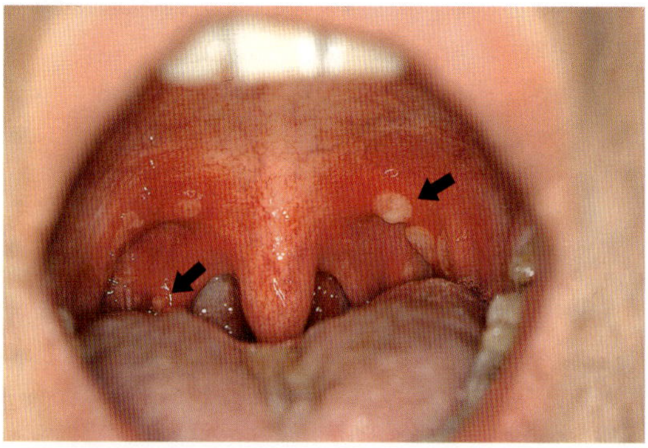

ヘルパンギーナ
口峡部（軟口蓋，口蓋舌弓）に多数のアフタ（⬅）を認める

結核・梅毒による粘膜潰瘍

結核・梅毒による粘膜潰瘍は感染と悪性腫瘍との鑑別から注意を要する。

結核による口腔粘膜潰瘍

特　徴：口腔粘膜では，舌と歯肉に多い
舌；二次感染が多い。下掘れ潰瘍，著しい疼痛，潰瘍底は小顆粒状
歯肉；一次感染が多い。豚脂様白苔で覆われた潰瘍，易出血性，疼痛は強くない
粘膜下の結核結節が乾酪壊死に陥り，自壊し，潰瘍を形成したもの
肺病巣の有無の確認が必要

原　因：結核菌 *Mycobacterium tuberculosis*

参　照　結核性リンパ節炎 p.65

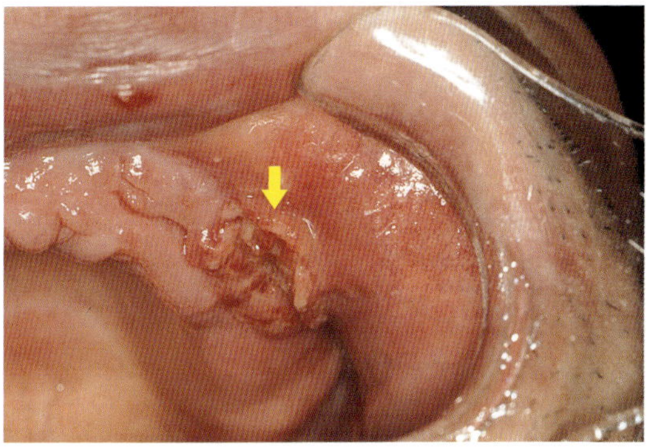

結核による口腔粘膜潰瘍

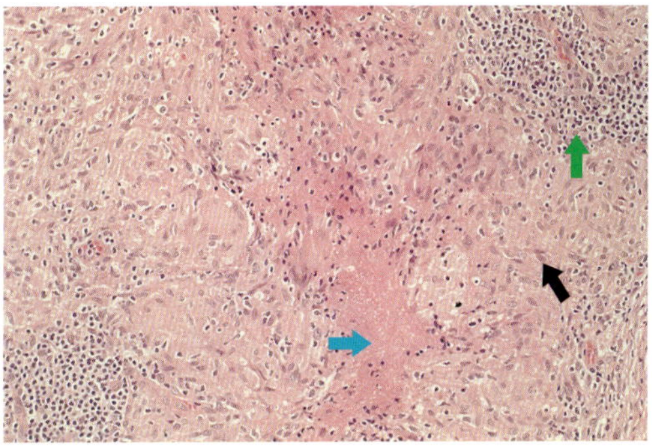

組織像

左上顎臼歯部に潰瘍形成（⇩）を認め（写真・左），その組織像では中央部に乾酪壊死巣（➡），その周囲に類上皮細胞（⬆），さらにその周囲にリンパ球浸潤（⬆）を認める（写真・右）

梅毒による口腔粘膜潰瘍

特　徴：第一期；口唇，舌の感染部位に初期硬結と下疳（潰瘍），所属リンパ節腫大
第二期；口腔粘膜（舌，口蓋，口唇）に粘膜疹。硬結，丘疹
第三期；口蓋のゴム腫が自壊して潰瘍を形成する。潰瘍は辺縁鋭利で，下掘れである。放置すると口蓋に穿孔を来す
第一期には感染部位に潰瘍を認め，第三期にはゴム腫部に潰瘍形成を認める

原　因：*Treponema pallidum*（スピロヘータ）

参　照　口腔梅毒 p.66

金属アレルギーによる扁平苔癬

口腔扁平苔癬は一般に原因不明だが，金属アレルギーによるものがある。

特　徴：インレー，クラウン，金属床義歯などの歯科用金属に対するⅣ型アレルギーによる病変
原因金属に接触する部位に紅斑，びらん，白斑などを認め，接触痛や刺激痛を認める
原因金属に直接接触しない口腔粘膜にレース様白斑，発赤を認めたり，皮膚に痒みを伴う丘疹などの扁平苔癬様病変を認めることもある
パッチテストによる原因金属のアレルギーの証明が必要

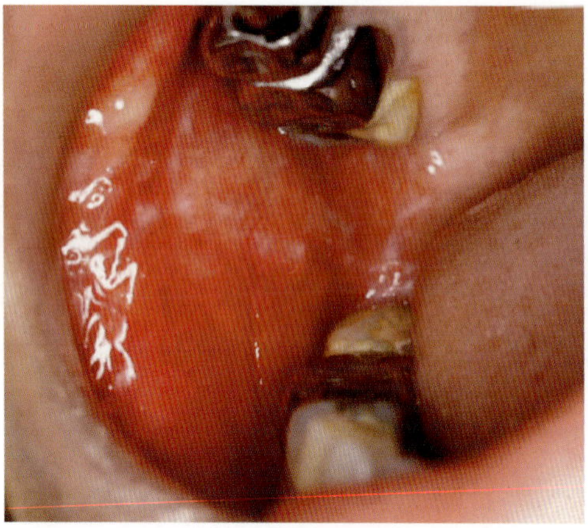

金属アレルギーによる扁平苔癬
補綴物を右側上下顎に装着後，左右頬粘膜に扁平苔癬様病変が出現

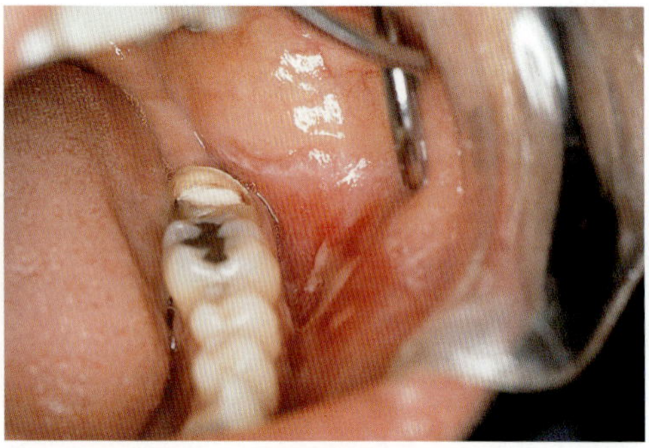

金属アレルギーによる扁平苔癬
原因金属と離れた部位に，レース様白斑，発赤，びらんを認める

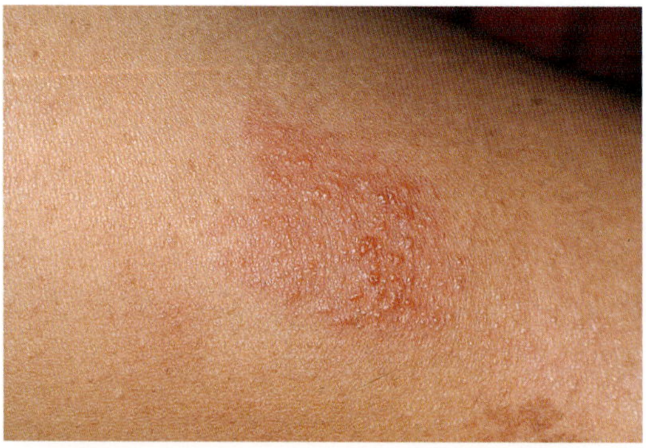

パッチテスト
その患者のパッチテストで，72 時間後ニッケルに強い陽性反応（発赤，水疱形成，強い瘙痒感）を認める

糖尿病による口腔乾燥感と歯周病の増悪

口腔乾燥を認める患者に糖尿病によるものがあり，一方，糖尿病により歯周炎が持続して増悪する例がある。

特　徴：尿糖排泄に伴う多尿により，脱水を来して口腔乾燥を起こす
　　　　口腔乾燥による自浄作用の低下，糖代謝低下による細胞の糖の利用低下からの易感染性により，歯周炎の持続，増悪を認める

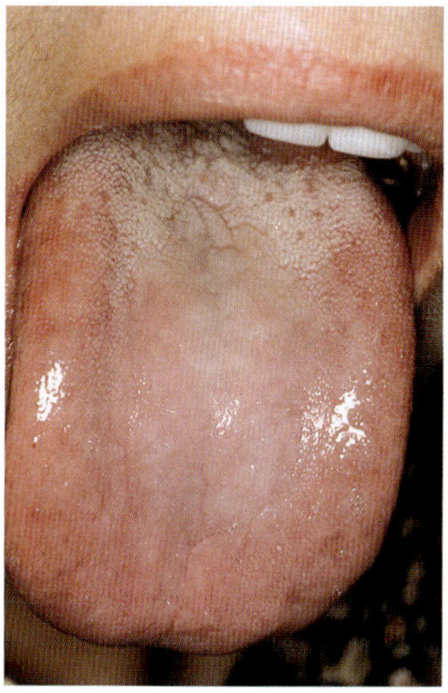

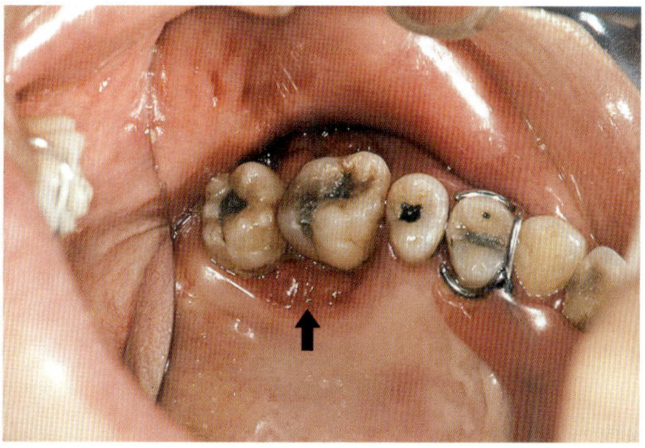

糖尿病による口腔乾燥と歯周病の増悪
糖尿病による口腔乾燥により，舌乳頭の萎縮を認める（写真・左）。上顎臼歯部頬側歯肉の腫脹と，口蓋側歯肉の肉芽様変化（⬆）を認める（写真・右）

ビタミンC欠乏による歯肉出血

ビタミンC欠乏により，コラーゲン形成に異常を来し，血管壁が脆弱になり，出血傾向を認める。成人は壊血病，小児はMöller-Barlow病と呼ばれる。

壊血病

症　状：成人の壊血病は今日ではほとんどみられない
　　　　毛嚢周囲点状出血，歯肉出血を認める

Möller-Barlow 病

特　徴：6～12か月の人工栄養児にみられる
症　状：著しい骨変化を特徴とし，発育不全，虚弱，関節腫脹を認める
　　　　歯肉腫脹，出血，潰瘍を認める

臓器移植に関連した口腔症状（免疫抑制，移植片対宿主病）

免疫抑制

・臓器移植は，腎，肝，肺，骨髄，角膜などが行われている
・臓器移植後の拒絶反応を抑制する目的で，免疫抑制薬，副腎皮質ステロイド薬が使用される（角膜移植は免疫抑制薬や HLA の適合は不要）
・免疫抑制薬

分　類	薬　剤
アルキル化薬	シクロホスファミド
代謝拮抗薬	アザチオプリン，メトトレキサート，ミゾリビン
T 細胞活性阻害薬	シクロスポリン，タクロリムス

・免疫抑制薬の副作用
　易感染性（歯性感染症，慢性歯周炎）
　骨髄障害（白血球数の減少），間質性肺炎，肝障害，腎障害など

移植片対宿主病：GVHD（graft versus host disease）

・臓器移植，輸血や造血幹細胞移植後，急性または慢性に発症する病態
・ドナー由来の T 細胞が患者の組織を攻撃
・急性病変：発熱，丘疹性紅斑状皮疹，紅皮症，中毒性表皮壊死融解症，肝障害，下痢，白血球減少―敗血症
・慢性病変：自己免疫疾患様病変. 扁平苔癬，強皮症，Sjögren 症候群
・口腔症状として，口腔扁平苔癬による紅斑，びらん，Sjögren 症候群による口腔乾燥がみられる

脳血管疾患，神経筋疾患の摂食・嚥下困難

摂食・嚥下困難を認める疾患は，球麻痺と仮性球麻痺に分類される

	球麻痺（延髄橋麻痺）	仮性球麻痺
原因疾患	筋萎縮性側索硬化症，ギラン・バレー症候群，多発性硬化症，重症筋無力症	多発性脳梗塞，脳炎，梅毒，脳腫瘍
病態	延髄と橋にある脳神経の運動神経核の障害によって，発語，発声，嚥下，呼吸，循環などに障害を来すもの	大脳皮質と舌咽Ⅸ，迷走Ⅹ，副Ⅺ，舌下Ⅻ神経の運動神経核を結ぶ経路の両側性障害が起こり，これらの脳神経が支配する筋の筋力低下により軟口蓋，咽頭，舌などの運動麻痺を来す
	慢性・進行性球麻痺はⅦ，Ⅸ，Ⅹ，Ⅻの運動神経核が両側性，進行性に障害されて嚥下・構音障害を来し，さらにⅤ神経運動核障害が加わり，咀嚼障害を来す	一側性皮質核路障害では，これらの障害は生じない（下位脳神経核の多くは両側性に核上性支配）
症状	発語，発声，嚥下障害に加え，顔面表情筋と咀嚼筋麻痺を伴う。舌萎縮がみられる	構音障害と嚥下障害（球症状）。舌萎縮はみられない

他臓器癌の口腔症状

口腔領域の転移腫瘍

・口腔悪性腫瘍の1%を占める
・顎骨転移と軟組織転移がある
・転移部位は下顎骨が多い（臼歯部）
　軟組織では歯肉・歯槽粘膜と舌に多い
・男性では，肺癌，腎癌，前立腺癌
・女性では，乳癌，腎癌，結腸・直腸癌，子宮癌
・症状は骨の膨隆，疼痛，歯の動揺，下唇の知覚異常，病的骨折

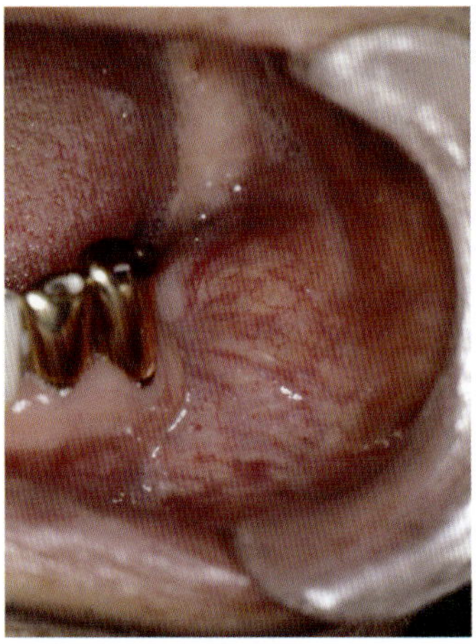

胃癌の口腔粘膜転移
左下顎臼歯部歯肉から頬粘膜にかけて硬結を有する膨隆を認める

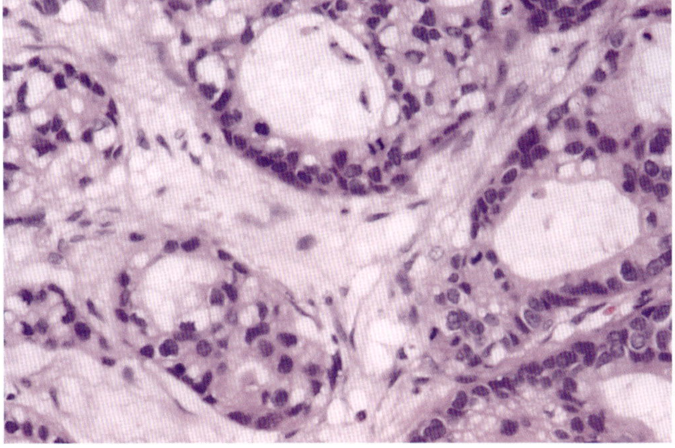

組織像
下顎臼歯部歯肉部に胃癌組織を認める

悪液質

栄養障害，土気色の顔（ヒポクラテス顔貌），貧血

腫瘍随伴症候群

発熱，内分泌症候群，高カルシウム血症

がん化学療法の影響

白血球減少，血小板減少，下痢，嘔吐，口内炎，顎骨壊死

認知症患者の口腔症状

定　義：後天的な脳の器質的障害により，知能が低下した状態

分　類

	疾　患
血管性認知症	多発性脳梗塞
変性性認知症	Alzheimer 型認知症，認知症を伴う Parkinson 病
感染によるもの	Creutzfeldt Jakob 病，HIV 関連認知症，梅毒関連認知症

症　状

	障　害	内　容
中核症状（全ての認知症患者にみられる症状）	記憶障害	新しい情報を記憶できない。聞いたことを思い出せない。覚えていたことを忘れる
	見当識障害	現在の年月や時刻，自分の居場所などの基本的状況把握ができない。日付・時間，場所，ひとがわからなくなる
	認知機能障害	ものを考える障害が起こる。判断力低下，計算能力の低下，計画を立てて按配することができない
周辺症状（患者により出現する症状）	心理障害	うつ状態，幻覚・妄想，不安・焦燥，睡眠障害
	行動障害	徘徊，異食症，暴言・暴力
口腔症状	口腔清掃の低下	歯周炎，口内炎，齲蝕
	歯科治療困難，義歯の装着困難	咀嚼障害
	摂食・嚥下障害の可能性	多発性脳梗塞，Alzheimer 型認知症など。誤嚥性肺炎の可能性

薬物の有害事象による口腔症状

多形滲出性紅斑

薬物の副作用として頻度の高いものは皮膚症状（薬疹）である。薬疹の中に播種状紅斑，多形（滲出性）紅斑，湿疹，じんま疹などがある。

症　状：原因薬物服用後，高熱とともに皮膚に浮腫の強い紅斑が生じ，その中央には小水疱形成を認める
手足の紅斑から始まり，全身皮膚に拡大する
口唇，頬粘膜，舌の紅斑，びらんを認める

特　徴：重症型に Stevens-Johnson 症候群がある

参　照　多形滲出性紅斑 p.143

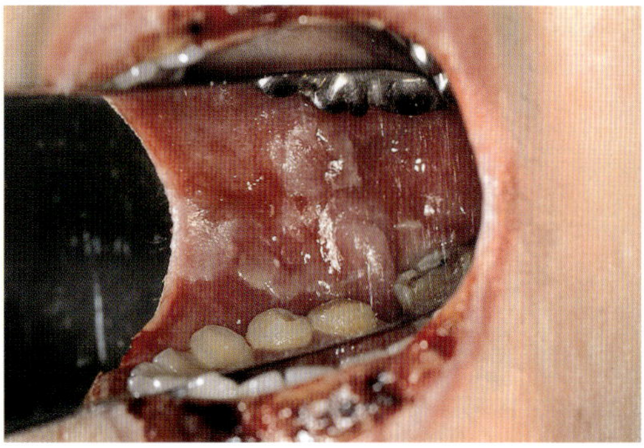

多形滲出性紅斑
ロキソプロフェンナトリウム服用後，口腔粘膜にびらんと偽膜を認める（四肢，体幹に大きさ不定の紅斑を認めた）

歯肉の肥厚

分　類：ニフェジピン（Ca 拮抗薬）歯肉増殖症
ヒダントイン（抗てんかん薬）歯肉増殖症
シクロスポリン（免疫抑制薬）歯肉増殖症

特　徴：これらの薬剤服用約半年後より歯肉増殖を認める。口腔衛生不良例に多い

参　照　ニフェジピン歯肉増殖症 p.160

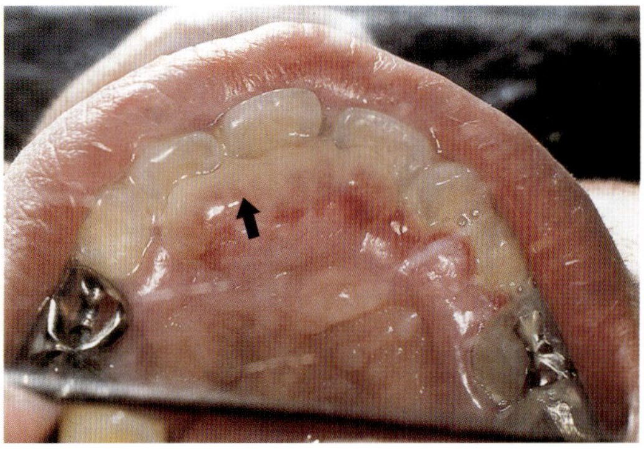

ニフェジピン，ヒダントイン薬剤服用患者にみられた歯肉肥大
上顎前歯部口蓋側の歯肉肥大（⬆）を認める

歯の着色

症　状：妊娠中ならびに小児期にテトラサイクリン系薬剤服用により歯に着色（黄色～褐色）を認める

唾液分泌量の減少

作用機序など：抗コリン作動性薬物は唾液分泌を抑制

原因薬物：副交感神経遮断薬（アトロピン），Ca 拮抗薬，胃腸薬，精神安定薬，抗ヒスタミン薬

症　状：口腔乾燥，咀嚼障害，会話障害，嚥下障害

唾液分泌量の増加

作用機序など：ベンゾジアゼピン系の一部の薬剤の副作用に唾液分泌過多がある

原因薬物：抗てんかん薬（クロバザム），向精神薬

症　状：口から唾液が流れだす。流涎

味覚異常

作用機序など：亜鉛欠乏により味蕾細胞が減少し，味覚障害が発生する。薬剤と亜鉛キレート作用による味蕾細胞取り込み障害。尿排泄による亜鉛欠乏

原因薬物：降圧薬，抗うつ薬，抗菌薬，筋弛緩薬，脂質異常症薬，抗悪性腫瘍薬，NSAIDs，Ca 拮抗薬

症　状：味覚減退，味覚消失，自発性異常味覚（いつも苦い味），異味症（本来と違った味）

顎骨壊死

作用機序など：破骨細胞の機能阻害により，骨吸収を抑制するが，顎骨では外科的刺激などで骨壊死を引き起こす

原因薬物：ビスホスホネート薬(破骨細胞に取り込まれ，機能を阻害)

デノスマブ（抗 RANKL 抗体：破骨細胞活性化蛋白阻害）

症　状：顎骨壊死，顎骨骨髄炎

備　考：多発性骨髄腫，固形癌の骨転移，骨粗鬆症患者に使用されている

参照　ビスホスホネート関連顎骨壊死 p.63

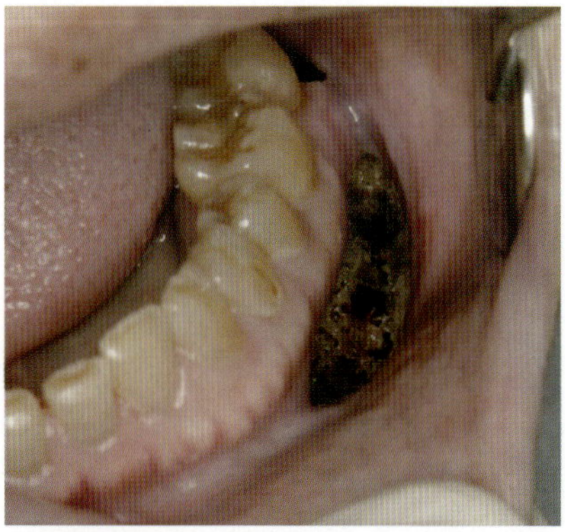

ビスホスホネート薬服用患者にみられた顎骨壊死
左下顎臼歯部に梁状の骨の露出を認める。周囲軟組織に炎症性変化は少ない

抗腫瘍薬による口内炎

作用機序など：フリーラジカルが関与するもの，生体防御反応の低下によるものなどがある

原因薬剤：各種の悪性腫瘍薬で口内炎が発症するが，代謝拮抗薬の5-フルオロウラシル，メトトレキサートなどが多い

症　状：口腔粘膜の発赤，びらん，潰瘍形成，粘膜浮腫

備　考：薬剤中止により症状改善

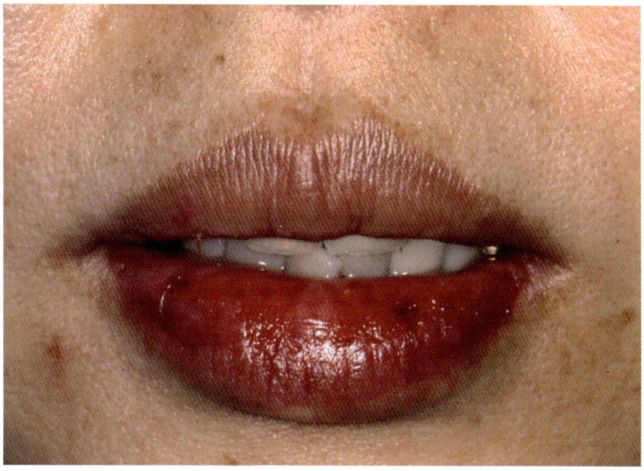

抗腫瘍薬による口内炎
5-フルオロウラシル服用患者にみられた下唇のびらん

菌交代現象（菌交代症）

作用機序など：抗菌薬の投与により，腸内細菌や口腔細菌の変動が生じる

原因薬剤：抗菌薬

症　状：口腔カンジダ症。他部位では下痢，血便，偽膜性大腸炎などがある

備　考：薬剤中止

ATLAS

奇形・変形 20
外傷 38
炎症 49
嚢胞 72
腫瘍 91
粘膜疾患 137
顎関節疾患 165
唾液腺疾患 174
血液疾患 185
神経疾患 192
手術・その他 198

口唇裂 cleft lip

成　因：内側鼻突起と上顎突起の癒合不全（胎生6～8週），または中胚葉塊の欠損

症　状：審美障害（口唇破裂，鼻変形），吸啜障害，言語障害（口裂閉鎖不全），上気道炎，中耳炎（二次障害）

分　類：上口唇裂；片側性，両側性，正中性（極めてまれ）
下口唇裂；正中（極めてまれ）
口唇裂；口唇破裂のみ
口唇顎裂；歯槽突起に破裂を伴うもの
完全口唇裂；破裂が鼻孔に達しているもの
不完全口唇裂；破裂が鼻孔に達していないもの

治　療：哺乳指導；人工乳首，哺乳床（Hotz床）
術前顎矯正；Hotz床（舌の破裂部の侵入阻止，顎裂の縮小化）
NAM法（口唇鼻翼軟骨形態改善）

- 口唇形成術；生後3か月，体重約6kg
  片側性口唇形成術：三角弁法，四角弁法，Millard法
  両側性口唇形成術：同時；Manchester法，Mulliken法
  ：2段階；三角弁法，Millard法
- 口唇修正手術
  三角弁法，四角弁法
  Abbe法；発育後，上唇の瘢痕醜形が目立つとき

＜口唇形成術＞

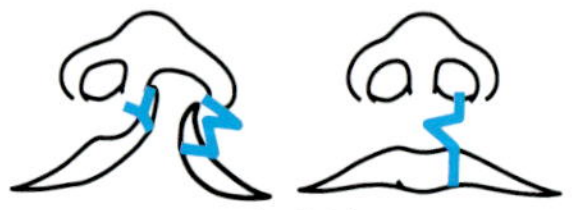

三角弁法

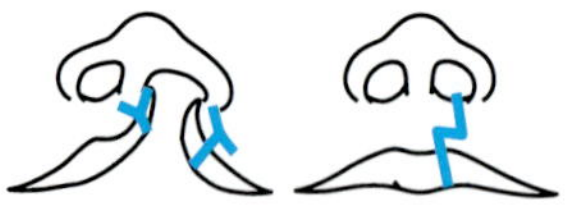

四角弁法

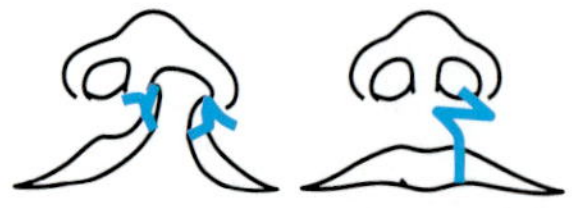

回転伸展法

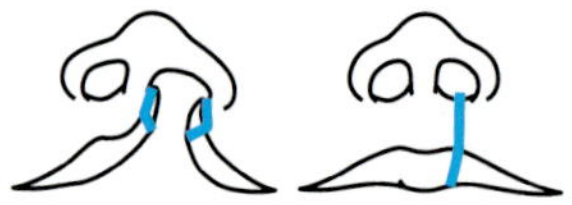

Mirault法

術　式	特　徴
三角弁法 Tennison法 Randall法 Cronin法 Skoog法 Wynn法	瘢痕収縮防止 切除組織量が少ない 上唇の緊張感が少ない 外鼻変形の可能性
四角弁法 Le Mesurier法 Wang法	瘢痕収縮防止 切除組織量が多い
回転伸展法 Millard法	鼻腔底，鼻翼の形成 Cuspid bowのつりあがり 鼻孔の狭小化
Mirault法	手術簡便，現在用いられない 醜形瘢痕，瘢痕収縮 上唇の緊張：上顎の発育不全

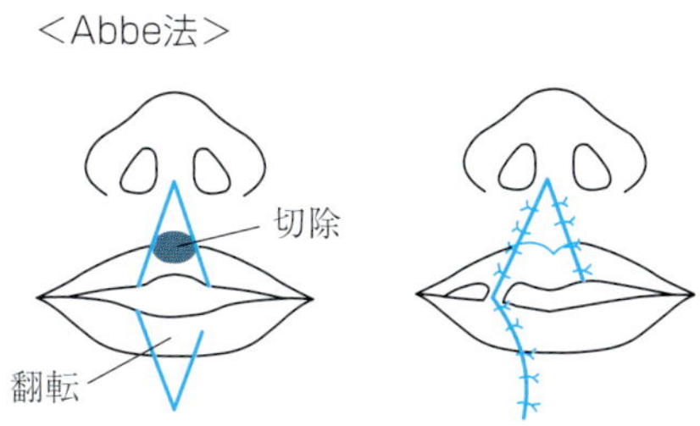

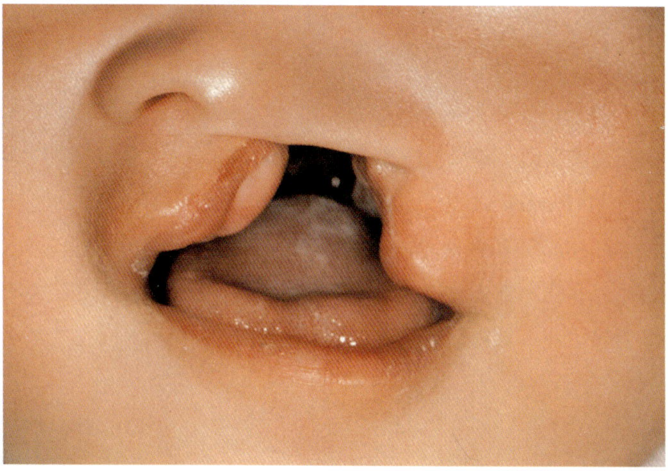

左口唇口蓋裂

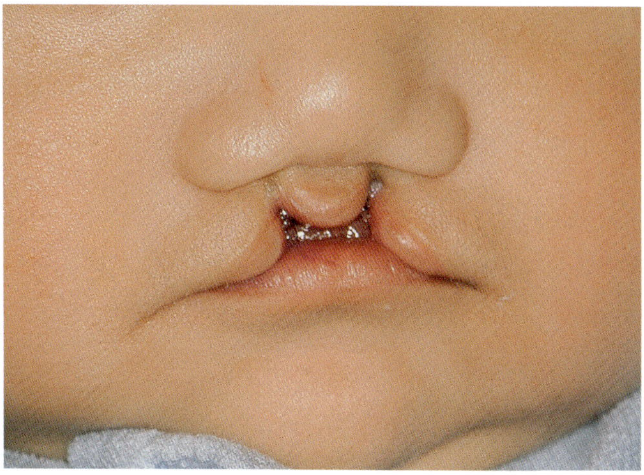

両側性口唇裂

口蓋裂 cleft palate

成　因：二次口蓋（口蓋突起＝口蓋板）の癒合不全（胎生8～13週）

分　類：口唇口蓋裂；片側性，両側性

口蓋裂；硬軟口蓋裂，軟口蓋裂，口蓋垂裂

粘膜下口蓋裂；粘膜下に筋層の破裂，鼻咽腔閉鎖不全

症　状：吸啜障害，言語障害（口腔内が陰圧にならない），上気道炎，中耳炎（難聴）

口蓋裂患者の言語障害：鼻咽腔閉鎖機能不全，開鼻声，構音障害；音の置換（声門破裂音），音のひずみ，音の省略

鼻咽腔閉鎖不全の検査：吹き出し法（ブローイング検査），頭部エックス線規格写真，内視鏡検査

言語機能検査：発語明瞭度，パラトグラム

治　療：哺乳指導，手術，スピーチエイド，言語治療

- 口蓋裂用哺乳ビン，Hotz床（吸啜力の増加，顎発育促進。生後すぐ使用）
- 口蓋形成術；1～2歳（言語発達前）
  push back法（口蓋弁後方移動術），von Langenbeck法，Wardill法
- 二段階口蓋裂手術；顎発育抑制予防
  Perko法，Furlow法
  1～2歳；軟口蓋閉鎖術，5～13歳；硬口蓋閉鎖術
- 言語治療（言語聴覚士）；吹く練習（口蓋咽頭括約筋の機能を高める；Passavant隆起）
  構音障害治療；単音→単語→文

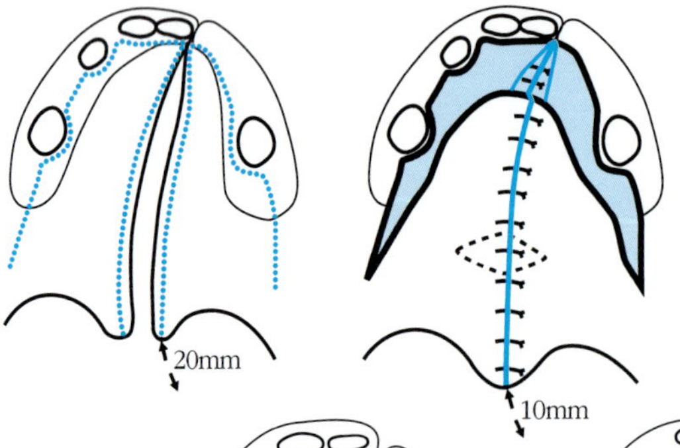

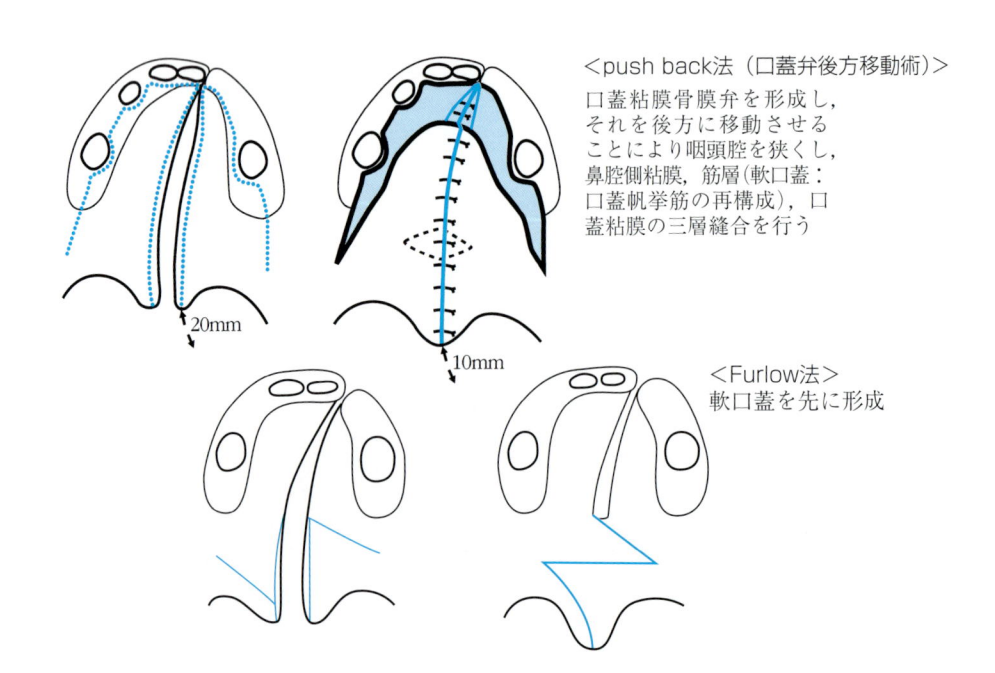

<push back法（口蓋弁後方移動術）>
口蓋粘膜骨膜弁を形成し，それを後方に移動させることにより咽頭腔を狭くし，鼻腔側粘膜，筋層（軟口蓋：口蓋帆挙筋の再構成），口蓋粘膜の三層縫合を行う

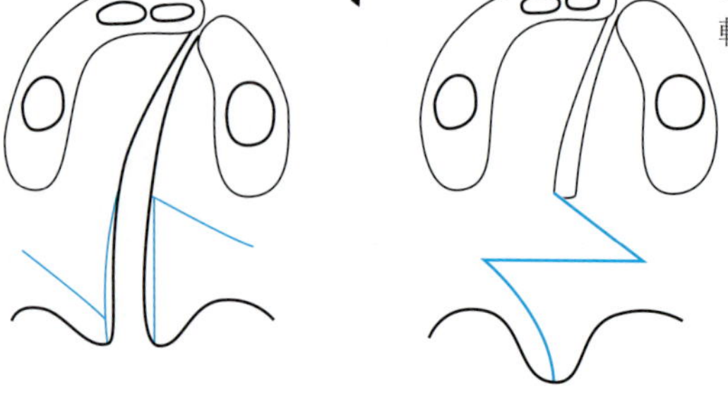

<Furlow法>
軟口蓋を先に形成

- スピーチエイド；手術後の鼻咽腔閉鎖機能不全残存例
  鼻咽腔閉鎖機能不全を補綴的に改善
  顎の発育とともに再製作
- 栓塞子；
  全身疾患などのために手術不能例に適応
  硬軟口蓋の破裂を全域にわたり補填し，鼻咽腔の閉鎖を図る
- 顎裂閉鎖術；
  8～10歳時に顎裂部に海綿骨移植，顎裂部への歯牙の矯正移動前に処置，インプラント前処置
- 咽頭弁移植手術（口蓋咽頭形成術）；
  10歳以降に手術，口蓋形成術後に鼻咽腔閉鎖不全が残存したとき，スピーチエイドの良好例にも不良例にも適応
- 矯正治療；上顎の発育障害，
  咬合不全
- 顎変形手術；
  上顎骨前方移動術（Le Fort Ⅰ型骨切り術），上下顎移動術，下顎後退術（みかけ上の下顎前突症）

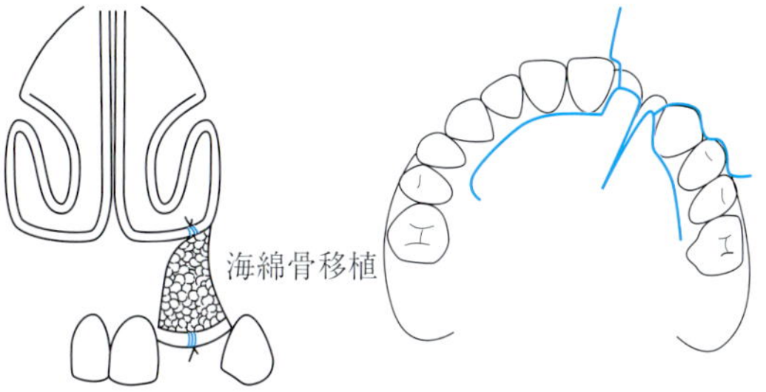

＜顎裂閉鎖術＞

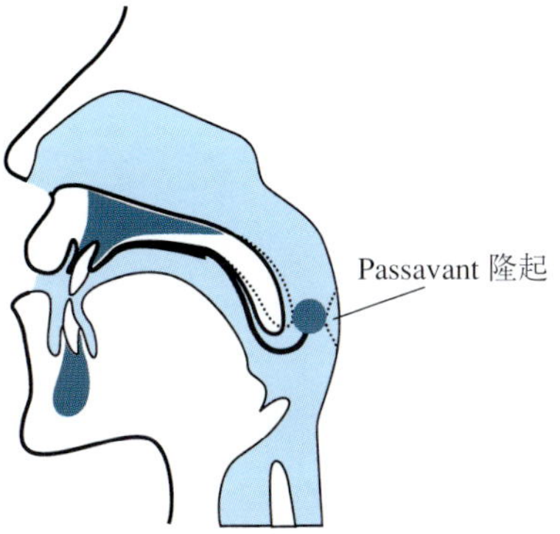

スピーチエイド

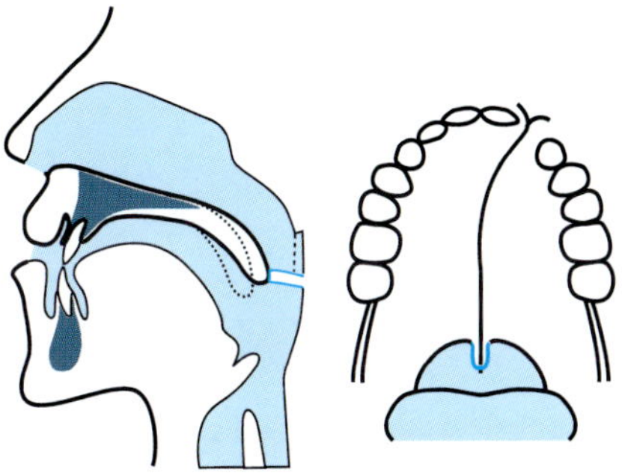
咽頭弁移植術

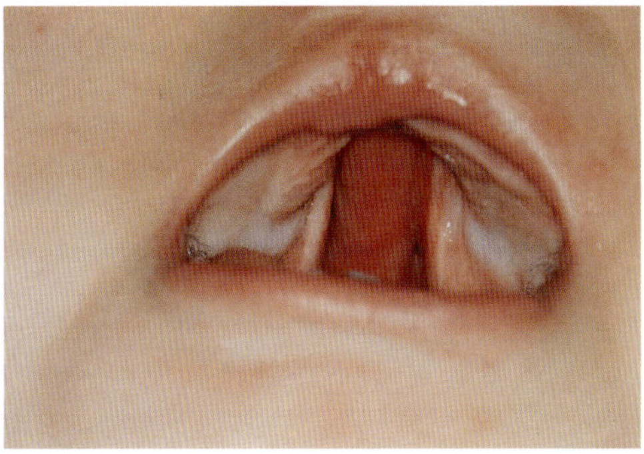
左口唇口蓋裂
口唇形成術終了後

先天性鼻咽腔閉鎖不全(粘膜下口蓋裂) congenital palatopharyngeal incompetency (submucous cleft palate)

本　態：軟口蓋の粘膜下（正中）に筋層の破裂（口蓋帆挙筋の走行異常），口蓋垂裂，硬口蓋後縁（後鼻棘部）のV字型欠損

症　状：見かけは正常（軟口蓋粘膜正中部の透過），ときに軟口蓋の短縮

「ア」発声時に軟口蓋は八の字に陥凹

鼻咽腔閉鎖不全；開鼻声，子音の構音障害（機能的には口蓋裂と同じ症状）

治　療：軟口蓋挙上装置（パラタルリフト）

軟口蓋を挙上することにより鼻咽腔を狭くし，機能時に鼻咽腔を閉鎖しやすくする

push back 法による口蓋形成術，咽頭弁移植術

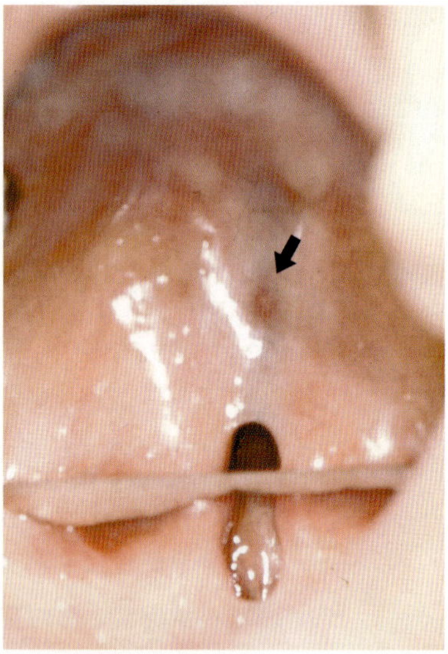

粘膜下口蓋裂
口蓋垂裂に加えて，軟口蓋（⬇）が透けてみえる

正中唇裂 median cleft lip

別　名：真の正中唇裂

原　因：内側鼻突起の癒合不全

症　状：上唇正中の破裂。両眼隔離の傾向にあるものもある

治　療：口唇形成術

備　考：

- 偽の正中唇裂；前頭突起の形成不全。正中唇裂，顎間骨の欠如，鼻柱欠如，無嗅脳症（単前脳症）—脳奇形，両眼狭窄。予後不良（生後1年以内に死亡）
- 下唇下顎正中裂；下顎突起の異常
  下唇の正中裂に下顎の正中離断，舌の形成異常合併

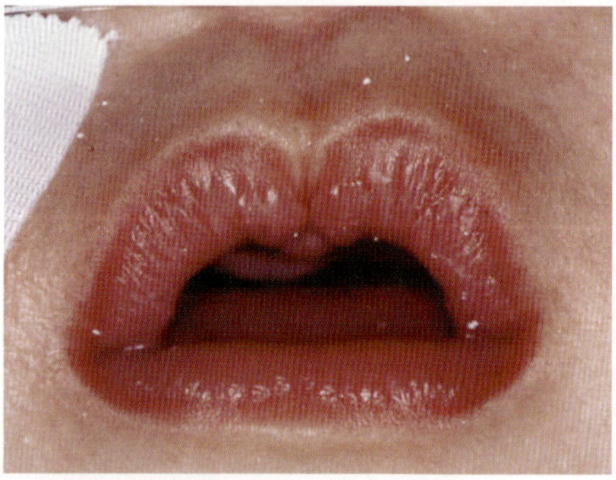

不完全正中唇裂
上口唇の正中皮膚と赤唇に破裂が認められる

横顔裂 transverse facial cleft

原　因：上顎突起と下顎突起の癒合不全。第一鰓弓由来組織の形成異常

症　状：口角から耳介上方に向かう線上で咬筋前までの破裂
巨口症ともいう

治　療：口唇形成術（口輪筋の結合，皮膚部のZ形成術）

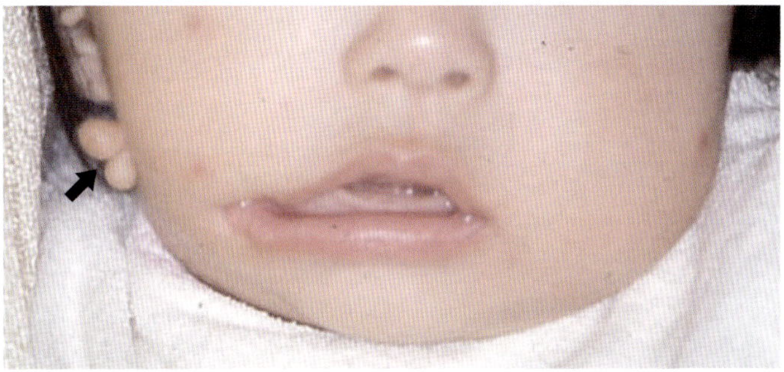

右側横顔裂
右側口角から水平に走る破裂と副耳（⬆）を認める

下唇瘻 congenital paramedian lip fistulae

本　態：小唾液腺からの唾液の排出

好発部位：唇顎口蓋裂患者の下唇正中部に対として瘻孔形成を認める

症　状：瘻孔からの液体（唾液）の流出

治　療：原因小唾腺の摘出と瘻孔切除

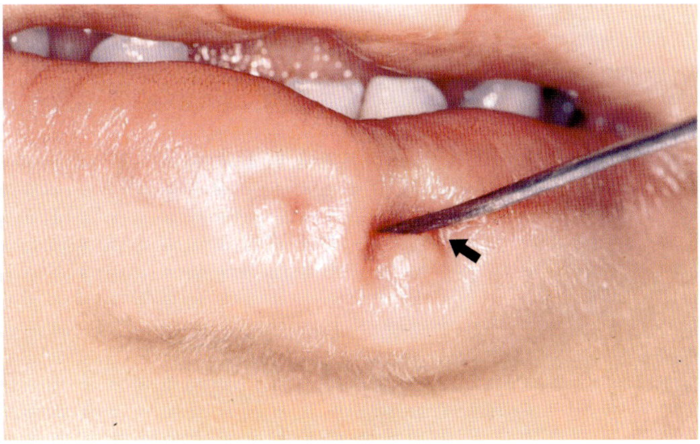

口唇・口蓋裂患者にみられた下唇瘻
下唇正中に対の陥凹がみられ，左側の瘻（⬅）にゾンデを挿入している

歯肉線維腫症 fibromatosis gingivae

原　因：遺伝性に幼児期から歯肉の過剰形成が生じる疾患

症　状：全顎歯肉の増殖を認めるが，前歯部に著明にみられる。高度な場合は歯肉の中に歯が埋入する。歯肉は正常色で，硬い

組織所見：炎症性細胞浸潤は少なく，線維の増殖を認める

治　療：歯肉切除術

鑑　別：薬剤が原因で歯肉増殖を認めるもの（フェニトイン歯肉増殖症，ニフェジピン歯肉増殖症，シクロスポリン歯肉増殖症）

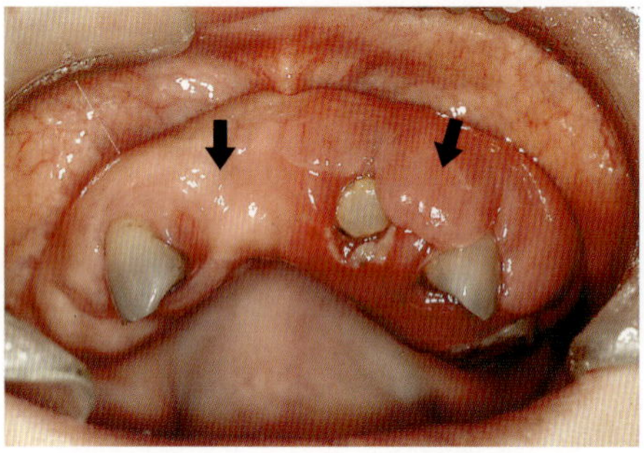

歯肉線維腫症
唇側口蓋側ともに粘膜色の歯肉の増殖を認め，部位により歯冠中央に達する増殖を認める（⬇：歯肉の増殖）

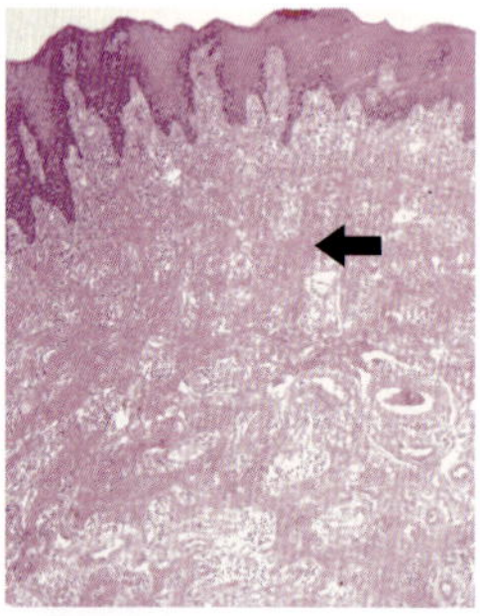

組織像
細胞成分の少ない，束状の線維組織（⬅）の増殖を認める

Fordyce斑 Fordyce's spots（granules）

本　態：異所性脂腺

臨床所見：頬粘膜や口唇の黄色小顆粒状，斑状病変。自覚症状はない

治　療：不要

鑑　別：カンジダ症，口腔扁平苔癬

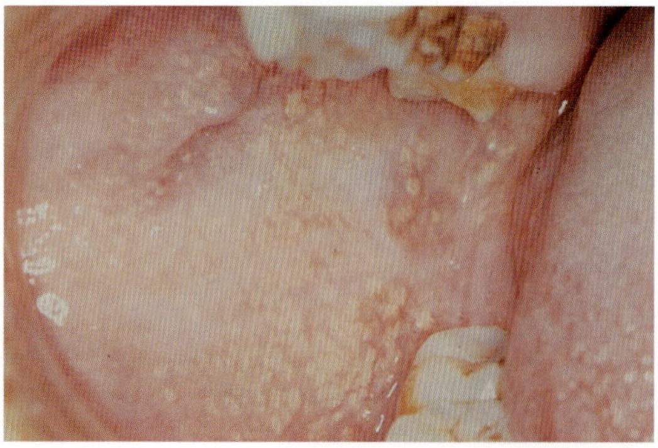

Fordyce斑
頬粘膜の黄色小顆粒の集合からなる黄色斑

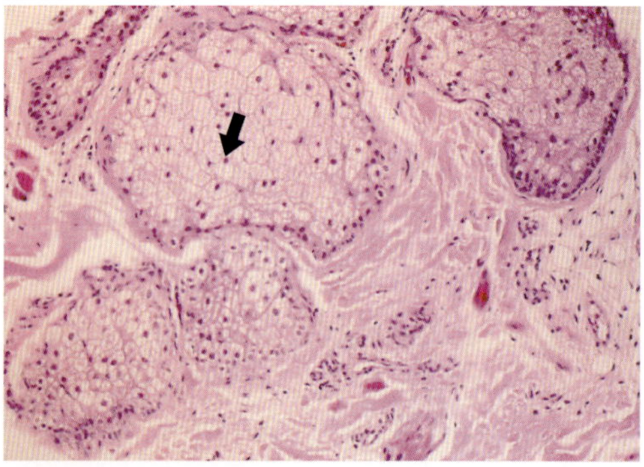

組織像
脂腺細胞（⬇）からなる小葉を認め，小葉間に結合組織を認める

舌小帯強直症 ankyloglossia

臨床所見：舌小帯が短く，舌尖の運動障害
舌の前方突出，挙上（上唇をなめる）運動不能
発音障害（ラ行，サ行）

治　療：発音障害を認めた場合に舌小帯伸展術
単純切離縫合術

＜舌小帯切離術＞

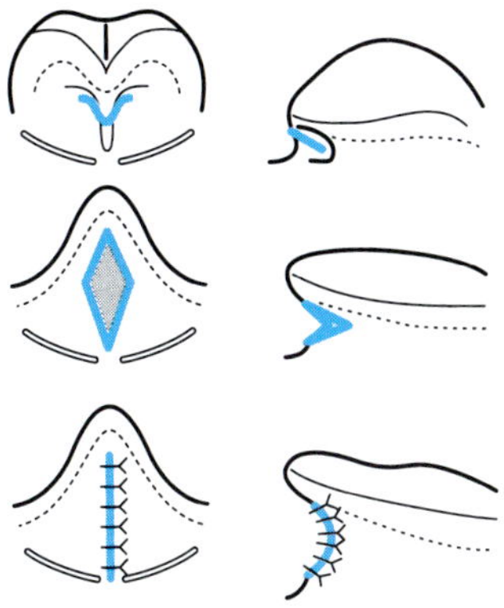

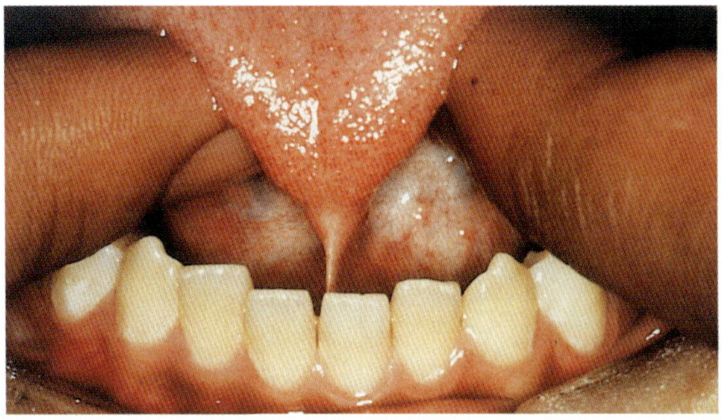

舌小帯強直症
小帯は舌尖に付着し，短い

上唇小帯強直症 tight labial frenum（low attachment）

好発者：小児，無歯顎患者

臨床所見：小帯が短く，前庭が狭くなる，歯の正中離開
義歯の安定の障害

治　療：小児の場合は，永久歯の正中離開がみられるとき，付着部が歯槽頂にあるときは手術
それ以外のときは経過をみて（歯槽突起が発育するので）手術
上唇小帯伸展術（単純切離縫縮術，V-Y形成術，Z形成術）

＜単純切離縫縮術＞

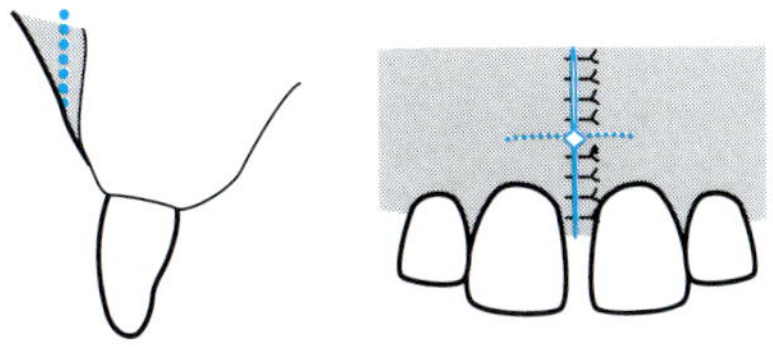

＜V-Y 形成術＞

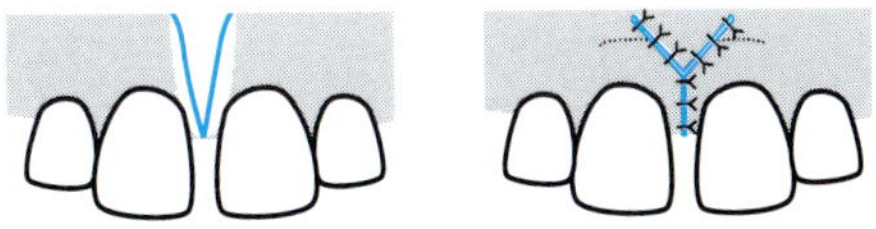

＜Z 形成術＞

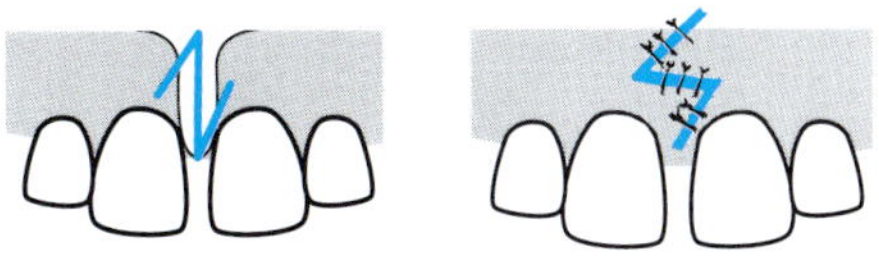

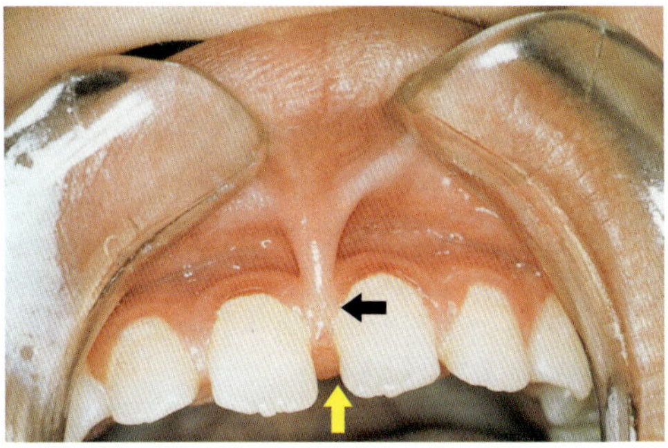

上唇小帯強直症
小帯は歯槽頂（⬅）に付着し，正中離開（⇧）を認める

鎖骨頭蓋骨異形成症 cleidocranial dysplasia

原　因：常染色体優性遺伝（Runx2遺伝子），膜内骨化の障害

症　状：鎖骨無形成，または部分的欠損
上顎減形成，高口蓋，口蓋裂，不正咬合，大泉門の開存，頭部の拡大
永久歯萌出遅延，埋伏

治　療：口蓋形成術，埋伏歯抜歯

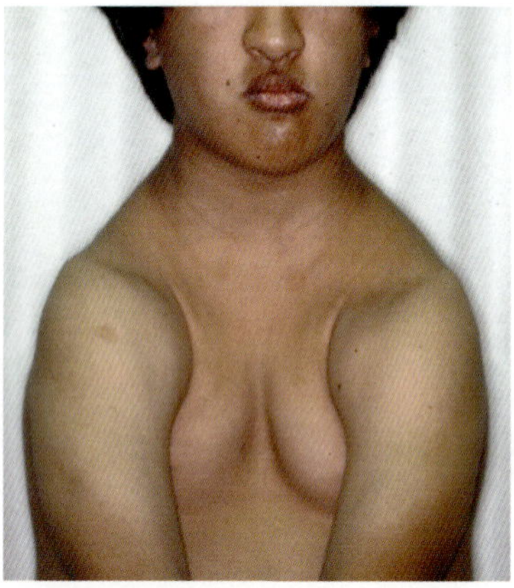

鎖骨頭蓋骨異形成症
鎖骨欠損により，両肩を胸の前で合わせつけることができる

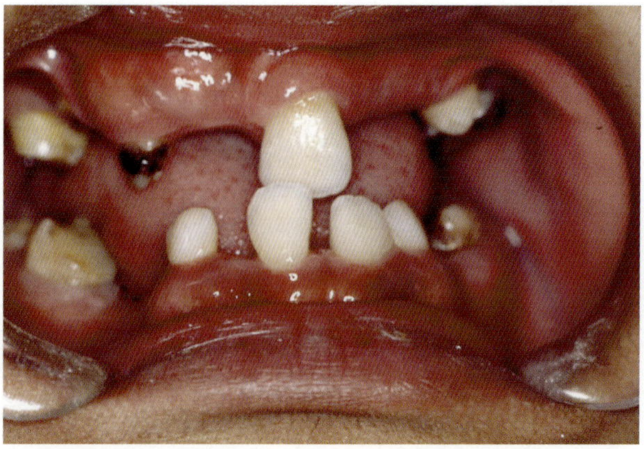

鎖骨頭蓋骨異形成症
永久歯埋伏による歯の欠損を認める

大理石骨病 marble bone disease

原　因：常染色体劣性遺伝，骨吸収能力の低下と骨の硬化（破骨細胞機能低下）

症　状：先天性早期発生悪性型；早期に死亡
遅発性良性型；病的骨折，骨髄炎，骨髄腔減少→貧血，歯の萌出障害

治　療：骨折の治療，骨髄炎の治療

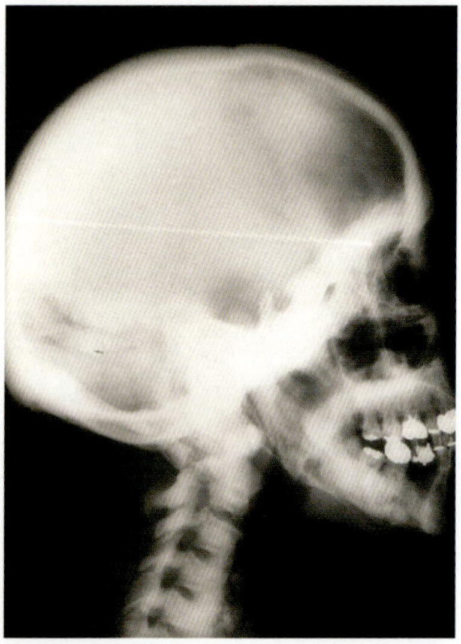

頭部側面像　頭蓋骨，頭蓋底，頸椎の骨硬化を認める

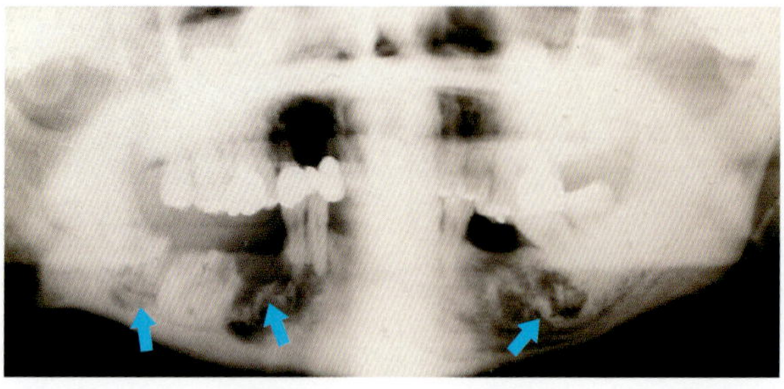

パノラマ像　下顎骨全体の硬化像があり，下顎骨の3箇所に腐骨分離像（⬆）を認める

McCune－Albright 症候群 McCune－Albright syndrome

原　因：Gsタンパク質αサブユニット遺伝子（GNAS）の機能亢進型変異

好　発：女性に多い

症　状：多骨性線維性異形成症（長管骨，頭蓋骨：スリガラス像ground glass appearance）
皮膚，粘膜のカフェオレ斑，
女性早熟（内分泌障害）

組　織：多骨性の線維性異形成症；線維性組織と細い梁状の線維骨

治　療：膨隆部骨削除術

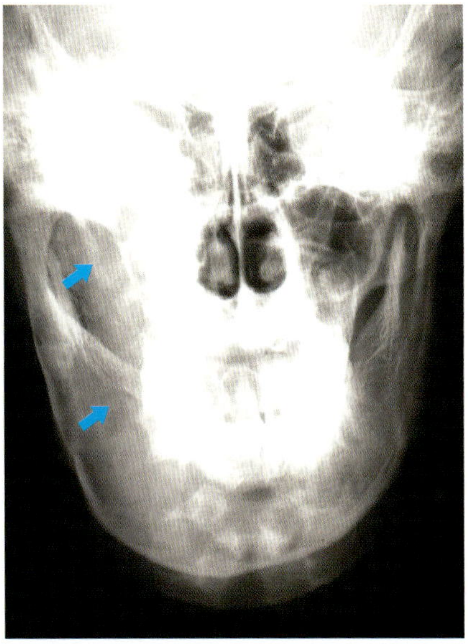

McCune－Albright症候群のエックス線写真
右側上下顎に線維性異形成症（⬆）を認める

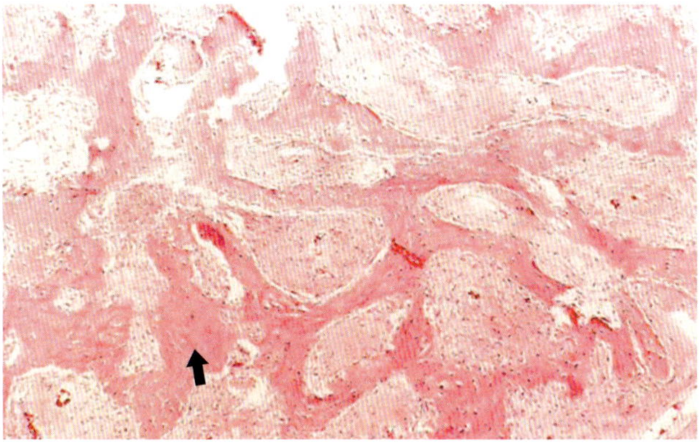

膨隆部の組織像
線維骨（⬆）と線維組織の増殖を認める

Down 症候群 Down's syndrome

原　因：染色体異常（21 trisomy）

頻　度：600～700人に1人

臨床所見：知的障害，知能低下，小人症，内臓奇形，四肢奇形，心奇形
特有の顔貌（眼裂斜上，扁平鼻梁，平坦な横顔，内眼角贅皮）
高口蓋，上顎発育不全，咬合異常，口蓋裂の合併
短く幅広い手に水平の手掌線（猿線）

Robin シークエンス（Pierre Robin 症候群）Robin sequence, Pierre Robin syndrome

疾患概念：胎児の下顎が胸に押されて発達が抑制されて小顎になり，それによって舌根が沈下し気道狭窄が起こる。一方，舌が上に存在することにより口蓋が閉鎖しない。口蓋裂はPierre Robinの連鎖と考えられている（70～90％発生する）。胎芽病（胎児病）
遺伝的要素のあるものはPierre Robin 症候群といわれ，遺伝的要素のないものはRobin シークエンス（連鎖）といわれる

原　因：遺伝性，子宮内で下顎の発育抑制，薬剤の影響が考えられている

臨床所見：小下顎症：下顎後退症，鳥貌，発育とともに下顎が上顎に追いつく発育（catch－up growth）をするものもある
舌根沈下：気道狭窄，吸気時の呼吸困難のためのチアノーゼ，摂食障害，漏斗胸
口蓋裂：U字型の口蓋裂が多い（口蓋裂の幅が広い）
Pierre Robin 症候群：上記に加え，近視，緑内障，心房中隔欠損，心肥大，肺動脈性高血圧，動脈管開存，脳障害，運動機能障害

治　療：出生1か月が危険．呼吸障害に対し腹臥位，舌の前方牽引，気管切開，舌口唇癒着術，経管栄養
小下顎症に対し下顎骨延長術

別　名：Pierre Robin奇形症候群（Pierre Robin anomalad），
Pierre Robin 複合異常（Pierre Robin complex）といわれる

Goldenhar 症候群 Goldenhar's syndrome

原　因：不明の先天異常（第1・第2鰓弓形成時の障害）

臨床所見：横顔裂，耳介欠損，耳小骨形成不全，顔面変形
下顎骨関節突起形成不全，筋突起形成不全，咬合不全，脊椎奇形

治　療：口唇形成術（横顔裂），耳介形成術，関節突起形成術

備　考：鰓弓症候群として，軽症型に第1・第2鰓弓症候群がある

基底細胞母斑症候群 basal cell nevus syndrome

成　因：常染色体優性遺伝（PTCH1遺伝子異常：がん抑制遺伝子）

症　状：多発性顎嚢胞（角化嚢胞性歯原性腫瘍）

皮膚病変；母斑，基底細胞癌，掌蹠ピット

骨格異常；二分肋骨，前頭側頭突出，両眼隔離

中枢神経系異常；精神的遅滞，先天性脳水腫

その他；大脳鎌石灰化

エックス線検査：パノラマ，頭部（後頭前頭方向，側方向），胸部エックス線写真

治　療：顎嚢胞摘出術，基底細胞癌切除術（皮膚科）

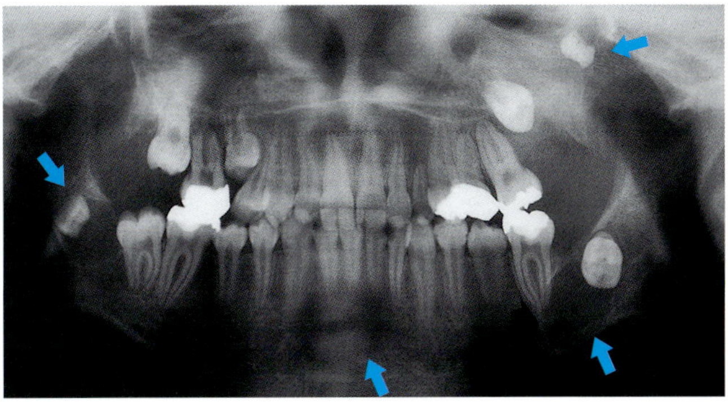

基底細胞母斑症候群のエックス線像
歯冠を含む，または含まない多発性顎嚢胞を認める（⬆）

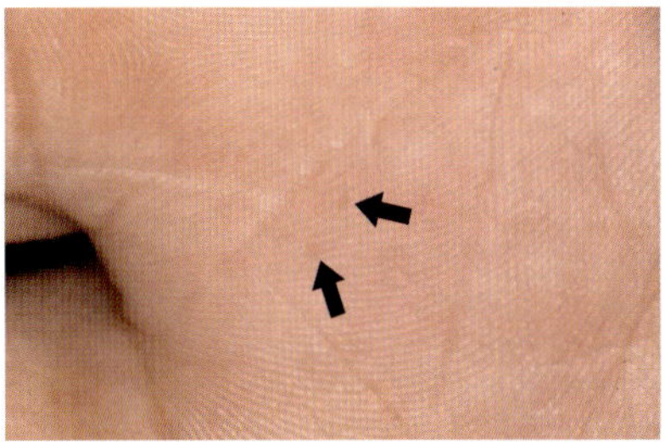

掌蹠ピット
掌の小陥凹（⬅）

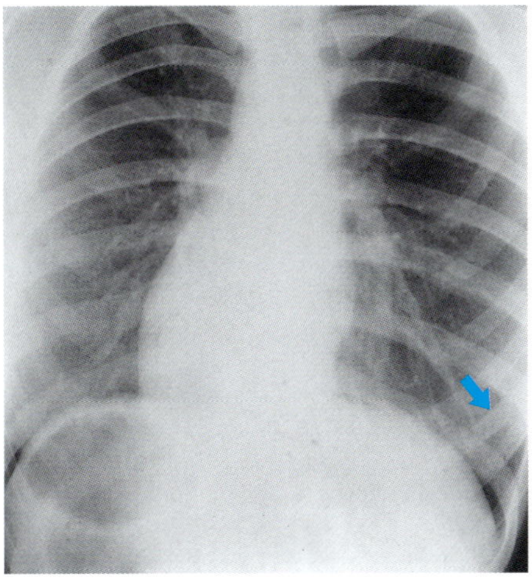

胸部エックス線所見
二分肋骨（⬆）を認める

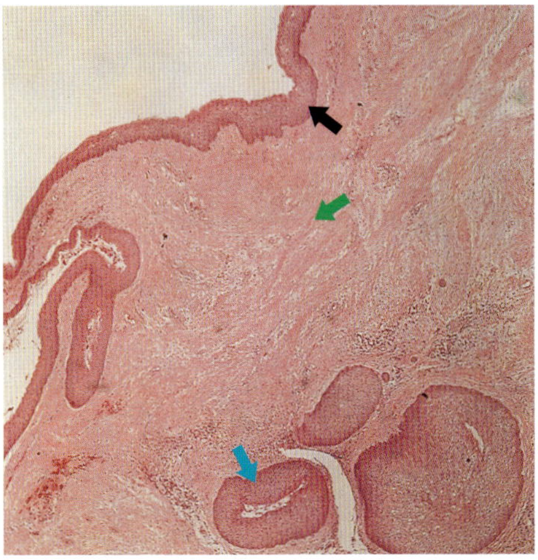

顎嚢胞の組織像
角化性重層扁平上皮で被覆された嚢胞壁中に娘細胞を認める（⬆：角化性重層扁平上皮，⬅：線維組織，⬇：娘細胞）

神経線維腫症（von Recklinghausen病） von Recklinghausen's disease

原　因：常染色体性優性遺伝。神経線維腫症Ⅰ型（von Recklinghausen病）はNF1遺伝子によるニューロフィブロミンの異常

症　状：全身皮膚の多発性神経線維腫症，カフェオレ斑，中枢神経系の腫瘍，歯肉，頬粘膜，舌の軟らかい腫瘤

組　織：Schwann細胞，線維芽細胞の増殖

治　療：切除術（審美的，機能的障害となるものに対し）

備　考：他に神経線維腫症Ⅱ型があり，聴神経線維腫と呼ばれ，両側性聴神経鞘腫，髄膜腫，脊髄神経鞘腫を認める

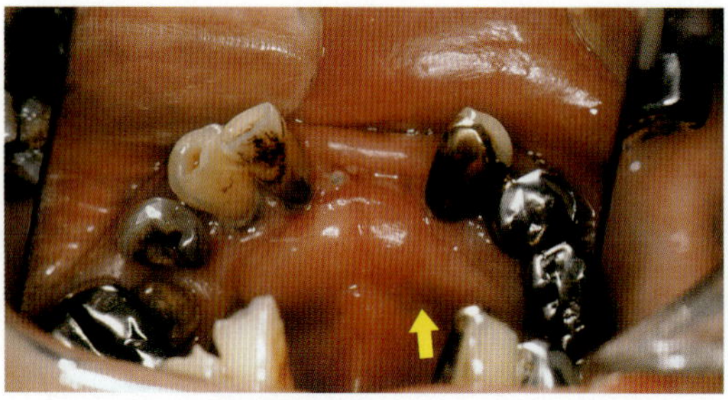

von Recklinghausen病
下顎前歯舌側歯槽粘膜部の軟らかい粘膜色の腫瘤（⇧），皮膚にも多発性の軟らかい大小不同の腫瘤を認める

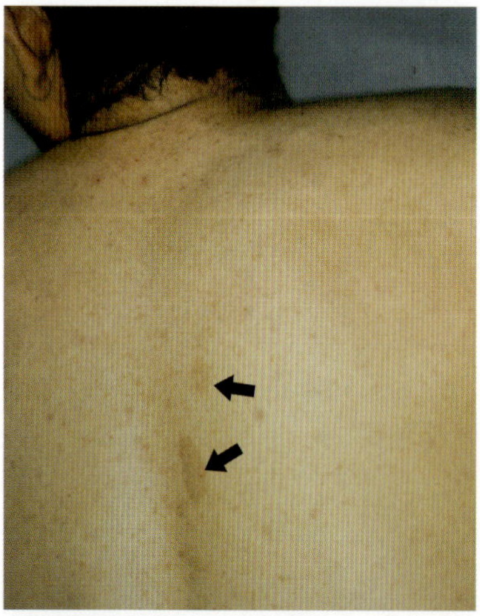

von Recklinghausen病のカフェオレ斑
背中にコーヒー色の斑（⬅）を2個認める

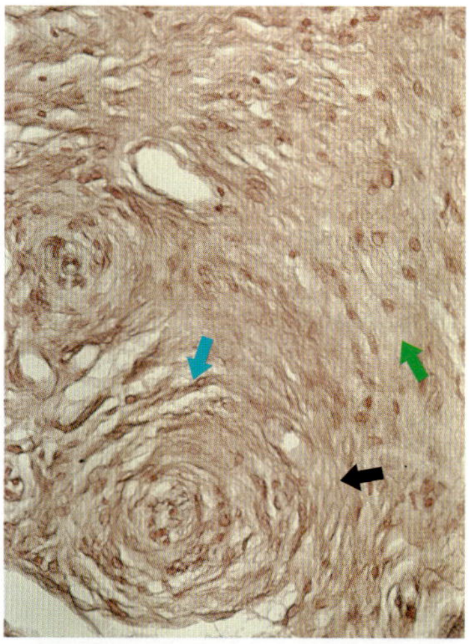

組織像（鍍銀染色）
紡錘形細胞の増殖（⬇）と細網線維（⬅），コラーゲン線維（⬆）を認める

Sturge-Weber 症候群 Sturge-Weber syndrome

原　因：不明（胎児病）

症　状：三叉神経領域の血管腫
先天性緑内障，牛眼（角膜部の拡大）
脳軟膜の血管腫，脳実質の石灰化，てんかん，知能障害

治　療：審美的に問題となる血管腫の治療

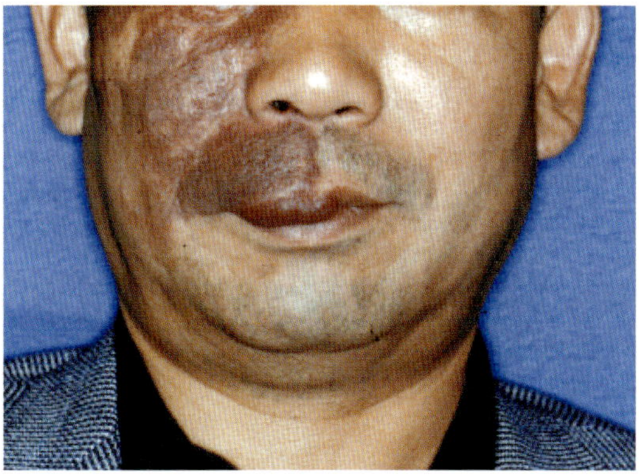

Sturge-Weber 症候群の顔面所見
右側三叉神経第Ⅱ枝領域の皮膚に血管腫を認める

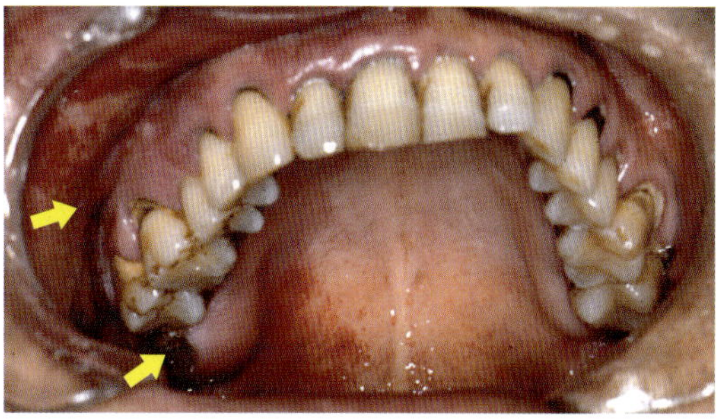

Sturge-Weber 症候群の口腔内所見
右側頬粘膜，歯槽粘膜，口蓋粘膜に血管腫（⇧）を認める

Peutz-Jeghers 症候群 Peutz-Jeghers syndrome

原　因：常染色体優性遺伝

臨床所見：口唇，頬粘膜の褐色斑。指，掌蹠に不整円形の黒色斑
胃腸にポリープ；癌化（外科に精査依頼）

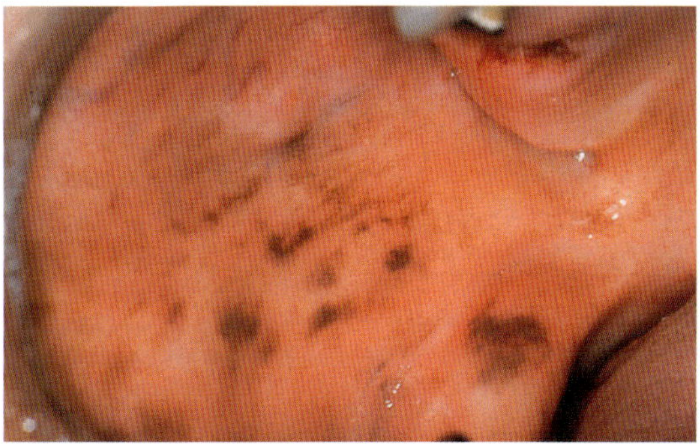

Peutz-Jeghers 症候群
頬粘膜の不規則な形，大きさの褐色斑散在

下顎前突症 mandibular prognathism

症　状：オトガイ部の前方突出，皿状顔貌（三日月様顔貌）
反対咬合，開咬，ときに大舌症
咀嚼障害，構音障害

診　断：頭部エックス線規格写真分析；骨格型下顎前突症

治　療：発育終了後の手術

- 下顎前突症の手術法
  1）下顎枝矢状分割法；Obwegeser－Dal Pont法，Obwegeser法
  2）下顎枝垂直骨切り法；Robinson法
  3）下顎前歯部歯槽骨骨切り法；Köle法
  4）下顎骨体一部切除法；Dingman法
  5）逆L字型骨切り法（Trauner法）
  6）下顎枝水平骨切り法；Kostečha法
  7）オトガイ形成法

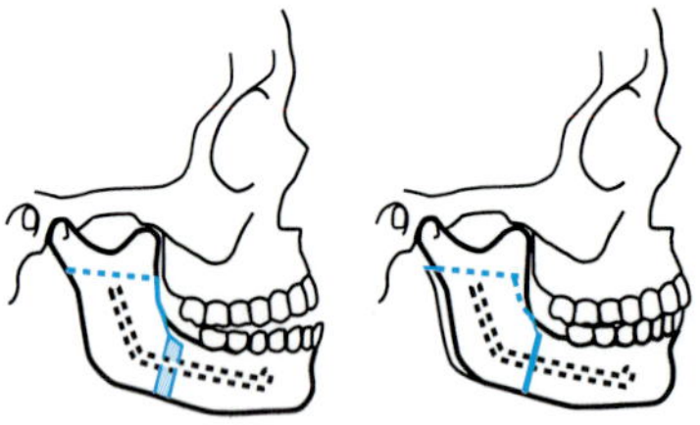

＜下顎枝矢状分割法＞

下顎枝を矢状分割し，骨体を後方移動し咬合改善する

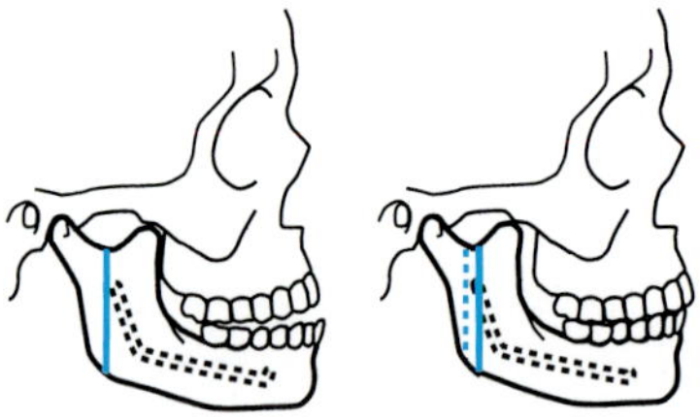

＜下顎枝垂直骨切り法＞

下顎枝を垂直に骨切りし，咬合改善を図る

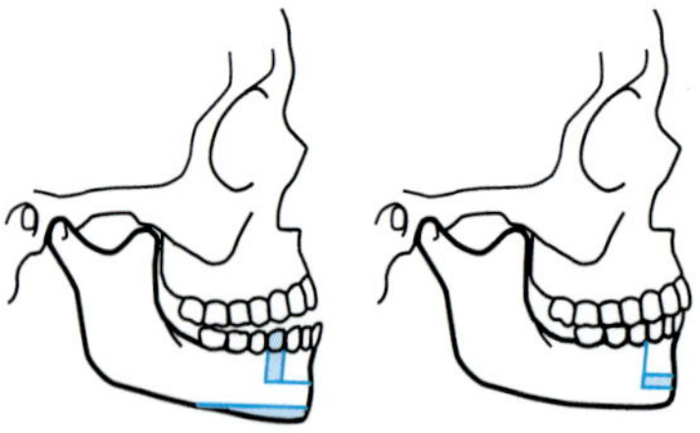

＜下顎前歯部歯槽骨骨切り法＞

小臼歯部歯槽突起を切除し，前歯部歯槽突起骨切りにて咬合を改善する（オトガイ部骨切り併用）

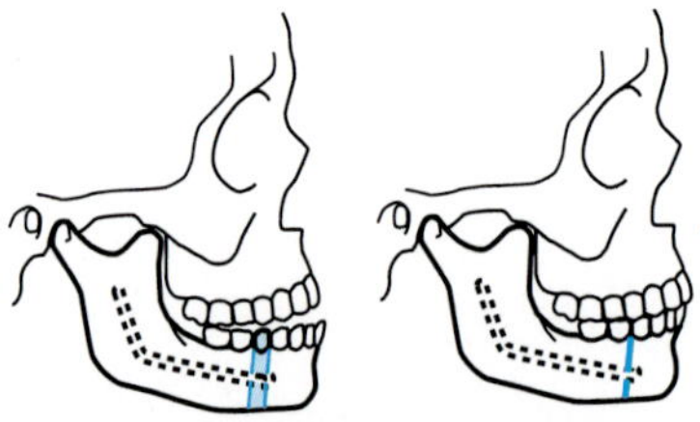

＜下顎骨体一部切除法＞

小臼歯部骨体を切除し，咬合改善を図る

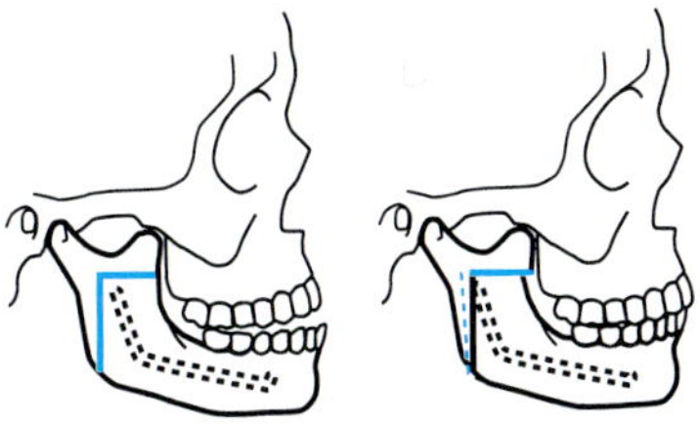

<逆L字型骨切り法>

下顎枝を逆L字にて骨切りを行い咬合改善を図る

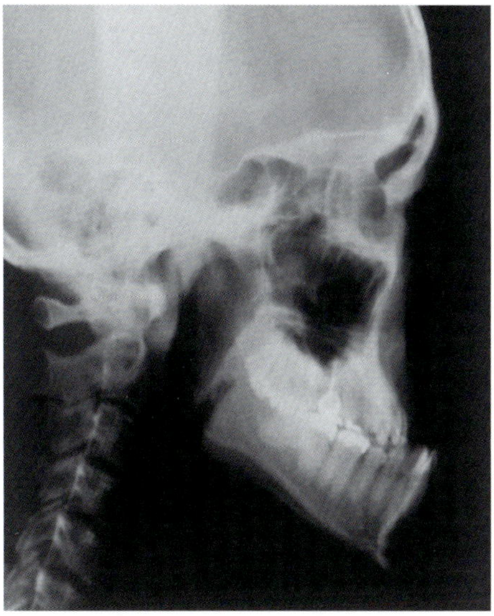

下顎前突症
骨格性下顎前突を認める

下顎後退症 mandibular retrognathia

原　因：下顎の発育不全

症　状：上顎前歯列に対し，下顎前歯列が遠心に位置し，咬合不全
側貌は鳥貌を呈する

診　断：頭部エックス線規格写真分析

治　療：下顎骨前方移動術（下顎枝矢状分割法，下顎骨体骨切り法）
下顎骨延長術

備　考：顎関節強直症が併発している可能性

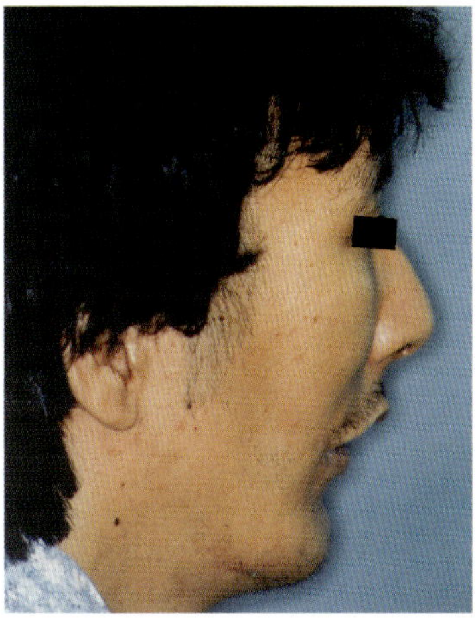

下顎後退症
小下顎症を認める

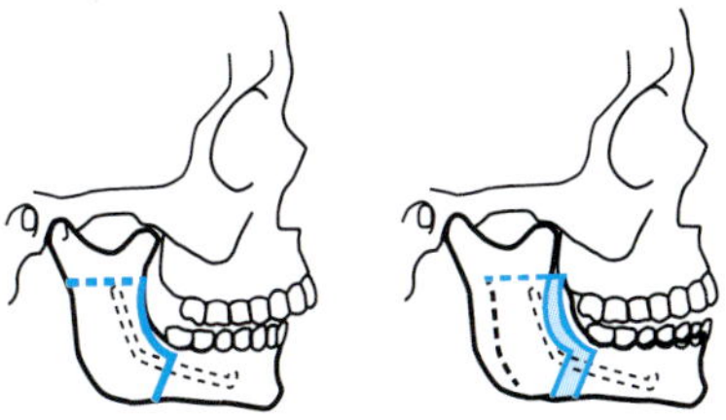

<下顎枝矢状分割法>

下顎枝を矢状分割し，骨体を前方へ移動する

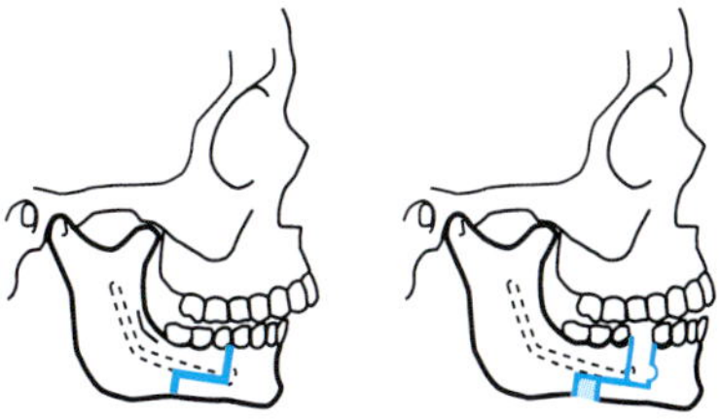

<下顎骨体骨切り法>

臼歯部骨体を段差をつけて骨切りし，前方へ移動する（下縁欠損部は骨移植）

上顎前突症 maxillary prognathism

原　因：上顎の発育過剰

症　状：上顎前歯列の突出のため，下顎前歯列の咬合不全

診　断：頭部エックス線規格写真分析

治　療：上顎前歯部歯槽骨骨切り術（Wassmund法，Wunderer法）

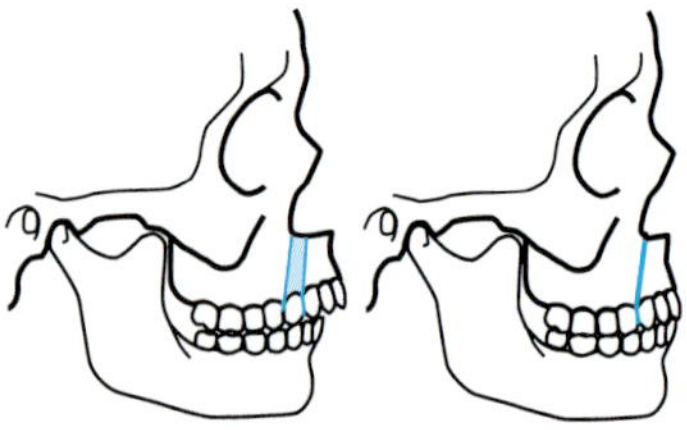

＜上顎前歯部歯槽骨骨切り術＞

小臼歯部歯槽突起を切除し前歯部歯槽突起を後方に移動する

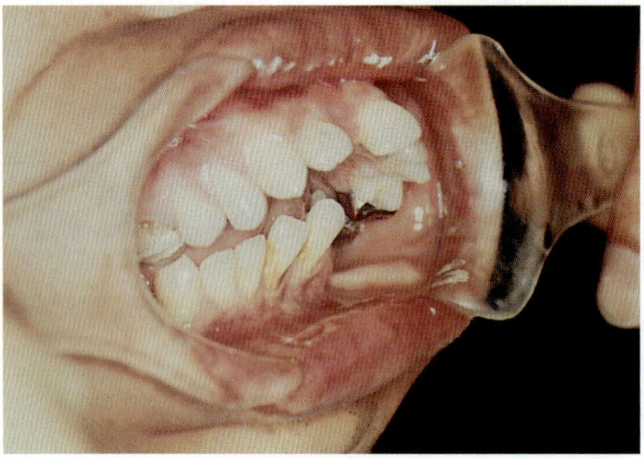

上顎前突症

上顎歯槽突起部の前突と開咬症を認める

上顎後退症 maxillary retrognathia

原　因：上顎の発育不全

症　状：顔面中1/3後退のため，上顎前歯列に対し，下顎前歯列が前方に位置し，咬合不全，相対的下顎前突症を呈し，三日月様顔貌を呈する

診　断：頭部エックス線規格写真分析

治　療：上顎骨前方移動術（Le Fort Ⅰ型骨切り術）

皮質骨骨切り術（上顎歯列狭窄症に適応。矯正治療を容易にする）

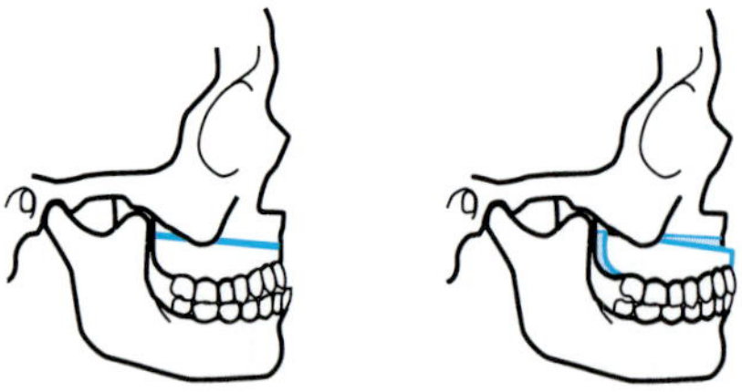

＜Le Fort Ⅰ型骨切り術＞

Le Fort Ⅰ型骨切り後，前方へ移動し咬合改善（欠損部は骨移植）

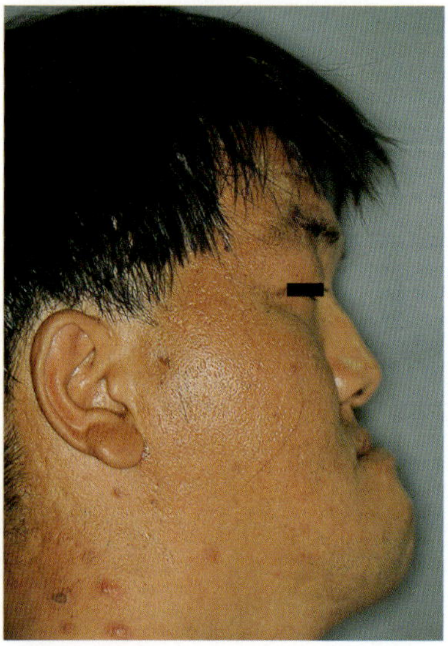

上顎後退症

開咬症 open bite deformity

原　因：上下顎前歯の劣成長，指しゃぶり，下顎枝の発育不全，関節突起の片側性過成長

症　状：上顎前歯列と下顎前歯列または臼歯部において離開し，咬合不全
前歯においては口裂閉鎖不全（口腔乾燥，流涎）

診　断：頭部エックス線規格写真分析

治　療：下顎前歯部；下顎骨体一部切除法，下顎前歯部歯槽骨骨切り法
下顎枝部；下顎枝矢状分割法
上顎臼歯部；上顎臼歯部歯槽骨骨切り術

備　考：上顎前突症，下顎前突症，小下顎症に合併

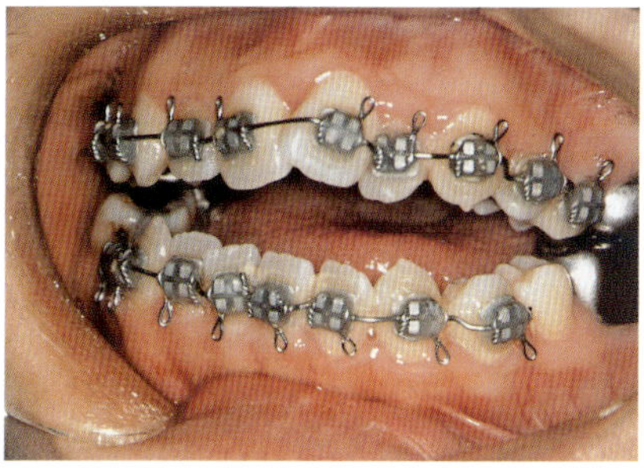

開咬症
$\overline{5|5}$の接触がみられない

下顎非対称 asymmetrical mandibular prognathism unilateral macrognathia

原　因：下顎骨の片側性過成長または劣成長
関節突起の片側性過成長

症　状：交叉咬合，側方離開，咬合不全

診　断：頭部エックス線規格写真分析

治　療：下顎枝矢状分割法と下顎枝垂直骨切り法の組み合わせ
上顎に変形を伴う場合；Le Fort Ⅰ型骨切り術を併用

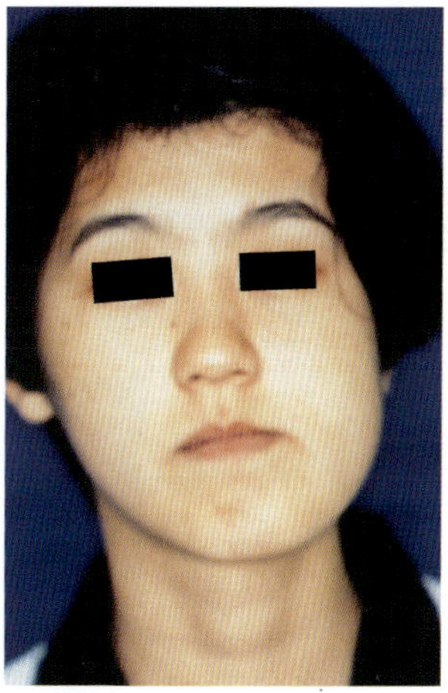

下顎非対称
オトガイの左偏位を認める

顔面軟部組織損傷 injuries of the soft tissue of the facial area

裂　傷：外力により組織が引き裂かれた状態。出血多く，創縁不整
異物混入，創の挫滅を認めることがある

治　療：異物除去後，débridement（創面壊死部除去）を行い，新鮮創とし，縫合閉鎖。一次治癒を図る

備　考：その他の機械的損傷
挫　創；打撲による組織の挫滅－皮下出血斑，圧痛。治療不要
擦過傷；表皮剥離－出血，疼痛。治療－表面異物除去。傷が深いと瘢痕形成。創傷被覆材（ポリウレタンフィルム，ハイドロコロイド被覆材，アルギン酸塩被覆材）
刺　創；鋭い物で刺された傷－大出血の可能性。治療－縫合，一次治癒，破傷風予防

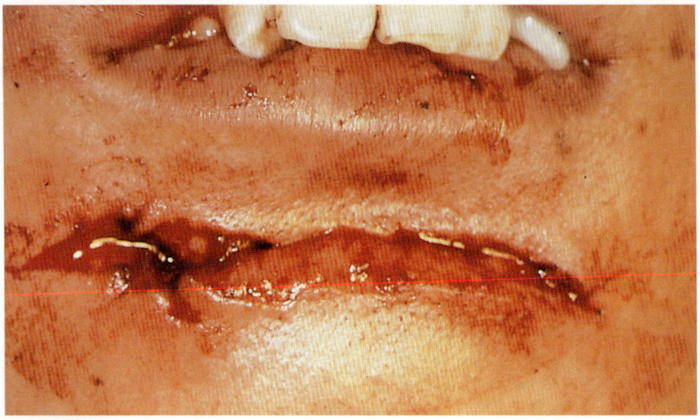

下唇裂傷
口腔に貫通する辺縁不整の裂傷－débridement，三層縫合必要

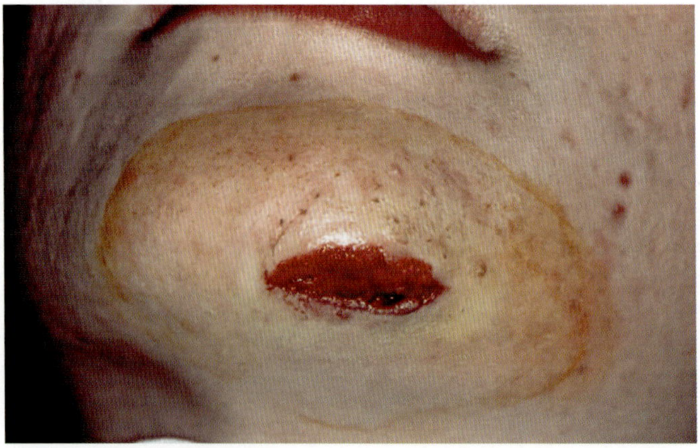

オトガイ下部の擦過傷
表皮が剥離し，めくれている

褥瘡性潰瘍 decubital ulcer

原　因：齲歯，破折歯，不適合義歯などによる物理的刺激

症　状：原因物に相当する部位の孤立性潰瘍。接触痛（＋），自発痛（－），辺縁は平坦で底部は偽膜様

好発部位：舌，頬粘膜，歯肉

組織所見：上皮欠損，炎症性細胞浸潤（＋），線維素析出（＋），（生検しない）

治　療：原因の除去

鑑　別：扁平上皮癌，口腔結核

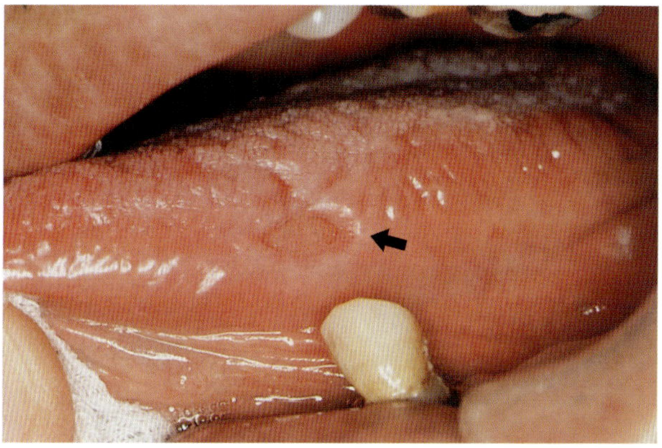

左舌縁褥瘡性潰瘍
⌈3鋭縁を原因とする潰瘍（⬅）。潰瘍辺縁ならびに潰瘍底は平滑，疼痛軽度

Riga-Fede病 Riga-Fede disease

定　義：乳幼児の舌小帯や舌尖部の褥瘡性潰瘍

原　因：下顎前歯（先天歯）

症　状：舌下面や舌小帯の類円形の潰瘍，哺乳困難

治　療：先天歯の削合または抜歯

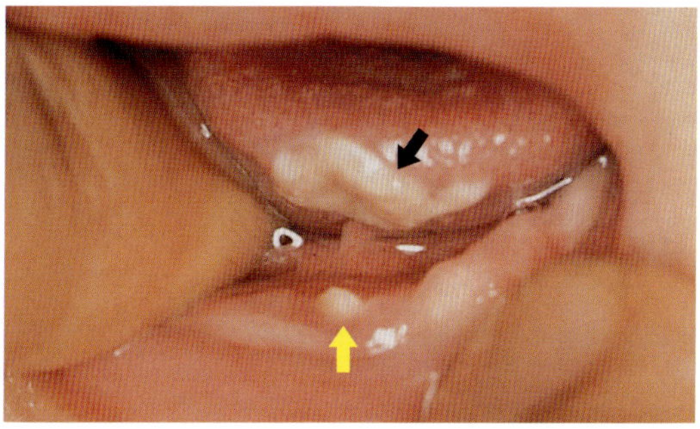

Riga-Fede病
先天歯（⇧）を原因とする舌下面の潰瘍（偽膜付着：⬅）

歯槽骨骨折 fracture of the alveolar process

特　徴：前歯部（上顎＞下顎）
口唇，歯槽粘膜の裂傷合併
歯の破折，脱臼合併
歯の位置異常，骨折部一塊として動く
骨折部の圧痛

エックス線写真：口内法エックス線写真

治　療：局麻下に整復，線副子または床副子固定（顎間固定しない）
被覆粘膜，骨の損傷がひどいときは骨片除去，歯槽骨整形術

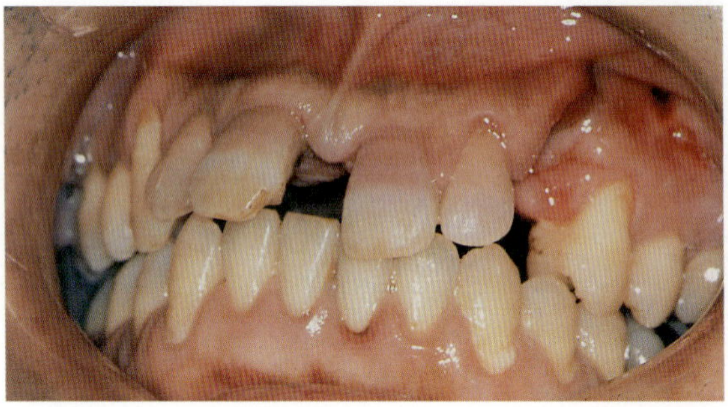

上顎前歯部歯槽骨骨折
21|の唇側傾斜，|12の下方移動を認め，ともに一塊として動く

歯牙脱臼 subluxation of teeth

臨床所見：小児の上顎前歯部に多い。口唇の挫創，裂傷を伴うことがある。歯の挺出や傾斜（咬合不全）または嵌入

エックス線写真：歯の移動，歯根膜腔の拡大

治　療：局麻下に整復，顎内固定
歯髄処置は経過をみて（症状の出現，エックス線の変化）

備　考：歯槽骨骨折合併しやすい

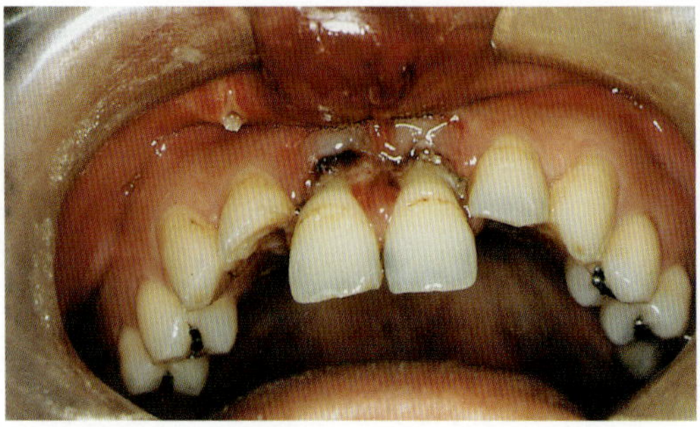

1|1 脱臼
1|1 挺出し，咬合不全，上唇の発赤腫脹

下顎骨骨体骨折 fracture of the mandible

原　因：直達骨折が多い

部　位：正中，角部，犬歯部

症　状：骨折相当部の腫脹，皮下出血，粘膜下出血，骨片偏位，咬合異常（開咬，咬合不全），骨折部を動かすと軋礫音，Malgaigne骨折痛（骨折部に一致する激痛），骨片呼吸（正中部骨折で開口時骨折部開く），下唇知覚異常（オトガイ孔と下顎孔間の骨折），開口障害，呼吸不全（両側犬歯部骨折による舌根沈下）

エックス線写真：パノラマ，咬合法，後頭－前頭方向，CT追加

治　療：非観血的整復法（新鮮単線骨折など）；ゴム牽引後4～6週間顎間固定
観血的整復法（陳旧性，粉砕骨折，複雑骨折など）；金属プレート固定，骨縫合

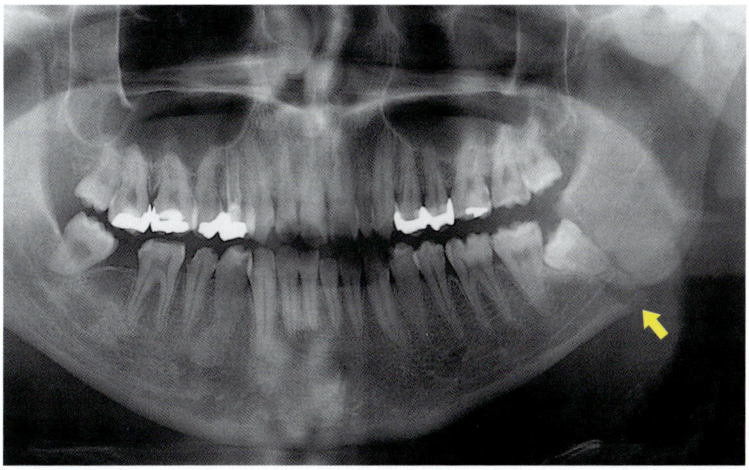

下顎骨骨体骨折
左智歯部骨折（⇧）

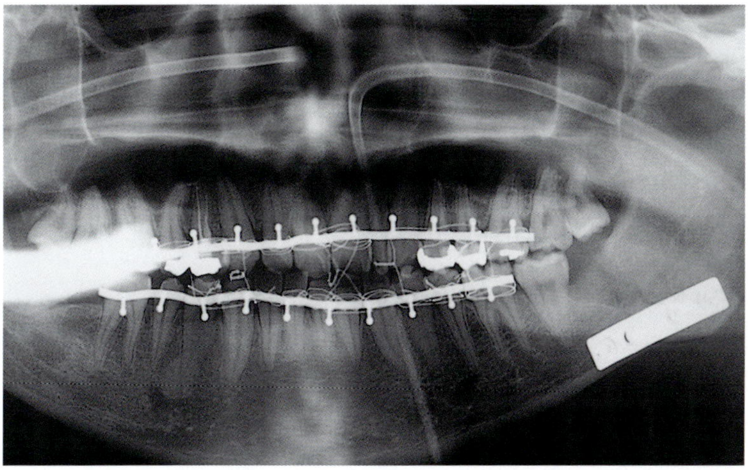

下顎骨骨体骨折術後
智歯抜歯，プレート固定，顎間固定

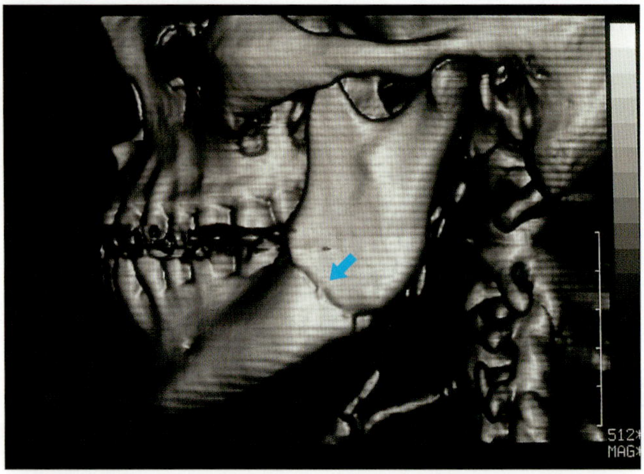

三次元CT像
角部に骨折線（⬅）

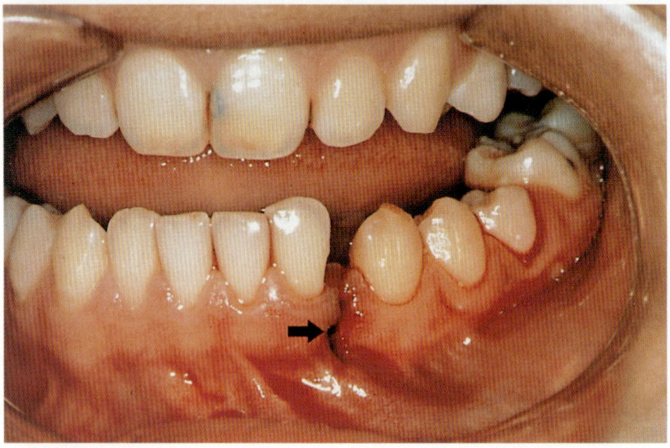

┌23部単線骨折
開口時骨折部開大（➡）

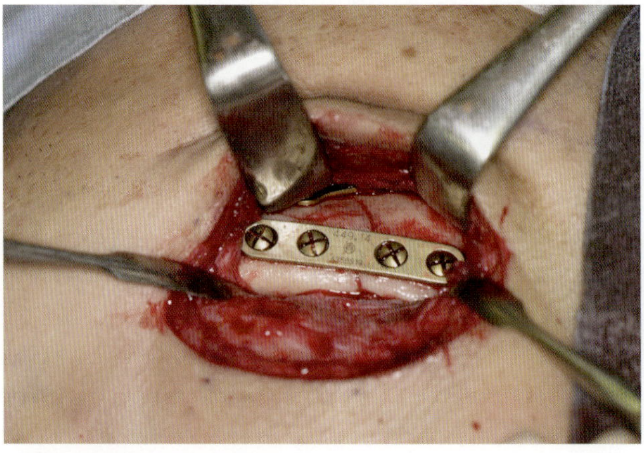

下顎骨体骨折
整復後金属プレート固定

関節突起骨折 fracture of the mandibular condylar process

原　因：介達骨折が多い

症　状：開口障害，顎関節部腫脹，圧痛，軋礫音，外耳道損傷

片側性；交叉咬合，患側偏位

両側性；前歯開咬，最後臼歯接触

エックス線写真：パノラマ，眼窩下顎枝方向，CT追加

小骨片の内前方転位（外側翼突筋の牽引）

小骨片の外側方転位（外力）

治　療：非観血的整復法（関節包内骨折）；1～2週間顎間固定後，開口訓練

観血的整復法（頸部骨折）；キルシュナー鋼線固定

（基部骨折）；ミニプレート固定

＜骨体骨折を合併する場合＞

骨体骨折部観血的整復固定後，開口練習

骨体骨折部と同時に観血的整復固定

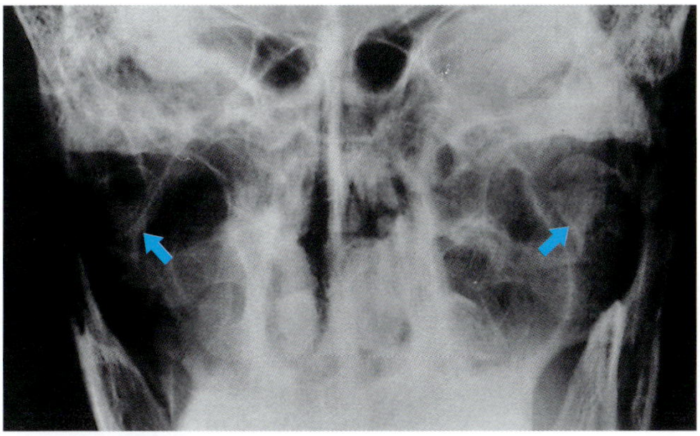

両側関節突起骨折
左右小骨片内側転位（⬆）

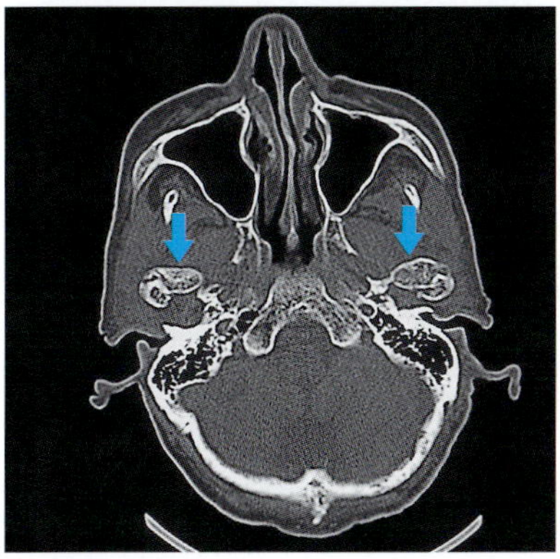

顎関節突起骨折
CT像，両側下顎頭前方転位（⬇）

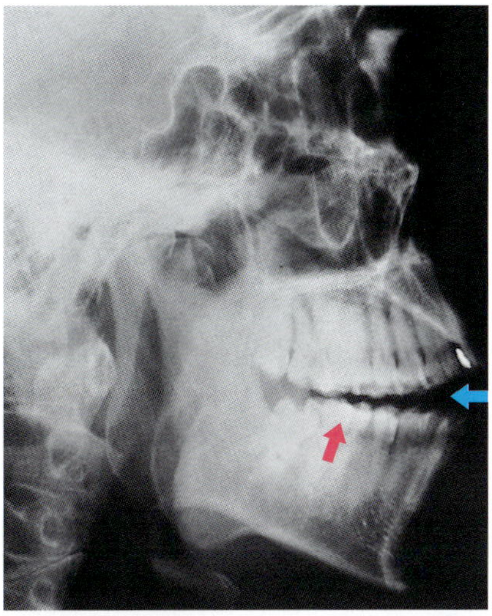

両側関節突起骨折
小骨片脱臼転位に伴い，関節突起短小化により下顎は回転し，最後臼歯のみが接し（⬆），前歯開咬（⬅）

小児下顎骨骨折 mandibular fracture in children

原　因：転倒

特　徴：骨柔軟（若木骨折），治癒力旺盛（早期治療必要）

乳歯アンダーカット少ない，永久歯未萌出，歯牙交換期（歯根吸収）；歯牙は固定源として不適

エックス線写真：パノラマ，咬合法

治　療：観血的整復法（床副子固定源，囲繞結紮，3週間固定）

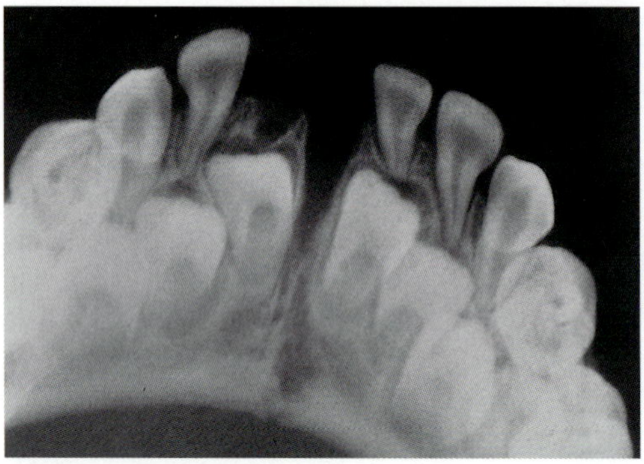

4歳児下顎正中部骨体骨折
A|脱落，A|A部開大

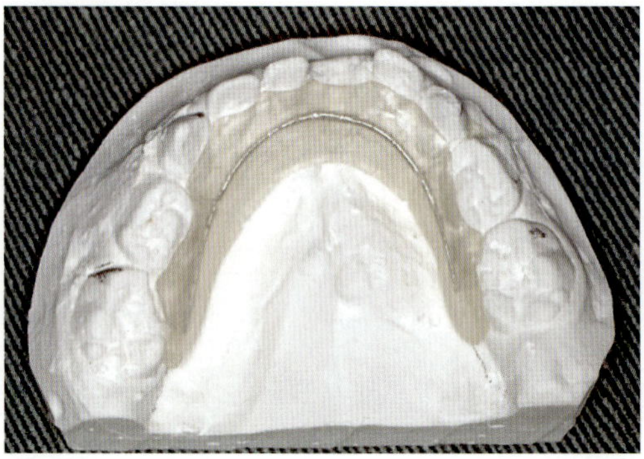

床副子
予想模型上で床副子作製

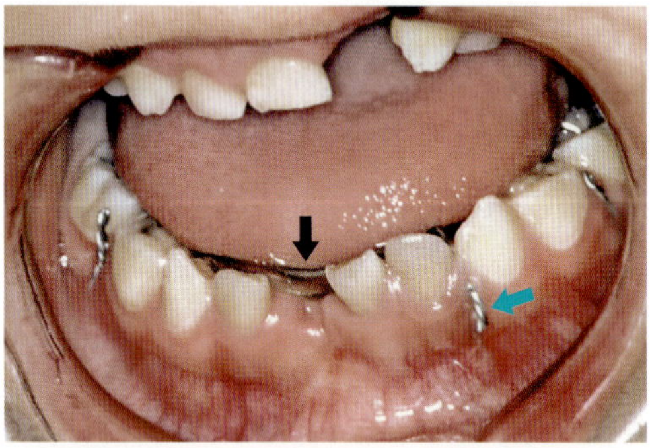

小児下顎骨骨折の口腔内写真（整復後）
骨折整復後，床副子（⬇）を装着し，囲繞結紮固定（3本のワイヤを認める：⬅）

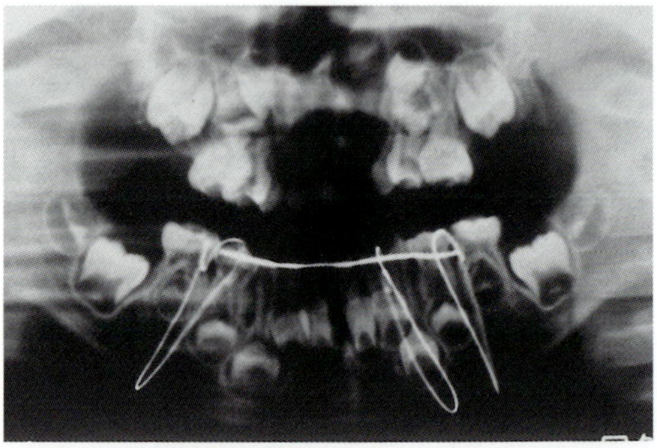

エックス線写真（整復後）
予想模型上で製作した床副子に合せて整復し，金属線3本により囲繞結紮固定

Le Fort Ⅰ型骨折（上顎水平骨折） horizontal fracture of the maxilla（Le Fort Ⅰ）

定　義：梨状孔下部－犬歯窩－上顎洞壁－翼口蓋裂－翼状突起下部に達する骨折

症　状：一時的意識喪失，鼻出血，顔面腫脹，咬合不全，上顎歯列一塊として動く（上唇知覚異常はない）

エックス線写真：Waters法，後頭－前頭方向，側方向，CT追加

治　療：1）非観血的整復法（新鮮単線骨折例など）

ゴム牽引整復後顎間固定，臥床伸展ベッドで重錘にて牽引整復後顎間固定，オトガイ帽で開口制限

2）観血的整復法（骨折線が多いとき，陳旧例など）

ミニプレート，金属線で固定

組織内固定法（頬骨前頭突起に金属線で上顎固定）

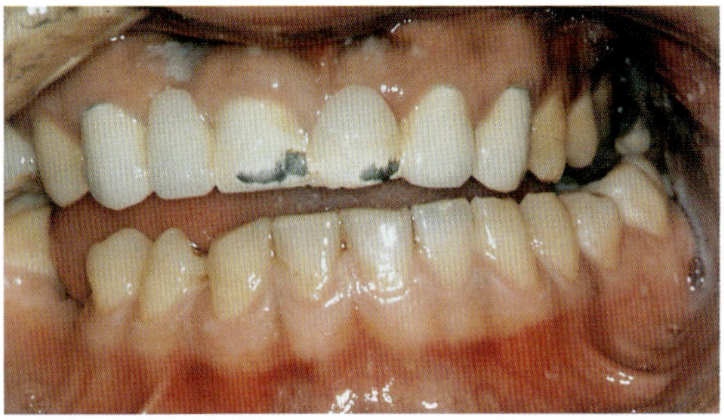

上顎骨骨折（Le Fort Ⅰ型骨折）
上顎は一塊として動き，咬合不全を認める

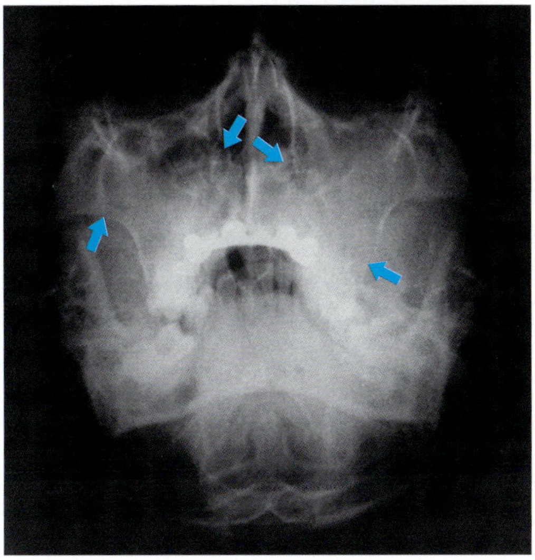

Le Fort Ⅰ型骨折のWaters法像
骨折線（⬆），左右上顎洞は血餅充満のため不透過像

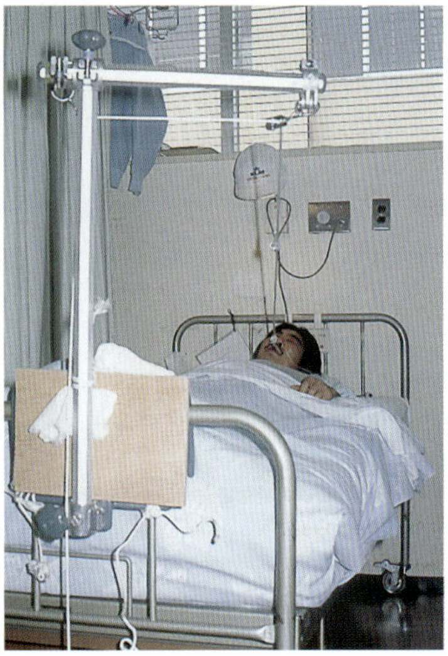

臥床伸展ベッド
重錘にて牽引

Le Fort Ⅱ型骨折（上顎錐形骨折）pyramidal fracture of the maxilla（Le Fort Ⅱ）

定　義：鼻骨－上顎骨前頭突起－涙骨－篩骨－眼窩底－上顎骨頬骨縫合部－翼口蓋窩－翼状突起に達する骨折

症　状：一時的意識喪失，眼窩周囲皮下出血，鼻出血，顔面腫脹，眼窩下部に段差，複視，上唇知覚異常，咬合不全，上顎歯列一塊として動く

エックス線写真：Waters法，後頭－前頭方向，側方向，CT追加

治　療：Le Fort Ⅰ型の治療に準ずる（非観血的整復法，観血的整復法）

備　考：Le Fort Ⅲ型骨折との鑑別；顔面骨頭蓋底分離，脳外科処置終了後の処置（陳旧例）
縦骨折との合併；Le Fort Ⅰ，Ⅱ骨折に伴い矢状方向に骨折，口蓋骨骨折，口蓋粘膜裂傷

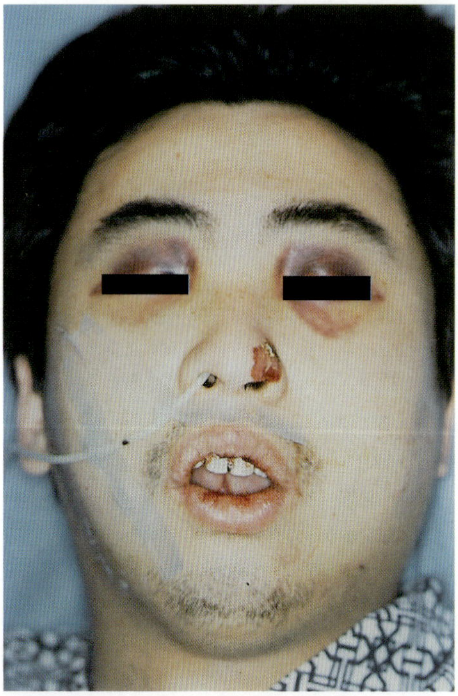

上下顎骨折
顔面・顎下部の腫脹，眼瞼・眼球結膜出血斑，上唇知覚異常

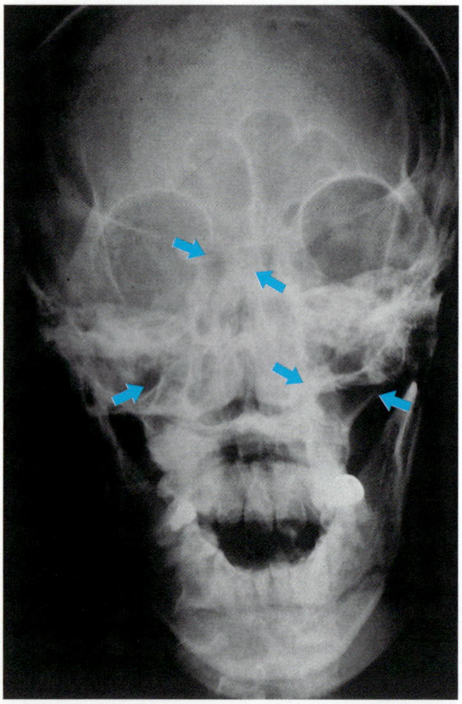

Le Fort Ⅱ型骨折の後頭－前頭方向エックス線像
骨折線（⬆），鼻骨・涙骨から翼状突起にかかる錐形骨折

頬骨弓骨折 fracture of the zygomatic arch

症　状：頬骨弓部の腫脹，圧痛，陥凹，開口障害

エックス線写真：Waters法，頬骨軸位，CT追加

治　療：「く」の字に陥没した頬骨弓を起骨子，金属線で持ち上げて整復し，囲繞結紮法によりレジン板に固定。側頭耳前切開により，骨折部を明示し，プレート固定

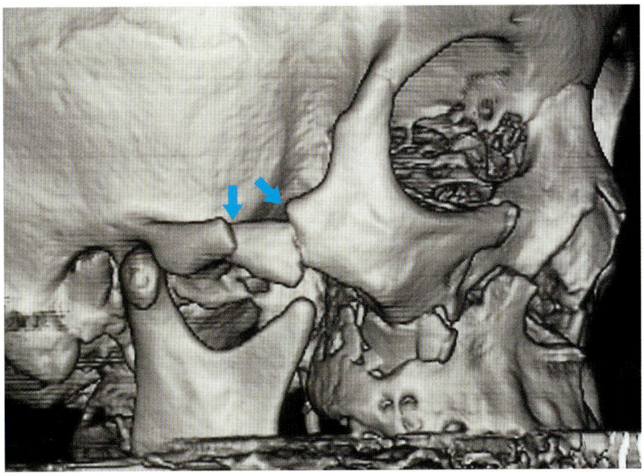

三次元CT像
頬骨弓は2か所で骨折（⬇），他に頬骨骨折，上顎骨骨折

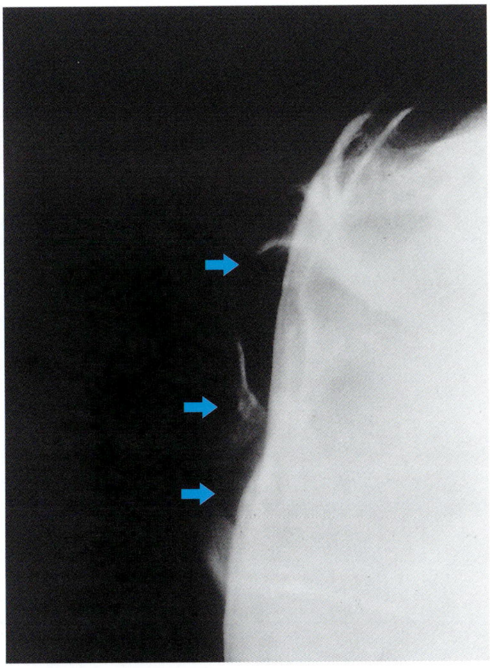

頬骨弓陥没骨折の軸位エックス線像
骨折線（➡），3か所で骨折，「く」の字に陥没

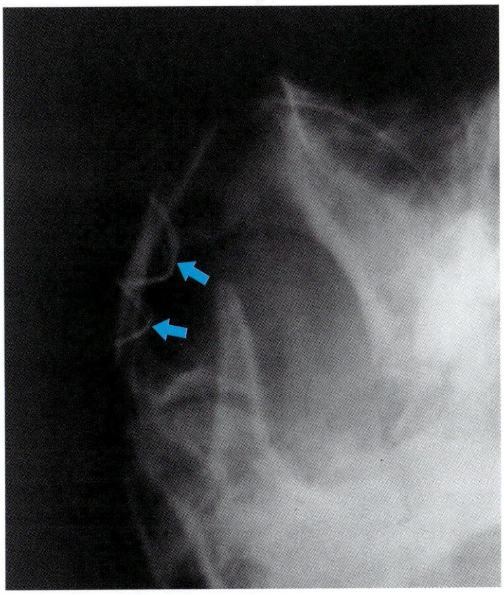

エックス線像（整復後）
陥没骨折整復後，レジン板を固定源とする囲繞結紮（⬆）

頬骨上顎骨骨折 fracture of the zygoma（malar bone）

症　状：頬骨眼瞼部の腫脹・圧痛，頬骨部の陥凹，眼窩下部の段差，複視，上唇知覚異常，眼球結膜下出血，眼瞼皮下出血，鼻出血，開口障害

エックス線写真：Waters法，パノラマ，CT追加。頬骨前頭骨縫合部開大，上顎骨眼窩面，頬骨弓，上顎骨前壁に骨折線

治　療：観血的整復法；骨縫合，ミニプレート固定

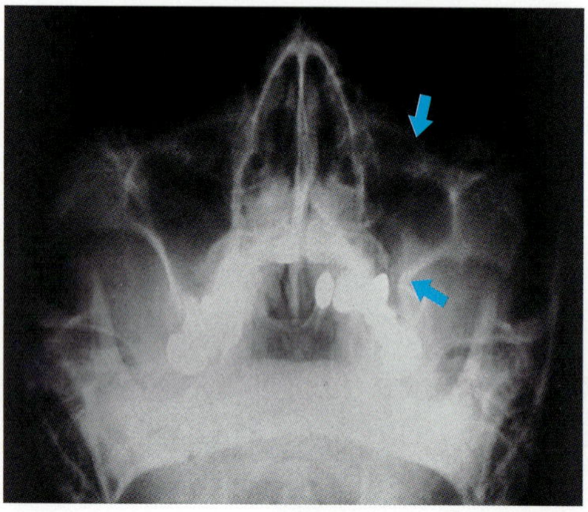

左頬骨上顎骨骨折
骨折線（⬅），頬骨部陥凹，眼窩下縁の段差，上唇知覚異常

吹き抜け骨折 blow-out fracture

病　態：眼球前方から力が加えられると眼窩は円錐形のため眼窩底が破裂し，眼窩内容が上顎洞内に落ち込み，外眼筋，眼窩下神経損傷

症　状：複視，眼球陥没による眼球運動障害，上唇知覚異常

検　査：CT

治　療：上顎洞部より逸脱した眼窩内脂肪を眼窩内に戻し，眼窩底に膜状物を挿入する

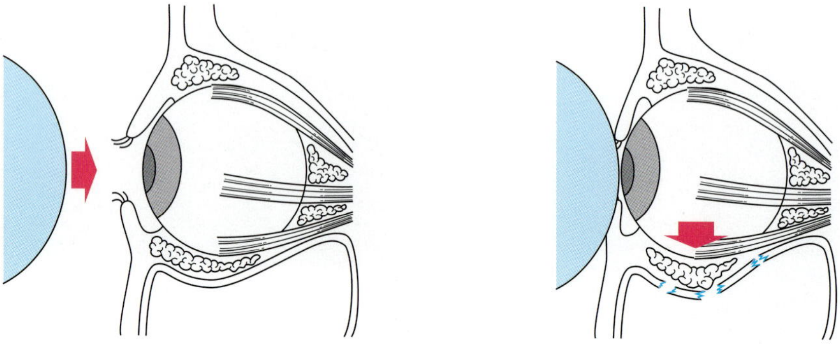

<吹き抜け骨折　blow-out fracture>

急性歯槽骨炎 acute alveolar osteitis（alveolar abscess）

原 因：慢性根尖性・辺縁性歯周炎，歯槽部に急性炎波及，口腔常在菌が起炎菌

症 状：発熱，倦怠感などの全身症状は少ない

原因歯周囲の歯肉の発赤，腫脹，疼痛，波動（膿瘍形成）

原因歯に打診痛，動揺

顎下リンパ節に圧痛

エックス線写真：口内法（原因歯）

臨床細菌検査：塗抹染色標本検査，培養検査，抗菌薬感受性検査

治 療：抗菌薬投与，歯槽膿瘍切開，盲嚢洗浄または根管開放

消炎後に原因歯の処置

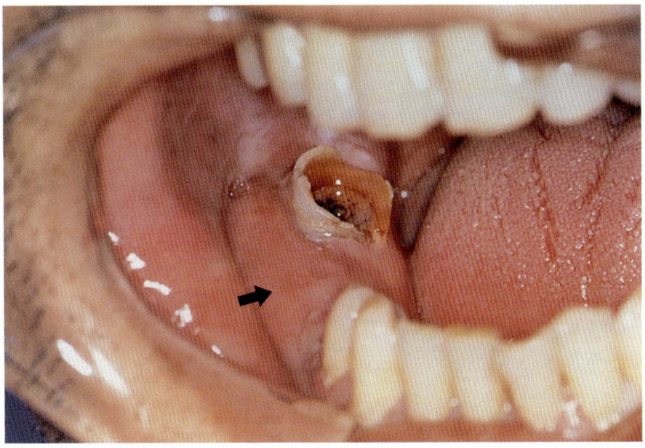

急性歯槽骨炎
患部歯槽粘膜の発赤，腫脹，波動を認める（➡）

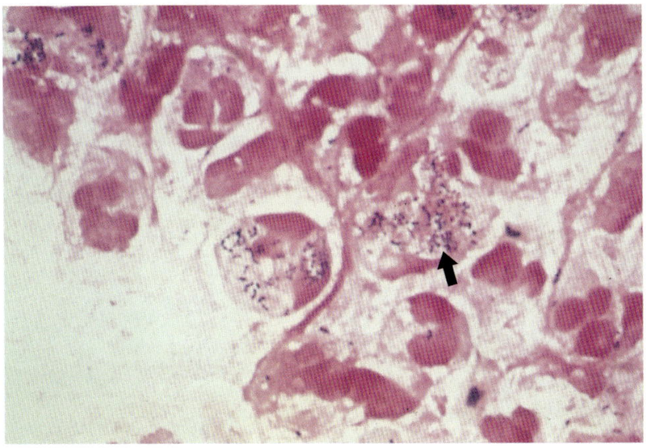

膿の塗抹標本（グラム染色）
グラム陽性球菌を貪食し，破壊した好中球（⬆）を認める

急性智歯周囲炎 acute pericoronitis of the wisdom tooth

原　因：智歯の埋伏，未萌出，歯冠周囲のポケット形成，持続する慢性炎から急性化，口腔常在菌が起炎菌

症　状：発熱，倦怠感などの全身症状は少ない
開口障害，嚥下障害，智歯周囲粘膜の発赤・腫脹・圧痛・波動，顎下リンパ節に圧痛

エックス線写真：口内法（埋伏智歯）

治　療：抗菌薬投与，膿瘍形成があれば，切開，歯周ポケットの洗浄，歯肉弁切除術，消炎後に埋伏智歯の抜歯

＜歯性感染症の起炎菌＞

	好気性	嫌気性
グラム陽性球菌	*Streptococcus* *S. anginosus* (*S. intermedius*) (*S. constellatus*) *S. mitis* (*S. sanguinis*) *Gemella* *G. morbillorum* (*Staphylococcus*) (*S. epidermidis*) (*S. aureus*)	(*Peptostreptococcus*) *Finegoldia magna* *Parvimonas micros*
グラム陽性桿菌	*Corynebacterium*	*Actinomyces* *Eubacterium*
グラム陰性球菌	*Neisseria* *Eikenella*	*Veillonella* *Dialister* *Moraxella*
グラム陰性桿菌	(*Enterobacter cloacae*)	*Prevotella* *Fusobacterium* *Porphyromonas* *Bacteroides*

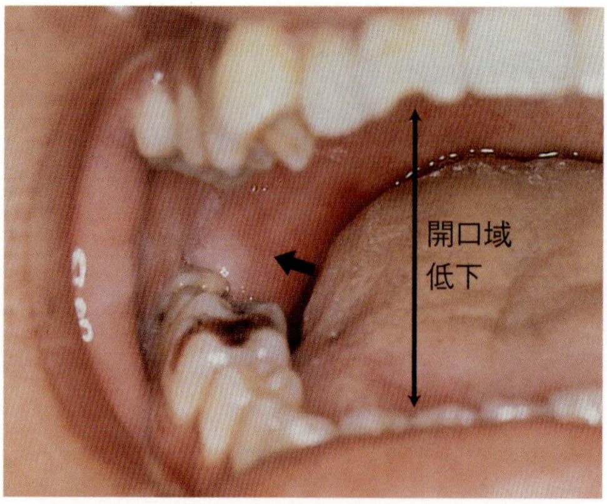

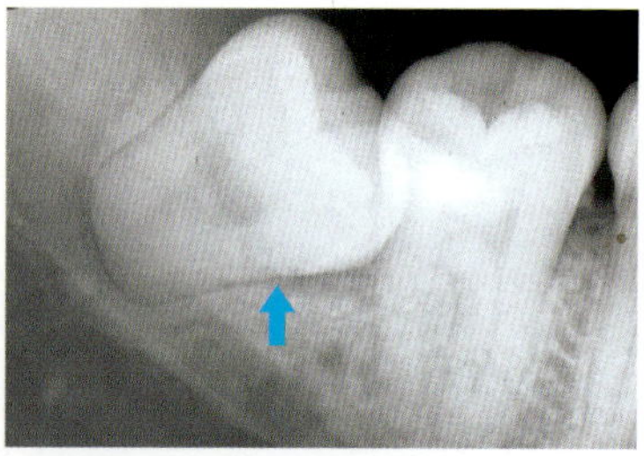

口内法エックス線写真
下顎右側智歯の埋伏（⬆）を認める

急性智歯周囲炎の口腔内所見　半埋伏智歯周囲粘膜の発赤，腫脹，嚥下痛，開口障害を認める（⬅）

急性下顎骨骨膜炎 acute periostitis of the mandible

原　因：根尖性歯周炎，辺縁性歯周炎より下顎骨膜周囲に炎症拡大，口腔常在菌が原因菌

症　状：発熱（弛張熱），倦怠感，食欲不振
角部・顎下部の腫脹・発赤・疼痛，開口障害，嚥下障害
骨膜下，顎下隙に膿瘍形成
原因歯の打診痛・咬合痛・動揺，原因歯周囲歯肉の発赤・腫脹・圧痛

エックス線写真：口内法（原因歯）

臨床検査：血液一般，血清生化学，尿検

臨床細菌検査：塗抹，培養，感受性

治　療：安静，栄養補給，抗菌薬投与，切開排膿（骨膜下，顎下部），冷湿布，消炎後に原因歯の処置

鑑　別：急性下顎骨骨髄炎，口底炎，非典型的放線菌症

備　考：急性下顎骨骨膜炎を急性下顎骨周囲炎ともいう。
急性下顎骨骨膜炎と急性下顎骨骨髄炎の両者の所見のあるものを急性下顎骨炎ともいう

<口腔外切開部>

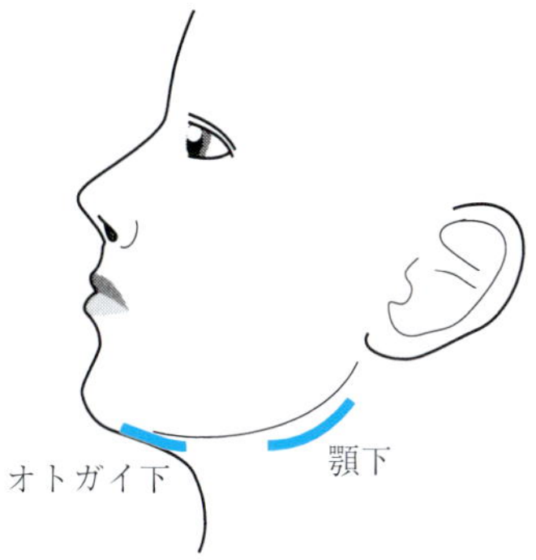

<口腔内切開部>

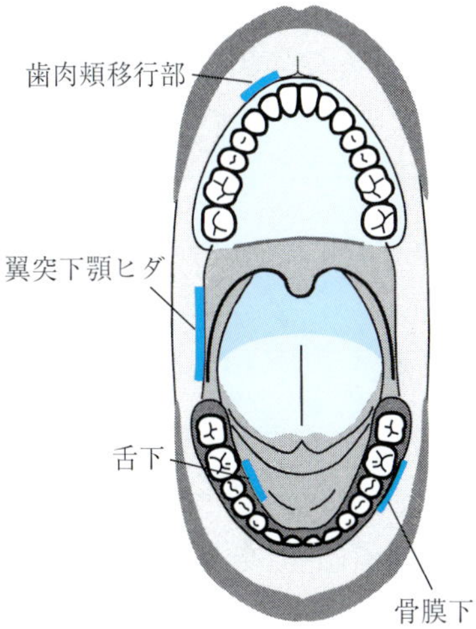

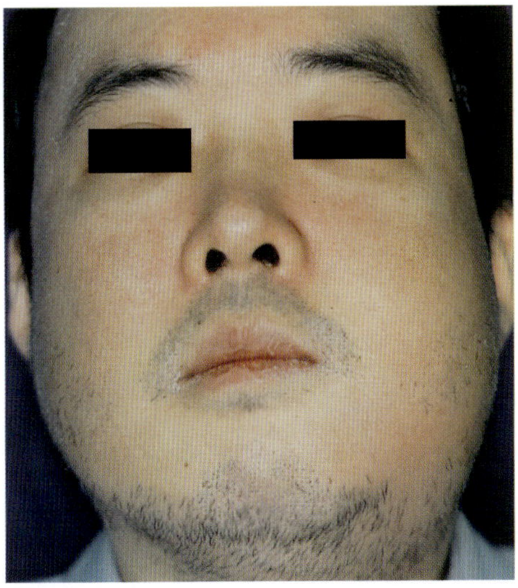

左下顎骨骨膜炎
左耳下腺咬筋部から顎下部にかけてびまん性腫脹，開口障害を認める

急性下顎骨骨髄炎 acute osteomyelitis of the mandible

原　因：智歯周囲炎，根尖性・辺縁性歯周炎より骨髄内に細菌が侵入増殖，口腔常在菌，まれに血行感染もある

症　状：発熱（弛張熱），倦怠感，食欲不振，憔悴
拍動性疼痛，Vincent症候（下唇の知覚異常），弓倉の症状（罹患範囲の歯牙の打診痛）
顎下リンパ節の腫脹・圧痛，初期には下顎周囲の腫脹はない

画像検査：パノラマ（初期には変化なし），MRI（病変部の骨髄抑制像），晩期には^{99m}Tc骨シンチグラフィ（集積像）

臨床検査：血液一般，血清生化学，尿検

治　療：安静，栄養補給，抗菌薬（注射剤）投与，骨髄穿孔術（骨髄より排膿，減圧）
晩期；皮質除去術（壊死骨，肉芽組織を掻爬），腐骨除去術，抗菌薬

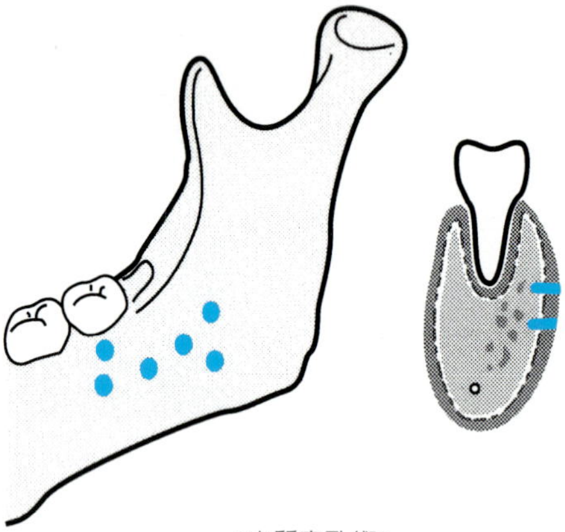

<皮質穿孔術>

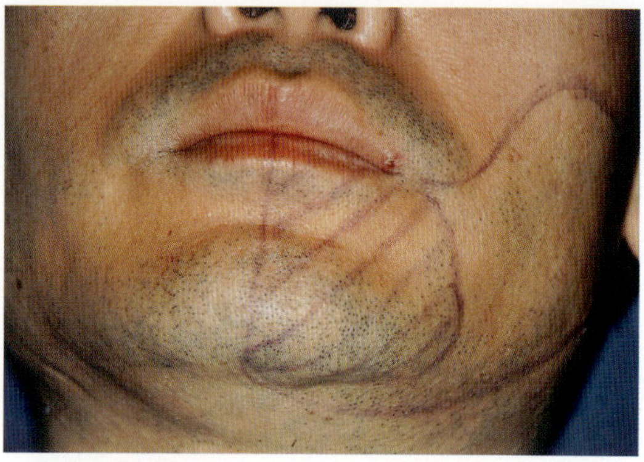

左下顎骨骨髄炎
左下顎の激痛と⌈4567の打診痛，左下唇の知覚異常（斜線部）を認める。開口障害（－），左下顎の腫脹（－）

<弛張熱>

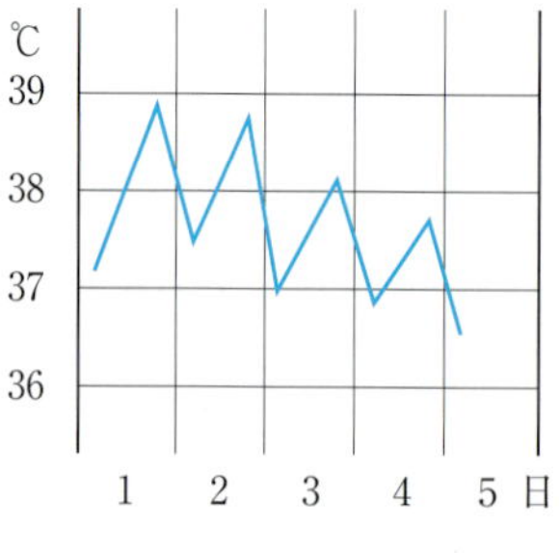

日差が1℃以上になるもの
化膿性炎の特徴的熱型

<稽留熱>

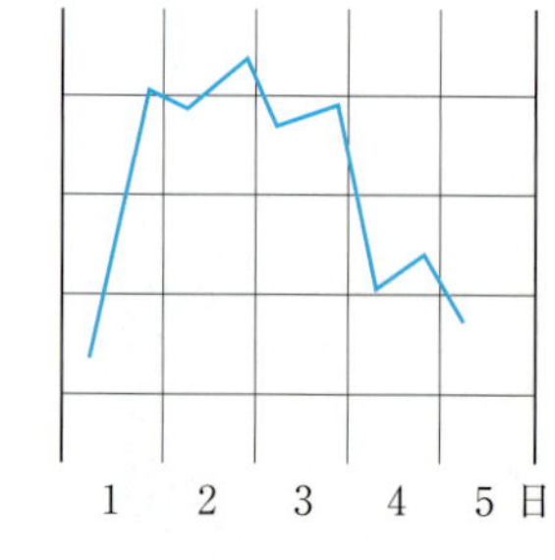

日差が1℃以内で，高熱が続くもの
大葉性肺炎など

急性歯性扁桃周囲炎 acute odontogenic peritonsillitis (parapharyngeal abscess)

原　因：智歯周囲炎の後方拡大，翼突下顎隙，側咽頭隙の化膿，口腔常在菌

症　状：発熱（弛張熱），食欲不振，倦怠感
開口障害，嚥下障害，嚥下痛
翼突下顎ヒダ，口蓋扁桃前部，前口蓋弓部の発赤・腫脹・圧痛・波動，口蓋垂の健側偏位

画像検査：パノラマ（原因歯），MRI（炎症部位）

臨床検査：血液一般，血清生化学，尿検

臨床細菌検査：塗抹，培養，感受性

治　療：安静，栄養補給，抗菌薬の投与，翼突下顎ヒダ部切開排膿

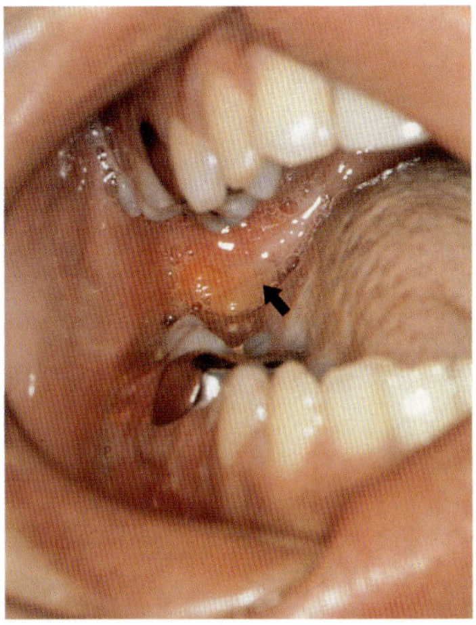

右歯性扁桃周囲炎の口腔内所見
翼突下顎ヒダ部の腫脹（↑），波動，開口障害，嚥下痛を認める

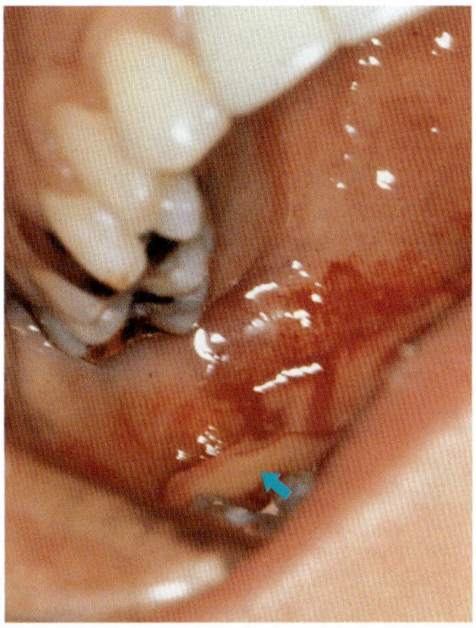

口腔内所見（切開排膿）
翼突下顎ヒダ部の切開ならびに鈍的膿瘍腔の開放による排膿を認める（↑）

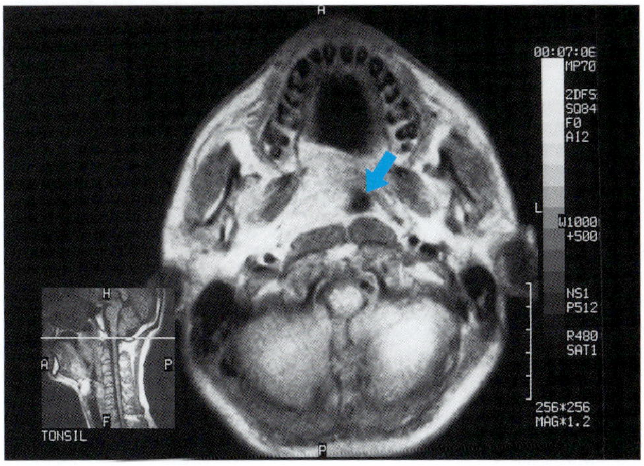

歯性扁桃周囲炎のMRI画像
側咽頭隙腫脹による気道狭窄（↓）

口底蜂窩織炎（口底炎） submandibular cellulitis (Ludwig's angina)

原　因：智歯周囲炎などの歯性感染症の波及，唾石症の二次感染，口腔常在菌

症　状：発熱（弛張熱），倦怠感，食欲不振
両側顎下部の腫脹・発赤・硬結・波動・圧痛，オトガイ下部の腫脹（二重オトガイ），両側舌下部の腫脹，舌挙上（二重舌）
開口障害，嚥下障害，流涎，言語障害

画像検査：パノラマ（原因歯），CT（気道狭窄），MRI（炎症部位）

臨床検査：血液一般，血清生化学，尿検

臨床細菌検査：塗抹，培養，感受性

治　療：安静，栄養補給，抗菌薬（注射剤）投与，切開排膿（オトガイ下部，顎下部，舌下部），湿布（罨法）

備　考：重症型の口底炎をLudwigの口峡炎（Ludwig's angina）という
仰臥位で呼吸困難を認める
気道確保（気管切開）

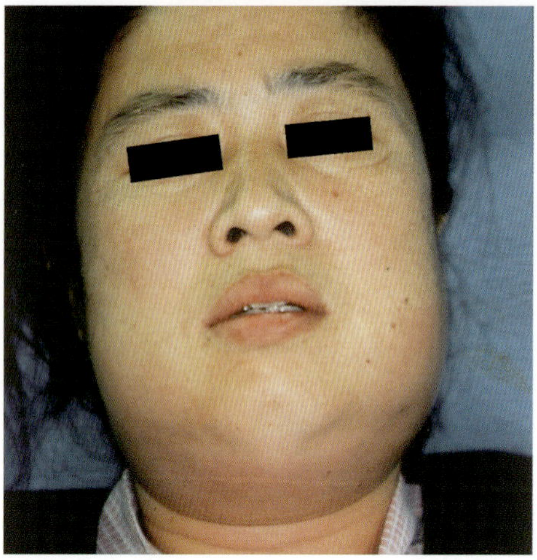

口底炎の顔貌所見
左右顎下部，オトガイ下部の腫脹・発赤，開口障害，嚥下痛を認める

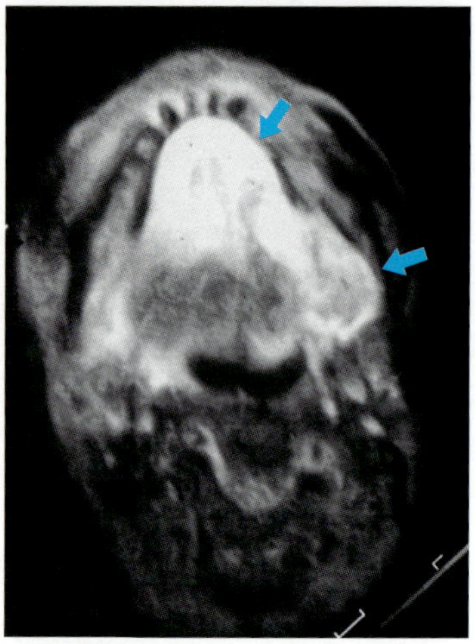

MRI脂肪抑制像
口底，顎下に高信号（↑）を認める

化膿性リンパ節炎 suppurative lymphadenitis

原　因：慢性根尖性歯周炎，辺縁性歯周炎より細菌がリンパ節に侵入，増殖。口腔常在菌

全身症状：少ない

局所症状：顎下リンパ節腫脹，硬結，圧痛，波動（リンパ節内の膿瘍形成）

原因歯の打診痛，動揺

エックス線写真：原因歯に根尖病巣または辺縁性骨吸収

治　療：抗菌薬。切開排膿。消炎後に原因歯の治療または抜歯

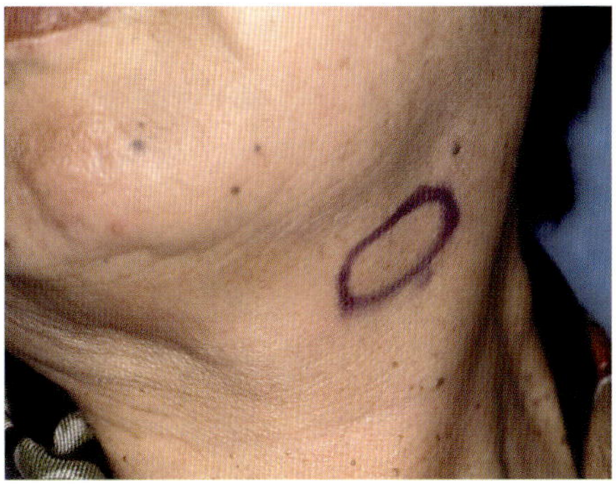

左側顎下リンパ節炎
左側顎下リンパ節の腫大と圧痛を認める

急性上顎骨骨膜炎（頬部蜂窩織炎）infraorbital cellulitis

原　因：慢性根尖性・辺縁性歯周炎，上顎骨前壁骨膜部に炎症の波及，口腔常在菌

症　状：発熱（弛張熱），倦怠感，食欲不振

頬部，眼瞼の腫脹・発赤・疼痛，歯肉頬移行部の波動

原因歯の打診痛・咬合痛・動揺，原因歯部歯肉の発赤・腫脹

エックス線写真：パノラマ（原因歯），Waters法（洞炎との鑑別）

臨床検査：血液一般，血清生化学，尿検

臨床細菌検査：塗抹，培養，感受性

治　療：安静，栄養補給，抗菌薬の投与，切開排膿（歯肉頬移行部），湿布（冷罨法），消炎後に歯牙の処置

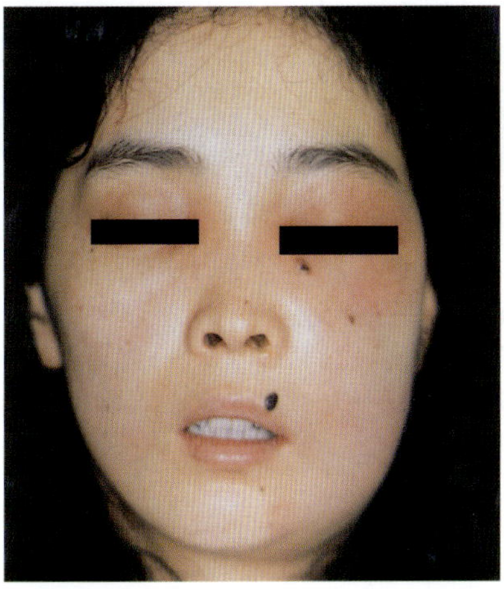

急性左上顎骨骨膜炎の顔貌所見
眼瞼に及ぶ左頬部の腫脹を認める

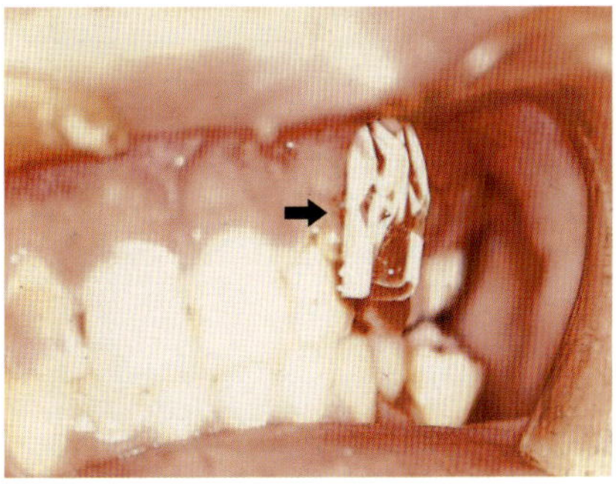

左側上顎骨骨膜炎の口腔内（ドレナージ）
骨膜下膿瘍を切開し，ドレナージを行ったところ。ゴムドレーンに膿が付着している（➡）

歯性上顎洞炎 odontogenic maxillary sinusitis

原　因：上顎大臼歯（特に第一大臼歯），根尖性歯周炎，抜歯後感染，歯根迷入，口腔常在菌

臨床所見：成人

症　状：発熱，倦怠感，憔悴感，片側洞部の激痛，原因歯の打診痛

＜発病2～3日後に周囲に症状＞

頬部；腫脹，圧痛

眼部；流涙，眼痛，羞明

鼻部；後鼻漏，下鼻甲介の発赤，腫脹，鼻閉，嗅覚減退

画像検査：Waters法；後頭前頭像で上顎洞の不透過像（自然孔閉鎖，洞粘膜肥厚，洞内膿貯留），または液面形成像（自然孔下部に膿の貯留），パノラマ（原因歯），CT像

臨床検査：血液一般，血清生化学，尿検

臨床細菌検査：塗抹，培養，感受性

治　療：急性期；安静，栄養補給，抗菌薬（ABPCエステル薬，セフェム系エステル薬），洞穿孔－排膿，洞洗浄

慢性期；抗菌薬（ロキシスロマイシン，クラリスロマイシン），保存療法で改善されないとき（3か月後）は上顎洞根治術（Caldwell‐Luc法）を行う

鑑　別：術後性上顎嚢胞，上顎洞癌

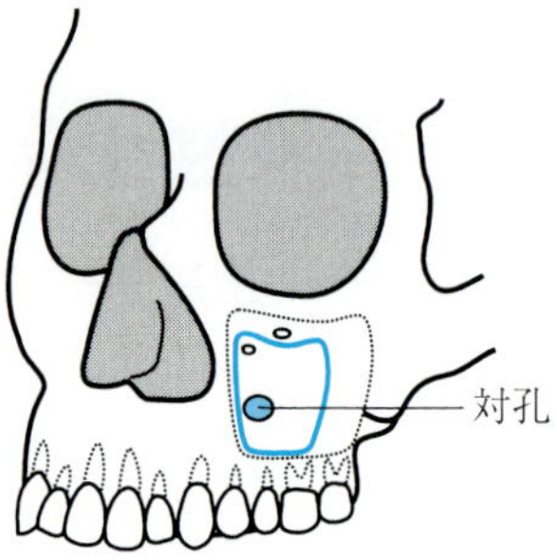

＜Caldwell‐Luc法＞
下鼻道に対孔形成

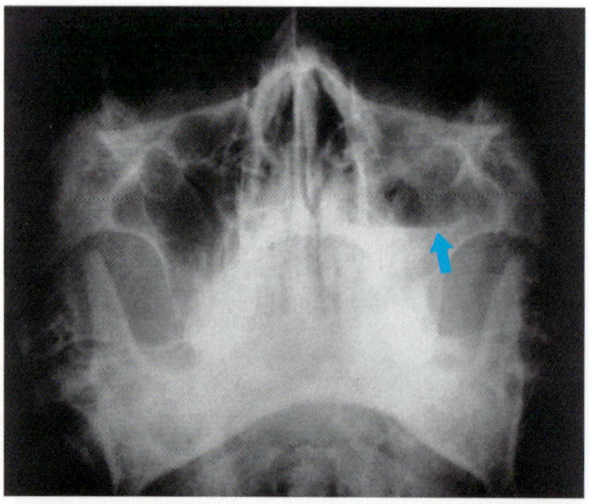

左歯性上顎洞炎
左上顎洞内に液面形成像，“膿の貯留”（⬆）を認める

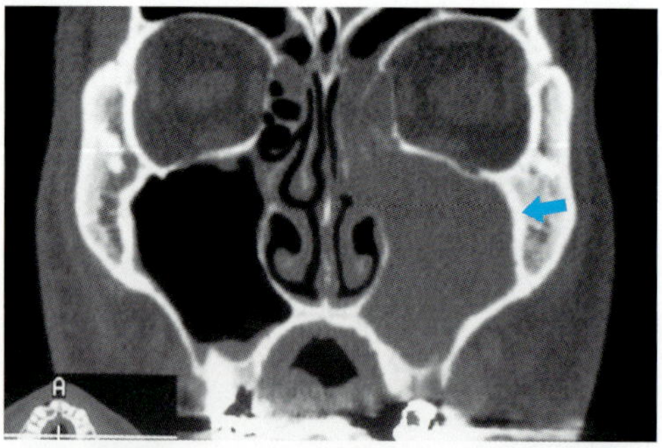

歯性上顎洞炎
冠状断CTで，左側上顎洞から篩骨洞（⬅）に及ぶ均一な不透過性の亢進を認める

慢性下顎骨骨髄炎 chronic osteomyelitis of the mandible

成　因：急性炎より移行，慢性化

症　状：皮膚，粘膜の発赤・圧痛・腫脹，瘻孔形成，排膿

画像検査：パノラマ，後頭前頭像で虫喰い像，腐骨分離像
^{99m}Tc骨シンチで病変部に集積像，CTで骨破壊像

組織所見：骨壊死部と肉芽組織，線維組織の増殖

治　療：腐骨除去，病変部掻爬，病変部切除，抗菌薬

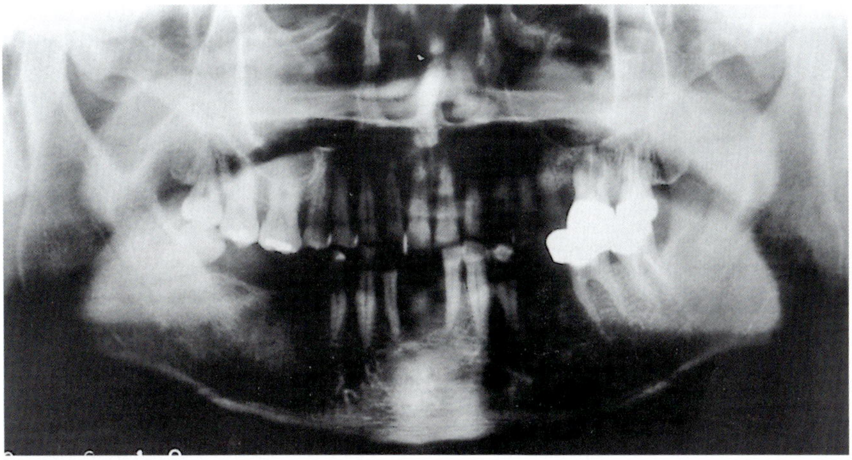

左慢性下顎骨骨髄炎のパノラマエックス線像
$\overline{1|1}$部の粘膜の腫脹，わずかな発赤，瘻孔形成，臼歯部の鈍痛

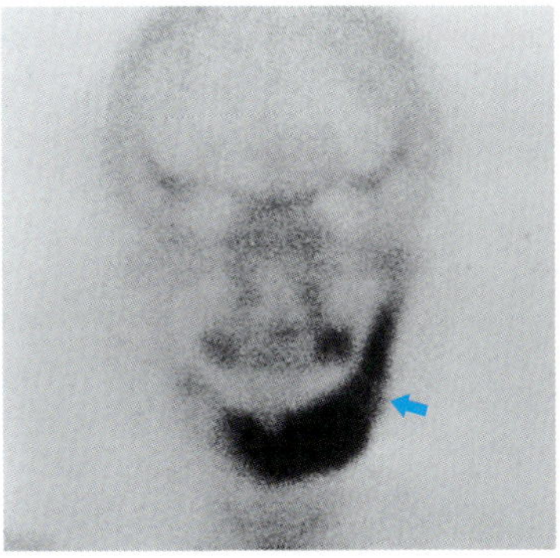

骨シンチグラム（上図と同一症例）
下顎前歯より枝部に至る集積像を認める（↑）（病変範囲の確定に有用）

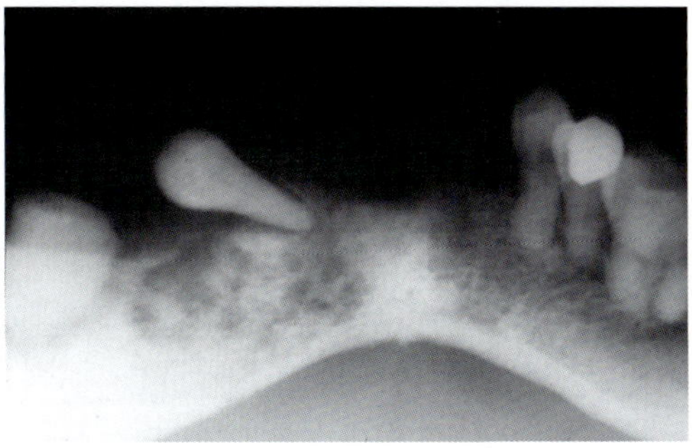

エックス線像
傾斜した小臼歯下方に虫喰い像

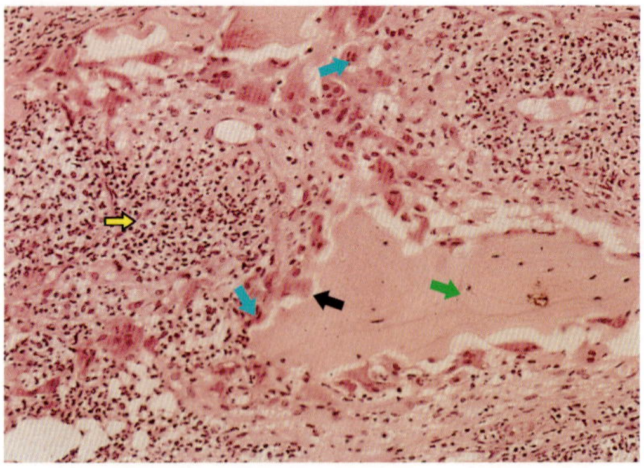

急性期
骨髄には多数の炎症性細胞浸潤を認め，残存骨梁は多数の破骨細胞より窩状吸収を受けている（⇨：好中球，⬆：破骨細胞，⬆：吸収窩，➡：残存骨）

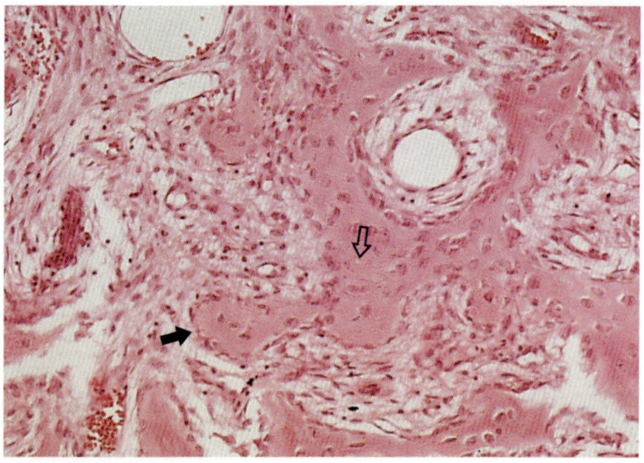

慢性期（線維骨増生期）
炎症性細胞が減少し，線維骨の増生を認める。線維骨周囲に数珠玉状の骨芽細胞を認める（⬆：骨芽細胞，⇧：線維骨）

腐骨（慢性骨炎） sequestrum in osteomyelitis

成　因：急性炎により骨壊死，肉芽組織により分離

症　状：皮膚，粘膜の発赤・圧痛・瘻孔形成，排膿

診　査：瘻孔からゾンデ（消息子）を挿入すると粗糙な骨面に触れる

エックス線写真：分離した不透過像（腐骨）を囲む透過像（肉芽組織），それらを囲む不透過像（反応性骨増殖；骨柩）

組織所見：腐骨は層板骨よりなり，骨細胞消失による骨壊死像を示す。壊死骨周囲に骨吸収窩や細菌の付着を認める

治　療：腐骨除去と周囲の肉芽組織除去

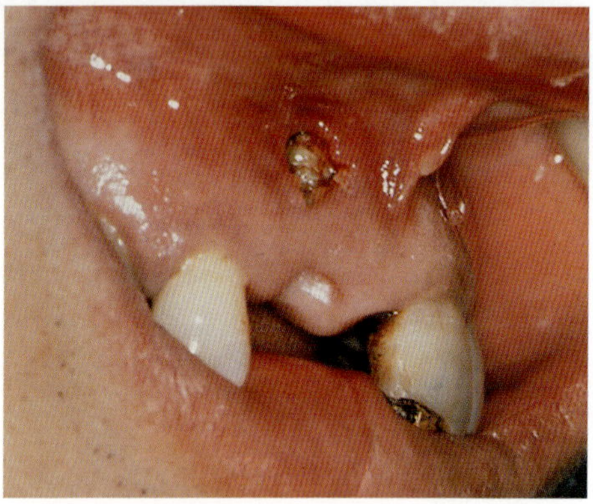

歯槽突起部腐骨
唇側粘膜は欠損し，粗糙な骨面を認める

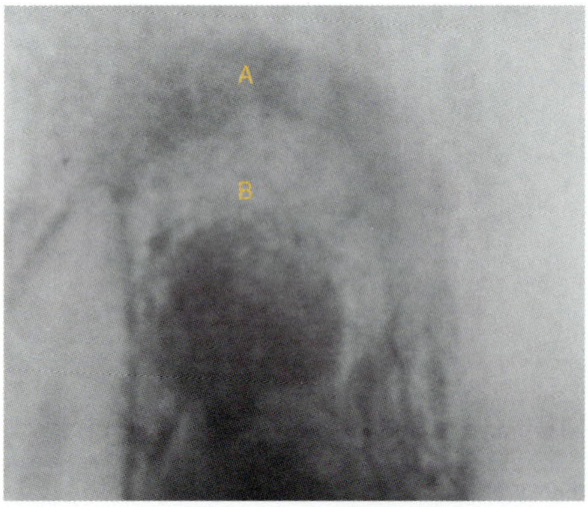

腐骨像
分離した腐骨像を認める（A：透過像＝肉芽組織，B：不透過像＝腐骨）

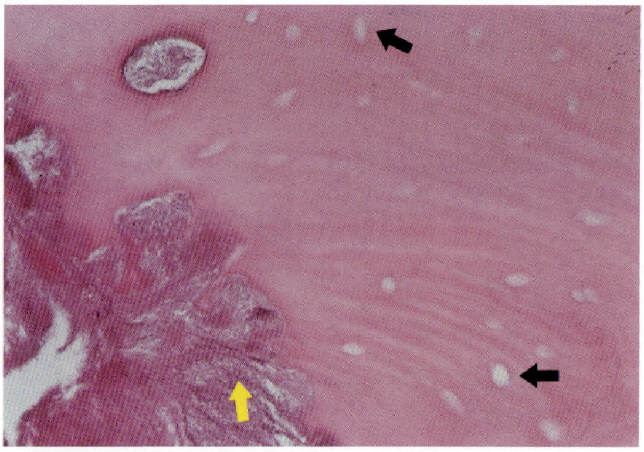

組織像
骨細胞の消失（⬆），細菌塊の付着（⇧）

歯　瘻 odontogenic fistula（skin fistula from tooth infection）

原　因：根尖性歯周炎よりの排膿路の形成

分　類：外歯瘻；頬部，オトガイ部，内眼角部
内歯瘻；歯肉，歯槽粘膜

症　状：肉芽様小膨隆，瘻孔形成，圧痛，発赤，ときに膿瘍形成

エックス線写真：口内法（原因歯），ゾンデを瘻孔より挿入した口内法（原因歯）

治　療：抜歯，根管治療，歯の処置後に瘻孔が消失しないときは瘻孔瘻管の切除

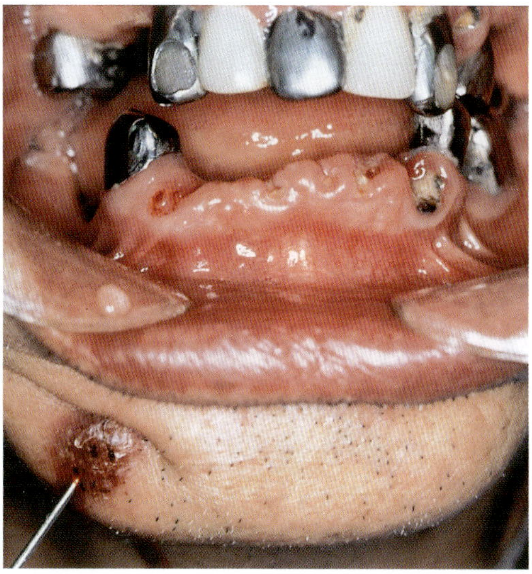

外歯瘻
外歯瘻よりゾンデを挿入すると，原因歯根尖相当部に達する

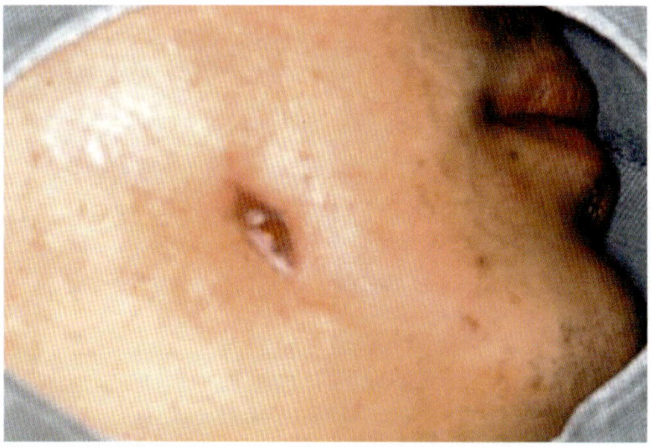

外歯瘻の原因歯を抜歯後に瘻孔が残存
右側頬部に肉芽様病変（瘻孔）を認める

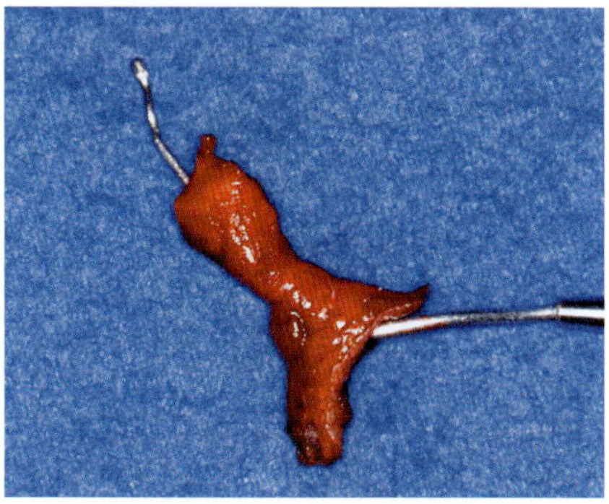

外歯瘻切除時
瘻は管状であることをゾンデによって示す

慢性硬化性骨髄炎 chronic sclerosing osteomyelitis of the mandible

成　因：原因不明，下顎骨の広い範囲に硬化性の変化

症　状：骨膨隆，無症状，ときに急性化（腫脹，疼痛）

画像検査：パノラマ，後頭前頭方向像で不透過像の中に透過像が虫喰い状，まだら状に混在，まだら模様は経時的に変化
　^{99m}Tc骨シンチグラムで病変部集積像

組織所見：骨硬化像，骨髄腔狭窄，線維化，リンパ球散在

治　療：急性期；抗菌薬（＋合成系抗炎症薬）
　慢性期；皮質骨除去術，皿状形成法

鑑　別：下顎骨線維性異形成症，Garré骨髄炎

備　考：SAPHO症候群の分症としての考え方

＜SAPHO症候群＞

（synovitis, acne, pustulosis, hyperostosis, osteitis syndrome：滑膜炎，痤瘡，膿疱症，過骨症，骨炎症候群）

同義語：慢性反復性多骨性骨髄炎

病　因：不明。免疫異常，*Propionibacterium acnes* による弱毒菌感染症，病巣感染

臨床像：皮膚疾患；掌蹠膿疱症，痤瘡，尋常性乾癬
　骨関節病変：前胸部炎，仙腸関節炎，脊椎炎，下顎骨炎
　　均一な骨硬化を伴う骨肥厚を示し，しばしば透過像を伴う
　　骨関節病変は増悪と寛解を繰り返す

治　療：骨関節病変に対し，NSAIDs
　骨関節病変の長期経過は良好

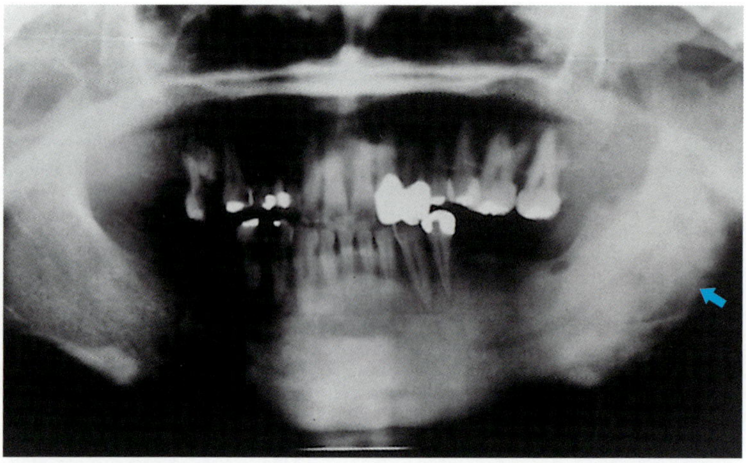

左びまん性硬化性下顎骨骨髄炎　⌈3より関節突起に及ぶ骨硬化像（⬆）

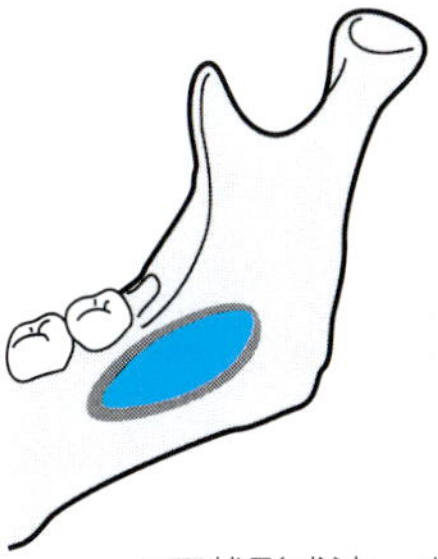

＜皿状形成法，皮質骨除去術＞

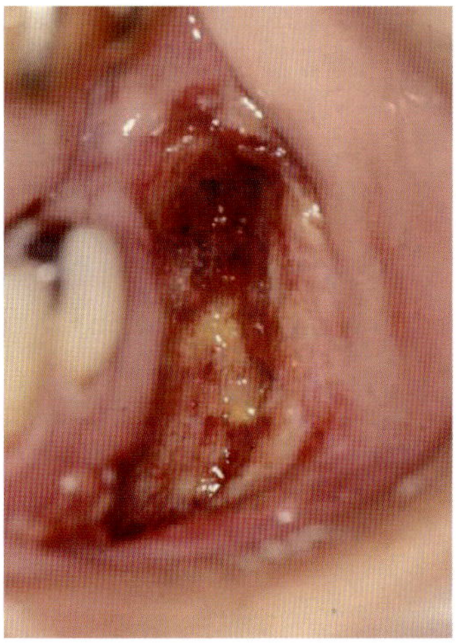

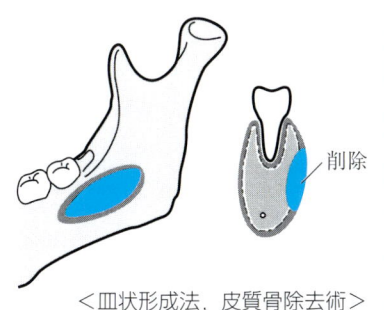

皿状形成法　底部に硬化した骨がみえる

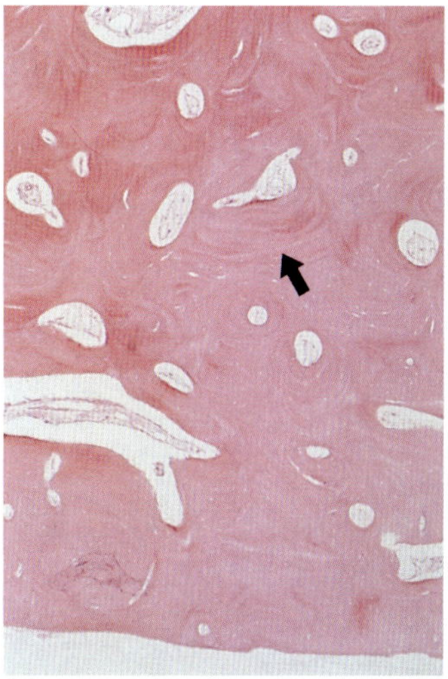

組織像　緻密な梁状の骨質の増殖を認め，骨髄腔は狭窄（⬆：層板骨の増殖）

Garrè 骨髄炎 Garrè's osteomyelitis

原　因：若年者の下顎第一大臼歯の根尖病巣に関連，下顎骨の骨膜性の骨増殖，抜歯後にも発生

症　状：下顎骨周囲の骨様硬の腫脹・圧痛

画像検査：パノラマ，後頭前頭方向像で層状の骨形成（玉ねぎ状），骨膜上に球状の骨形成

口内法（原因歯），CT 像で骨膜性骨増殖像，^{99m}Tc 骨シンチグラムで集積像

組織所見：線維，線維骨の増殖，炎症性細胞浸潤

治　療：抗菌薬の投与とともに原因的事項の処置（抜歯または根管治療），2～3か月で反応性の骨増殖は消失

鑑　別：骨肉腫，Ewing 肉腫，線維性異形成症，硬化性骨髄炎

（腫瘍性病変との鑑別で生検）

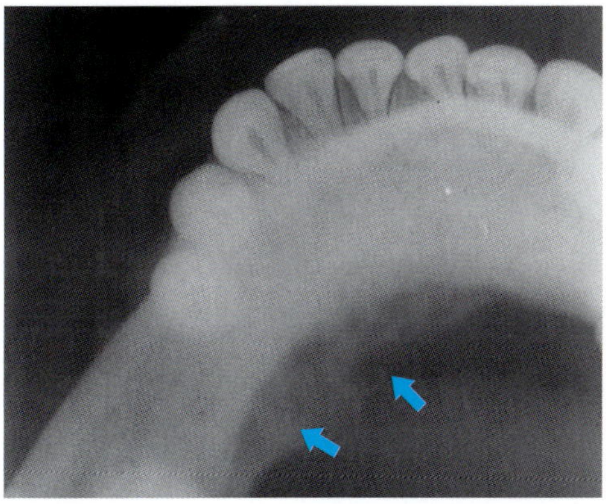

Garrè 骨髄炎　7～1部舌側に骨新生像を認める（⬆）

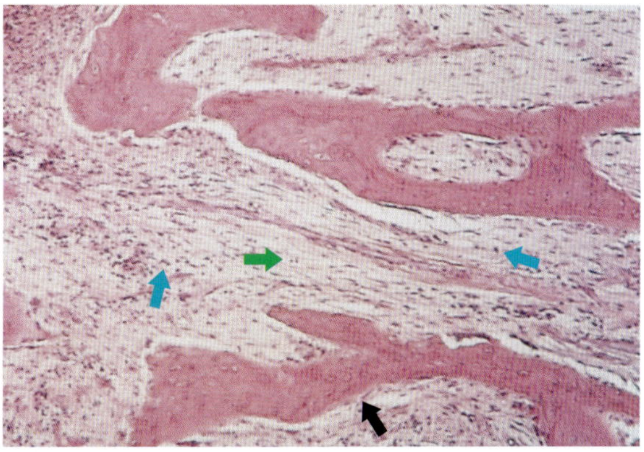

組織像　線維骨梁の新生（⬆）とその間に炎症性細胞浸潤（⬆）を伴う線維組織（➡）を認める

放射線性顎骨壊死（骨髄炎）osteoradionecrosis（radiation osteomyelitis）of the mandible

原　因：口腔癌，咽頭癌の放射線治療の既往歴，照射野の骨壊死

症　状：骨露出，瘻孔形成，圧痛，ときどき急性化（腫脹，疼痛）

画像検査：パノラマ，後頭前頭方向像で虫喰い状，腐骨分離像

CT像で骨破壊像，腐骨分離像

^{99m}Tc骨シンチグラムで集積像

組織所見：骨壊死像（骨細胞消失），骨吸収像（吸収窩）

肉芽組織（腐骨分離に伴う）増生

治　療：急性期；抗菌薬

慢性期；腐骨除去術，病変部切除術

備　考：口腔癌の再発の有無を調べるための組織検査が必要

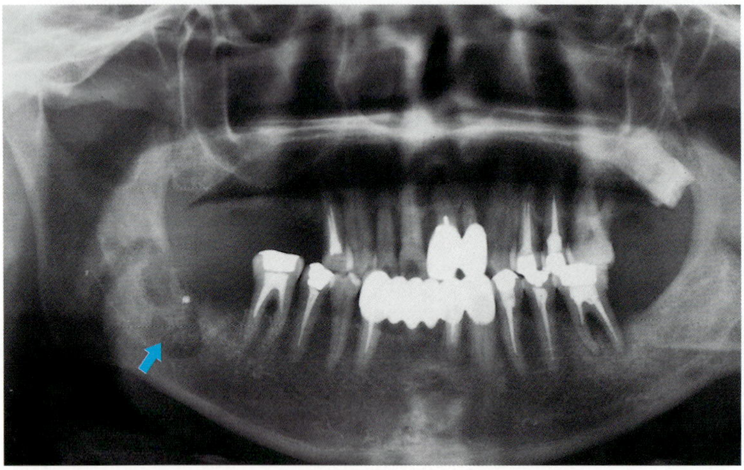

放射線性骨髄炎のパノラマエックス線像
右下顎智歯部虫喰い像（⬆）

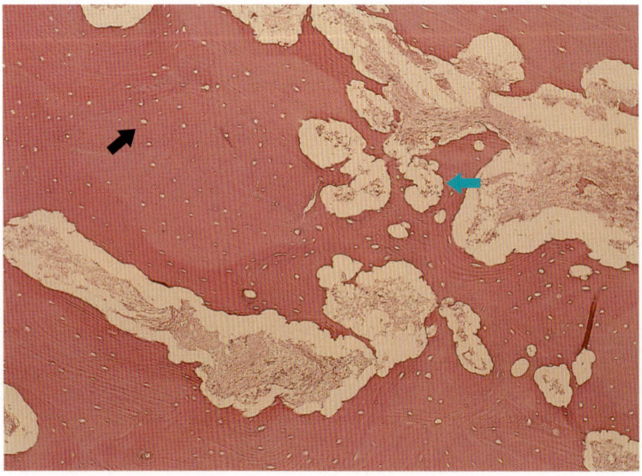

組織像
骨細胞消失（⬆），
不規則な吸収像（⬅）

ビスホスホネート関連顎骨壊死（骨髄炎）　Bisphosphonate related osteonecrosis (osteomyelitis) of the jaw＜BRONJ＞

別　名：ビスホスホネート薬以外の破骨細胞活性化阻害薬（デノスマブ）で顎骨壊死がみられることから，「薬剤関連顎骨壊死」または「薬剤関連顎骨骨髄炎」といわれる

原　因：ビスホスホネート薬の服用＋抜歯などの外科的侵襲

症　状：顎骨壊死；口腔内に骨露出のみ認められることがある（無症状で感染がない）
骨髄炎：瘻孔形成，排膿，膿瘍形成，圧痛，腫脹，疼痛

画像所見：腐骨分離像，虫喰い像

組織像：壊死骨

治　療：洗浄，腐骨除去術

備　考：抜歯，インプラント植立などの外科的処置は原則禁忌

＜薬剤関連顎骨壊死を起こす薬剤＞

薬　剤	ビスホスホネート薬	デノスマブ（抗RANKL抗体）
作　用	破骨細胞に取り込まれた後に破骨細胞の機能を阻害し骨吸収阻害	RANKLによる破骨細胞の活性化を阻害することにより骨吸収抑制
疾　患	乳癌や前立腺癌の骨転移，多発性骨髄腫，骨粗鬆症	固形癌の骨転移，多発性骨髄腫，骨粗鬆症
注射剤	注射剤は顎骨壊死の危険性が高い。悪性腫瘍に使用されることが多い	投与量により顎骨壊死の頻度に差がある。悪性腫瘍に使用されると顎骨壊死の頻度は高い
経口剤	経口剤は骨髄炎の発生頻度は低いが，ステロイド薬の併用など，または3年以上の服用で顎骨壊死の危険性が高くなる	

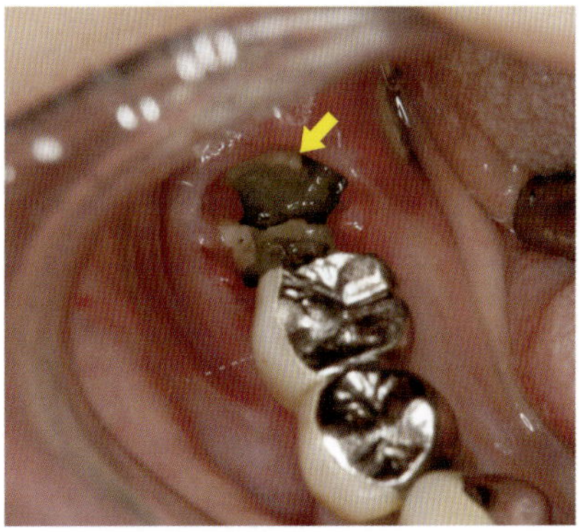

下顎右側臼歯部のビスホスホネート骨髄炎
下顎右側第一大臼歯の抜歯部の骨露出（⇦）。周囲歯肉の炎症症状は強くない

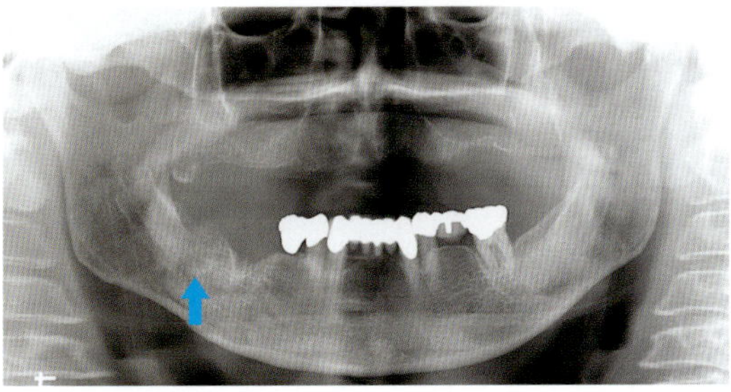

パノラマ像
下顎右側臼歯部に腐骨分離像（⇧）がみられる

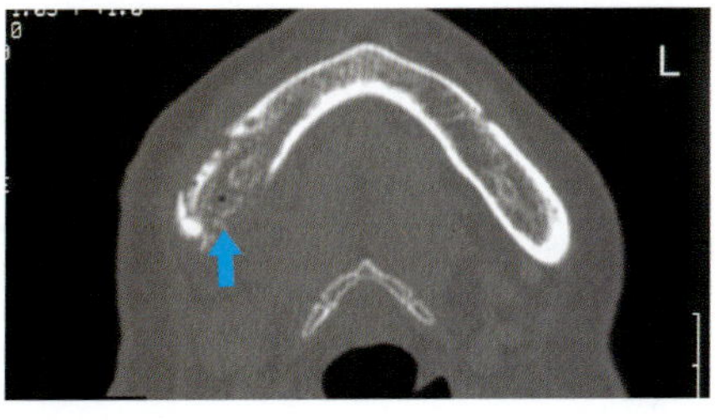

オトガイ孔レベルの水平断CT像
右側オトガイ孔後方に頬側骨の腐骨様像と舌側皮質骨の吸収像（⇧）を認める

放線菌症 cervicofacial actinomycosis

原　因：放線菌*Actinomyces israelii*（グラム陽性桿菌，偏性嫌気性菌），特異性炎，口腔常在菌の混合感染（真菌症ではない）

好発部位：顔面，頸部（特に顎角部），他臓器では，髄膜，肺，腸（少ない）

症　状：板状硬結，多発性皮下膿瘍，開口障害，リンパ節所見（－），亜急性炎
膿汁中に硫黄顆粒（菌塊；druse）

エックス線写真：パノラマ，口内法（原因歯）

臨床細菌検査：塗抹，培養，感受性

病理検査：菌塊，肉芽組織

組織所見：菌塊の中心は放線菌の集合体，その辺縁部にエオジン好性の棍棒体，さらにその外側に多数の好中球
組織内では膿瘍周囲に肉芽組織の増殖，その外側は線維化

治　療：ペニシリン系，セフェム系，マクロライド系抗菌薬6週間の投与，膿瘍切開，肉芽掻爬

鑑　別：下顎骨骨膜炎（非典型例）

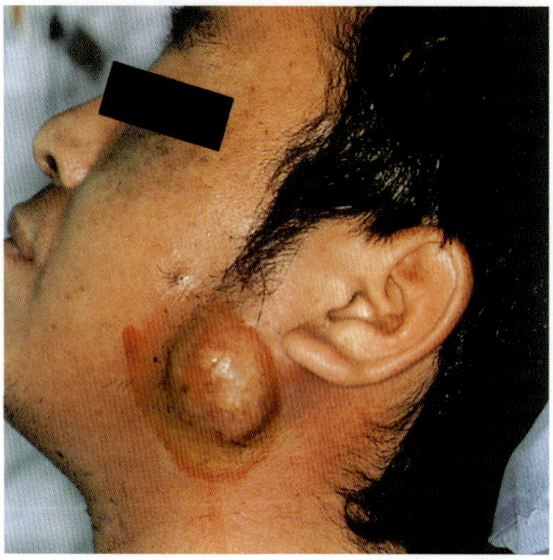

顔面放線菌症
角部に皮下膿瘍を認める

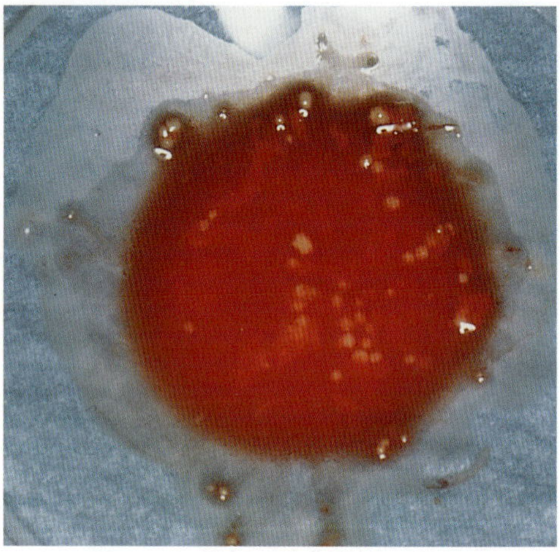

膿瘍内容
血性膿汁中に0.5～1mm大の硫黄顆粒（菌塊ドルーゼを認める）

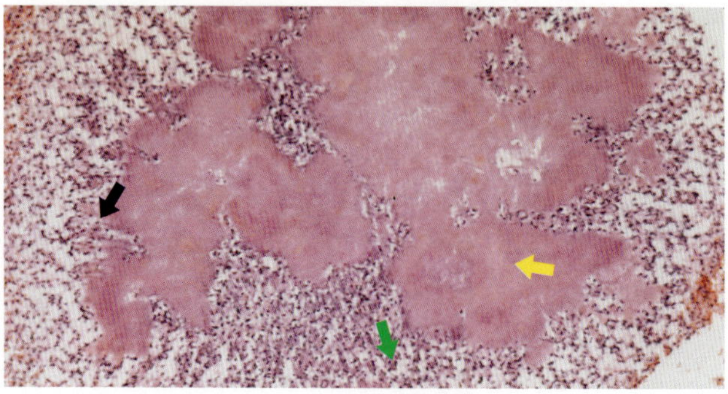

硫黄顆粒の組織像
均一無構造な放線菌の集合体周囲に多数の好中球を認め，その境界には棍棒体を認める（⬅：棍棒体，⇦：放線菌集合体，⬇：好中球）

結核性リンパ節炎 tuberculous lymphadenopathy

原　因：（人型）結核菌（抗酸菌）*Mycobacterium tuberculosis*（*hominis*），肺の結核病巣から二次感染

症　状：全身所見少ない
顎下リンパ節，上深頸リンパ節の腫大，下顎骨や皮膚と癒着しやすい
複数のリンパ節の癒着（腺塊），圧痛（＋），皮膚瘻孔（リンパ節乾酪変性－冷膿瘍形成－自潰）

エックス線写真：胸部（一次病変，既往で石灰化巣）

皮内反応：ツベルクリン反応（48時間後，発赤10mm以上，陽性）

喀痰塗抹：Ziehl-Neelsen染色；開放性結核

菌検査：ナイアシンテスト（培養時間がかかる；1～2か月），PCR遺伝子増幅法；3～4日で診断

病理検査：腫大リンパ節の摘出（生検）

組織所見：リンパ組織内に類上皮細胞とLanghans巨細胞よりなる結核結節を認め，中央部には乾酪壊死を認める

治　療：抗結核薬の投与（6か月～1年）
イソニアジド，リファンピシン，EB（エタンブトール），ストレプトマイシン，PZA（ピラジナミド），PAS（パラアミノサリチル酸）

鑑　別：悪性リンパ腫，梅毒，トキソプラズマ症，猫ひっかき病，伝染性単核症，エイズ

備　考：口腔粘膜結核症
舌；二次感染が多い。下掘潰瘍，潰瘍底は小顆粒状，疼痛
歯肉；一次感染が多い。豚脂様苔で覆われた潰瘍，易出血性

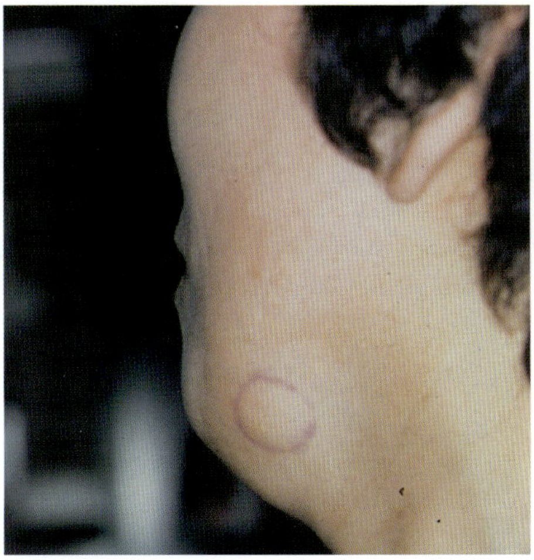

結核性リンパ節炎
下顎に癒着する腫瘤を認める

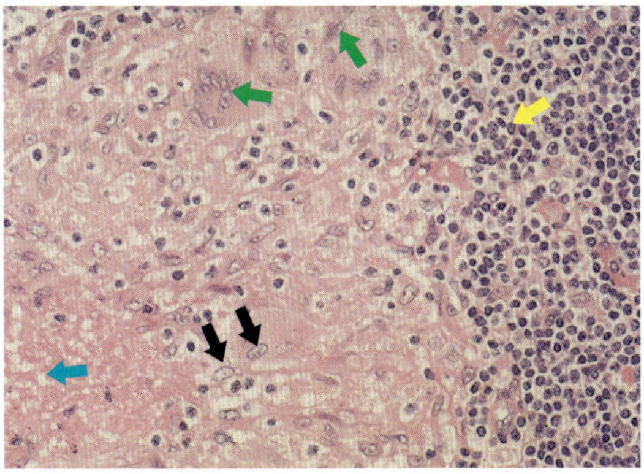

摘出リンパ節組織像
リンパ組織内に結核結節（⬇：類上皮細胞，⬅（青）：乾酪壊死，⬅（緑）：Langhans巨細胞，⇦（黄）：リンパ球）

口腔梅毒 syphilis（lues）

原　因：*Treponema pallidum*（スピロヘータ）

後天梅毒の症状：

第一期（感染3週後）；口腔領域では口唇，扁桃，舌の初期硬結（感染局所に隆起した淡赤色の硬結），下疳（隆起の中央部に潰瘍），顎下，オトガイ下リンパ節の腫脹がみられ，一般では，横痃（主として鼠径部の硬いリンパ節）がみられ，3週間で消退

第二期（感染3か月後）；バラ疹（淡紅色の紅斑），梅毒性丘疹，粘膜疹，扁平コンジローム，倦怠感，全身リンパ節腫脹

第三期（感染3年後）；鞍鼻（ゴム腫），口蓋の結節，潰瘍，穿孔，間質性舌炎（舌硬化，表面不規則な隆起），動脈炎，神経梅毒（麻痺性認知症，脊髄癆）

検　査：梅毒血清反応（STS法）；脂質抗原カルジオライピンを用いるWassermann反応（補体結合反応），緒方法，ガラス板法，凝集法（rapid plasma regain test：RPR）

TP法；TPHA法（特異性高い，初期陰性）

病理検査：腫瘍性病変との鑑別

第一期，二期；梅毒トレポネーマの証明（鍍銀法，蛍光抗体法），特異性炎の特徴ない

第三期；特異性の肉芽腫（ゴム腫）

治　療：ペニシリン系，セフェム系，マクロライド系抗菌薬投与（10日間，1クールとして2〜3クールで定量検査）

鑑　別：口腔癌，白板症

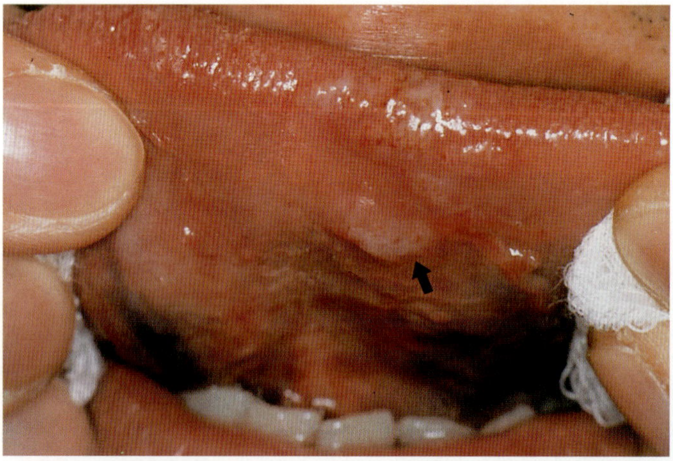

舌下面の二期梅毒疹

舌尖部の硬結を有する白板症様粘膜疹（⬆）（TPHA 5120・ガラス板法 64）

伝染性単核症（腺熱） infectious mononucleosis (glandular fever)

原　因：Epstein－Barr virus（EBV）

感染様式：3歳までに不顕性感染，思春期以降に唾液などの接触感染（初感染），kissing disease ともいわれる

症　状：頸部，腋窩，鼠径部リンパ節腫脹，発熱，咽頭炎

検　査：リンパ球増多，異型リンパ球，Paul－Bunnell試験陽性，抗EBウイルス抗体価（抗VCA－IgM抗体高値，EBNA抗体陰性）。VCA；EBVのカプシド抗原，EBNA；EBVの核内抗原

鑑　別：猫ひっかき病，トキソプラズマ症，サイトメガロウイルス症，結核性リンパ節炎，梅毒，悪性リンパ腫

治　療：対症療法

備　考：アンピシリン（ABPC）投与禁忌；発疹
EBウイルスよりBurkittリンパ腫，上咽頭癌の発生

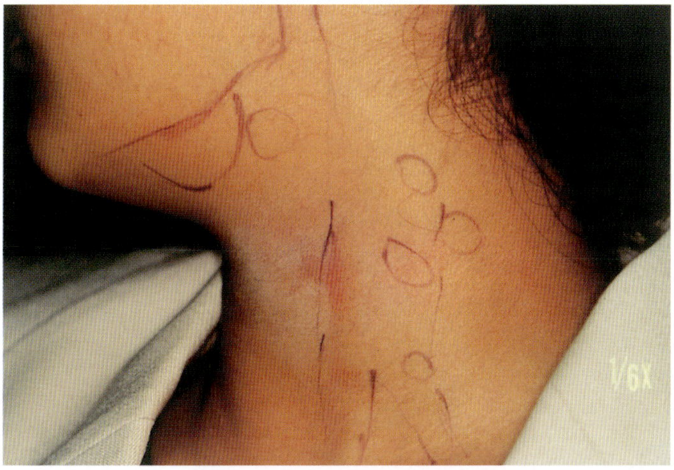

伝染性単核症
顎下，頸部の多発性リンパ節腫大，圧痛を認める

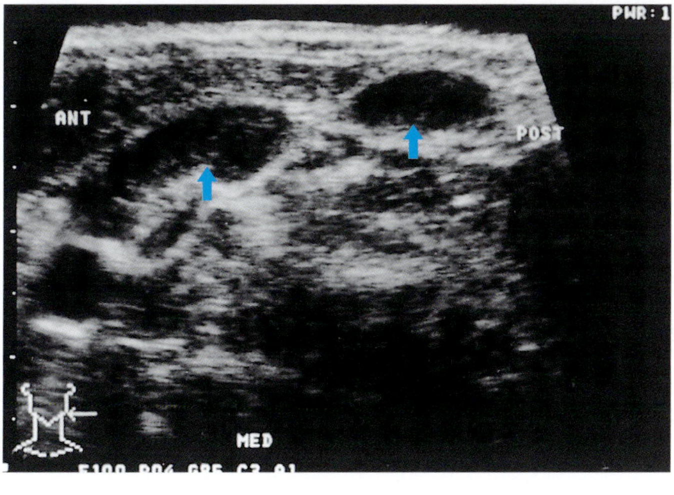

超音波所見
リンパ節腫大を認める（⬆）

破傷風 tetanus

定　義：創傷部に破傷風菌が感染し，それが嫌気状態で発芽増殖し，外毒素を産生。外毒素は神経細胞に結合し，反射性を高め，筋けいれんを起こす

原　因：破傷風菌 *Clostridium tetani*（嫌気性グラム陽性桿菌）
胞子を有し太鼓バチ状にみえる。土壌中に存在

症　状：潜伏期5～14日。咬筋のけいれんで初発することが多い。開口不能，牙関緊急ともいう。顔面筋肉のけいれんは特有の顔貌を呈し，痙笑という。進行すれば項部硬直，反弓緊張（背筋のけいれん），呼吸筋，声門のけいれんによる死の転帰。感染局所の症状は軽微（破傷風菌は局所に留まる）

予防・治療：トキソイドによる受動免疫（ワクチン接種）。抗毒素血清による発症予防（破傷風免疫ヒトグロブリン）。抗菌薬の投与。けいれんに対する対症療法。呼吸循環管理

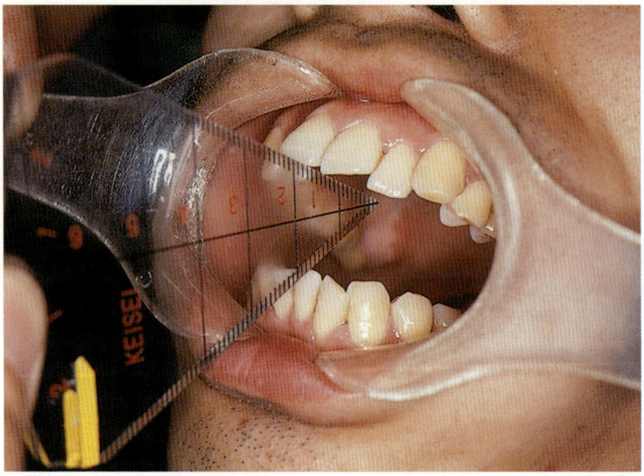

破傷風
硬性の開口障害を認める

AIDS（後天性免疫不全症候群）acquired immunodeficiency syndrome

定　義：免疫不全を起こす原因となる要因（癌，悪性血液疾患，免疫抑制剤使用，先天性免疫不全）がなく，60歳未満の年齢層で，ヘルパーT細胞数の著明な減少と，機能不全を主とした細胞性免疫不全に伴い，原虫，真菌，ウイルス，細菌などによる日和見感染，カポジ肉腫が発症しているもの

原　因：HIV（human immunodeficiency virus）

臨床所見：成人男子（同性愛，両性愛），麻薬常用者，輸血を受けた者または血液製剤の治療を受けた血友病患者，最近は異性間感染や母児感染が増加

感染様式：性交，輸血，出産，汚染注射針（血液，精液，唾液）

潜伏期間：1～10数年（CD4陽性Tリンパ球数の減少―正常800/μl,
CD4/CD8比減少―正常＞1.0）

症　状：

- 初　期（感染後3～6週）；風邪症状（発熱，関節痛，全身倦怠感）
- 無症候キャリア期（数年～10数年）；特に症状はない。抗HIV抗体陽性化
- 中　期；リンパ節腫大症候群，AIDS関連症候群
  3か月以上持続する全身リンパ節腫脹，発熱，体重減少，下痢
- 晩　期（AIDS）；発熱，体重減少，下痢，日和見感染，カポジ肉腫併発
  （CD4陽性Tリンパ球数400/μl以下，CD4/CD8＜1.0）

AIDSに併発しやすい感染症，腫瘍：口腔カンジダ症（食道，気管にも），ニューモシスチス肺炎（発熱，咳嗽，息切れ），帯状疱疹，サイトメガロウイルス感染症（網膜炎），HIV脳症，抗酸菌症（結核とともに），毛状白板症（舌側縁の毛状またはしわ状の白斑；EBウイルス），カポジ肉腫（赤紫～褐色の斑または結節）

治　療：抗HIV薬，合併症の治療

予　後：不良

検査法：血清免疫学的検査

- 抗体検出；ELISA法（スクリーニング），WB法・IF法（確認試験）
- HIV抗体保有者はウイルス感染源とみなす
- RNA-PCR（HIV抗原の一部検出）

感染予防法：熱，アルコールに弱いウイルス。B型肝炎ウイルスに準じた消毒

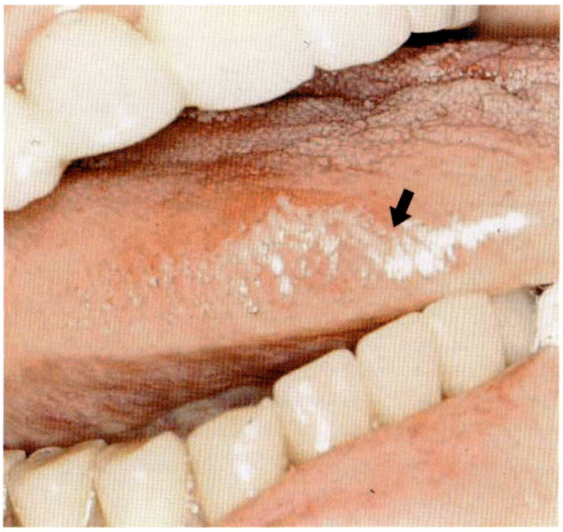

毛状白板症様病変
左右舌側縁にしわ状の白斑を認める（⬇）

<抗菌薬>

種　類	作用機序	一般名（略名）	特　徴
β-ラクタム系 ペニシリン系	細菌の細胞壁の合成阻害 殺菌的	ベンジルペニシリン（PCG） アンピシリン（ABPC） バカンピシリン（BAPC） アモキシシリン（AMPC） メチシリン（DMPPC） スルベニシリン（SBPC）	天然。狭域スペクトル 合成。広域スペクトル ABPC エステル薬 ペニシリナーゼ耐性菌 （耐性ブドウ球菌有効） 緑膿菌
セフェム系 セファロスポリン系	細菌の細胞壁の合成阻害 殺菌的	 セファレキシン（CEX） セファクロル（CCL） セフジニル（CFDN） セフテラムピボキシル（CFTM-PI） セフロキシムアキセチル（CXM-AX） セフポドキシムプロキセチル（CPDX-PR） セファゾリン（CEZ） セフスロジン（SFS）	合成・広域スペクトル β-ラクタマーゼ産生菌に無効。経口薬 エステル薬 エステル薬 エステル薬 我が国で合成，注射薬 緑膿菌
セファマイシン系		セフメタゾール（CMZ）	β-ラクタマーゼ産生菌に安定
オキサセフェム系		フロモキセフ（FMOX）	MRSA に有効
ペネム系		ファロペネム（FRPM）	グラム陽性菌・陰性菌
テトラサイクリン系	細菌の蛋白の合成阻害 静菌的	テトラサイクリン（TC） ミノサイクリン（MINO）	耐性菌増加。リケッチア，ウイルスの一部に有効。広域スペクトル 広域スペクトル 有効時間が長い
マクロライド系	細菌の蛋白の合成阻害 静菌的	エリスロマイシン（EM） ジョサマイシン（JM） ロキタマイシン（RKM） ロキシスロマイシン（RXM） クラリスロマイシン（CAM） アジスロマイシン（AZM）	中等域スペクトル 交叉耐性 臓器移行良 吸収良，臓器移行良 3日間投与で1週間有効
リンコマイシン系	細菌の蛋白の合成阻害 静菌的	リンコマイシン（LCM） クリンダマイシン（CLDM）	中等域スペクトル 嫌気性菌に有効

＜抗菌薬（つづき）＞

種　類	作用機序	一般名（略名）	特　徴
クロラムフェニコール系	細菌の蛋白の合成阻害 静菌的	クロラムフェニコール（CP）	広域スペクトル リケッチア，クラミジアに有効
アミノ配糖体系	細菌の蛋白の合成阻害 殺菌的	ストレプトマイシン（SM） カナマイシン（KM） ゲンタマイシン（GM） ジベカシン（DKM）	結核菌 結核菌 緑膿菌，MRSA 緑膿菌
ポリペプチド系	細胞質膜の障害 殺菌的	ポリミキシンB（PLB）	緑膿菌
グリコペプチド系	細胞壁の合成阻害	バンコマイシン（VCM） テイコプラニン（TEIC）	MRSA，嫌気性菌 MRSA
ポリエン系 （抗真菌性）	細胞質膜の障害 殺菌的	ナイスタチン（NYS） アムホテリシンB（MHPH）	口腔内では局所使用
ホスホマイシン	細胞壁の合成阻害	ホスホマイシン（FOM）	MRSA，緑膿菌
リファンピシン	RNA 合成阻害	リファンピシン（RFP）	結核菌
ニューキノロン系 （ピリドンカルボン酸系）	DNA 合成阻害 殺菌的	オフロキサシン（OFLX） ロメフロキサシン（LFLX） トスフロキサシン（TFLX）	広域スペクトル 耐性ブドウ球菌，緑膿菌

＜抗炎症薬＞

種　類		特　徴	疾　患	副作用
ステロイド系抗炎症薬	副腎皮質ステロイド薬 プレドニゾロン ヒドロコルチゾン トリアムシノロン* デキサメサゾン*	細胞膜，血管壁の透過性の抑制，抗原抗体反応の抑制，血糖上昇 創傷治癒遅延－蛋白同化抑制 ホスホリパーゼ A_2 活性阻害 抗ストレス，抗リウマチ，抗アレルギー	膠原病 悪性腫瘍 ショック *粘膜疾患に外用薬として適用	消化性潰瘍 皮下脂肪の蓄積 副腎萎縮
非ステロイド系抗炎症薬	合成系抗炎症薬 アスピリン インドメタシン メフェナム酸 ジクロフェナック ロキソプロフェン	プロスタグランジン合成阻害 シクロオキシゲナーゼ活性阻害， 細胞膜安定 抗炎症，鎮痛，解熱，抗リウマチ	手術後，顎関節症	消化性潰瘍 発疹

歯根囊胞 radicular cyst

分　類：歯原性囊胞（炎症性），根尖，根管側枝を含む囊胞

成　因：歯根肉芽腫の上皮索の囊胞化，上皮はMalassezの残存上皮に由来

年齢・性：20〜30歳代，性差なし

好発部位：上顎側切歯，中切歯，下顎大臼歯（乳歯に関連しては少ない）

臨床症状：初期には無症状。骨膨隆，羊皮紙様感，波動，上顎前歯部Gerber隆起（鼻前庭）

エックス線検査：口内法，パノラマ

エックス線所見：歯根を含む境界明瞭な透過像（大豆大から小指頭大）

内容液：淡黄色透明（漿液様），ときにコレステリン結晶

組織所見：非角化性重層扁平上皮層，肉芽組織層，結合組織層

治　療：根管治療単独（小さなもの），Partsch Ⅰ法またはⅡ法＋歯牙処置（歯根尖切除術＋根管充填または抜歯）

＜囊胞の処置＞

	Partsch Ⅰ法	Partsch Ⅱ法	囊胞壁全摘出副腔形成法
別名	開窓療法 副腔形成法	囊胞壁全摘出 縫合閉鎖法	
適応症	大きい囊胞	小さい囊胞	大きい囊胞
囊胞壁	一部切除	全摘出	全摘出
創	開放創	閉鎖創	開放創
創腔	タンポンガーゼ挿入	血餅充満	タンポンガーゼ挿入
手術の難易	易	隣接組織損傷の危険	隣接組織損傷の危険
術後の感染	少ない	感染しやすい（死腔）	少ない
創傷治癒	長期間	短期で治癒	長期間

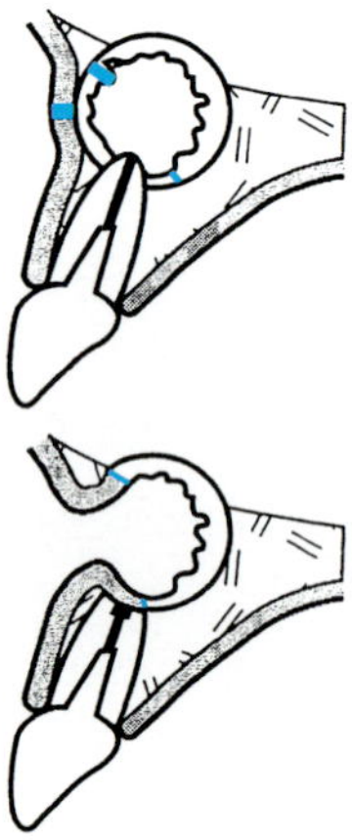

＜Partsch Ⅰ法＞

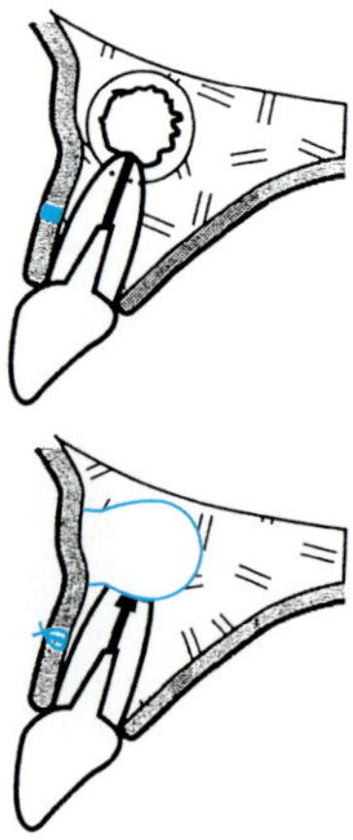

＜Partsch Ⅱ法＞

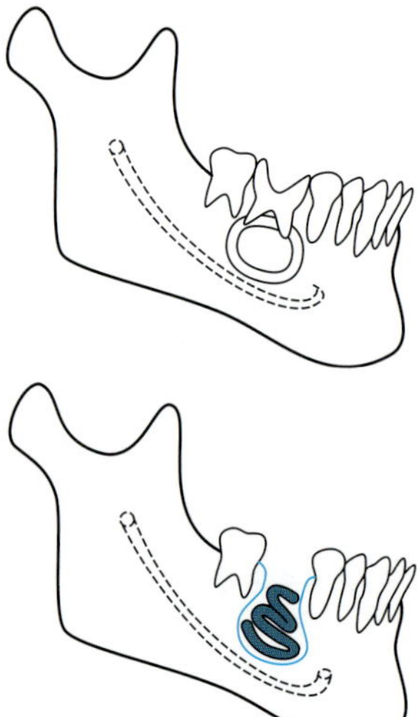

＜摘出開放術，囊胞壁全摘出副腔形成法＞

鑑　別：歯根肉芽腫（5mm以下）

備　考：原因歯が抜去されて嚢胞が残存したものを残存嚢胞という

＜歯根端切除術における切開線＞

- Partsch弓状切開：Partsch Ⅱ法に適応。歯肉嚢ならびに根尖骨欠損部に切開線がきてはいけない
- Pichler切開：Partsch Ⅰ法に適応。歯肉骨膜弁で根尖を覆う
- Wassmund歯肉縁切開：Partsch Ⅱ法に適応。歯肉嚢が深いときに適応
- Reinmoller切開：Partsch弓状切開に準じる
- Endo切開：小帯の損傷を避ける切開

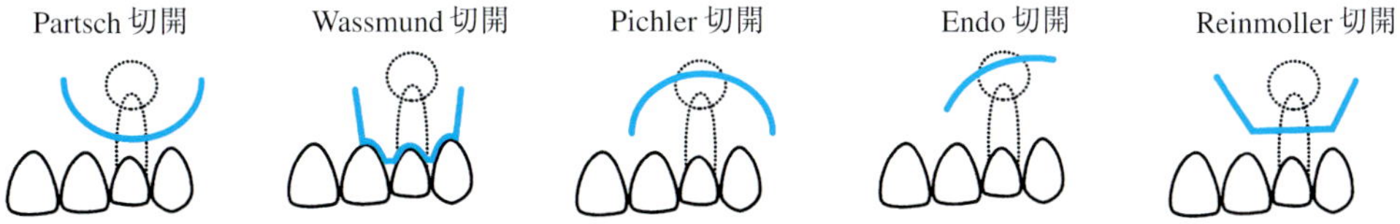

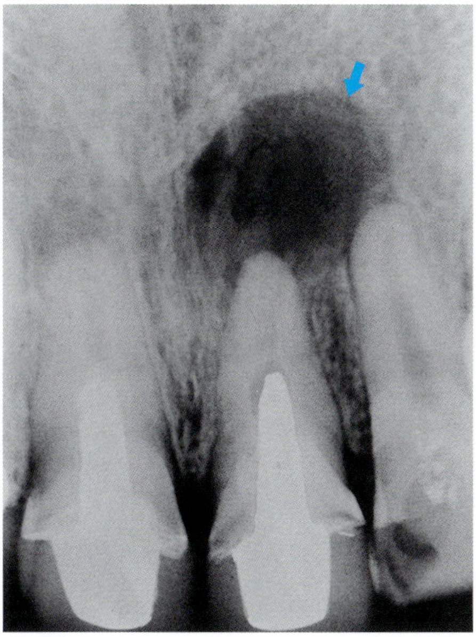

歯根嚢胞
桜桃大の境界明瞭な透過像（⬇）

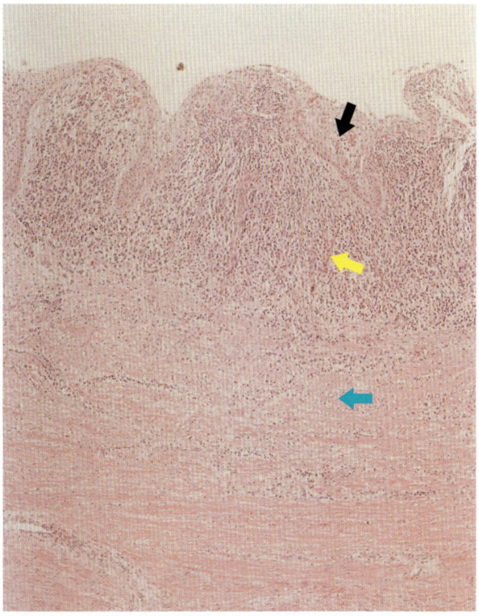

組織像
非角化性重層扁平上皮で被覆された嚢胞壁（⬇：非角化性重層扁平上皮，⇦：炎症性細胞浸潤；リンパ球と形質細胞，⬅：線維組織）

含歯性囊胞 dentigerous cyst（follicular dental cyst）

分　類：歯原性囊胞（発育性），歯冠を含む囊胞，歯小囊上皮の囊胞化

年齢・性：10～30歳代，性差なし

好発部位：下顎智歯部，下顎小臼歯部，上顎前歯部（犬歯部），上顎智歯部

臨床症状：顎骨の膨隆，羊皮紙様感，波動

エックス線検査：パノラマ，口内法

エックス線所見：境界明瞭な透過像，その中に埋伏歯の歯冠を含む

内容液：淡黄色透明，ときにコレステリン結晶

組織所見：非角化性重層扁平上皮で被覆され，上皮下に小円形細胞浸潤，その外側に結合組織

治　療：下顎智歯部のものは智歯を含めて囊胞摘出。小児下顎小臼歯部のものは開窓療法，永久歯保存

鑑　別：エナメル上皮腫（生検），角化囊胞性歯原性腫瘍（穿刺）

備　考：下顎智歯遠心の歯周囊胞をHofrath囊胞という

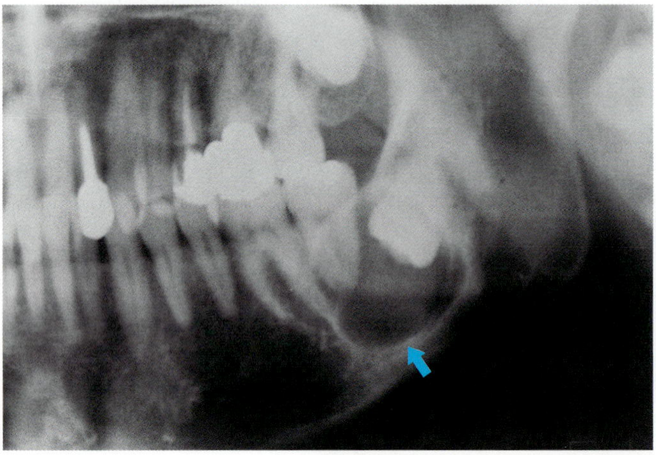

含歯性囊胞
埋伏智歯の歯冠を含む境界明瞭な透過像（⬆）

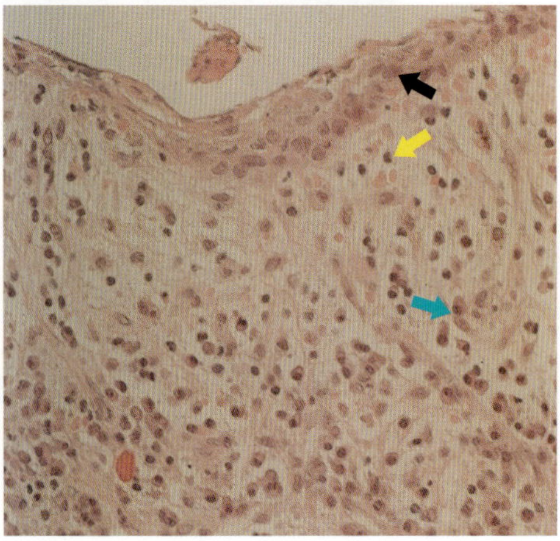

組織像
非角化性重層扁平上皮で被覆された囊胞壁（⬆：非角化性重層扁平上皮，⇦：リンパ球，➡：形質細胞）

原始性嚢胞 primordial cyst

分　類：歯原性嚢胞（発育性）

成り立ち：硬組織形成前に嚢胞化したもの

好発年齢：20～30歳代

好発部位：下顎智歯，下顎枝部

症　状：骨膨隆，羊皮紙様感，波動

画像所見：単房性または多胞性の境界明瞭な透過像で埋伏歯を含まない

内　容：血清様淡黄色透明な内容液を認める

組織所見：非角化性重層扁平上皮で被覆された嚢胞

治　療：単房性は摘出術。多胞性は顎骨切除術

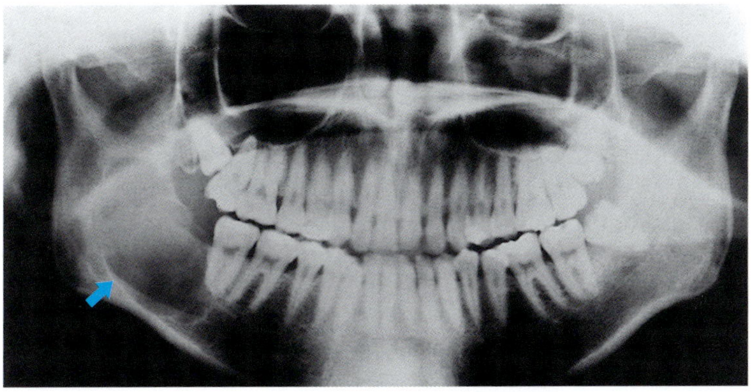

右下顎原始性嚢胞
7|遠心より下顎枝に及ぶ境界明瞭な透過像（⬆），穿刺にて淡黄色透明な内容液を認める

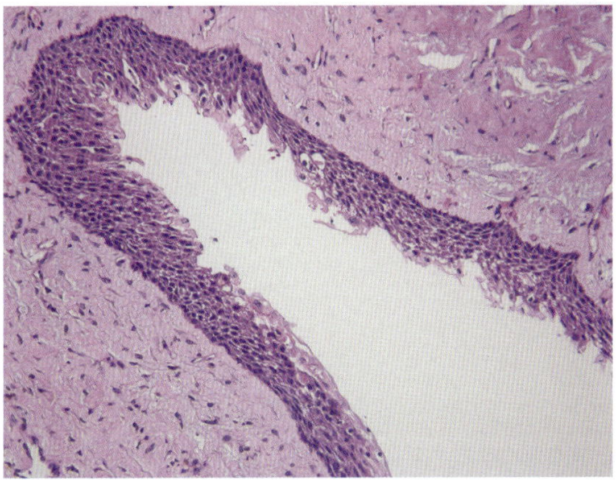

組織像
非角化性重層扁平上皮で被覆された嚢胞

腺性歯原性嚢胞 glandular odontogenic cyst

分　類：歯原性嚢胞

成り立ち：歯原性上皮が粘液細胞に化生し，嚢胞様に増殖

好発年齢・性：50歳代，男性

好発部位：上下顎とも前歯部に多い。下顎に多い

症　状：骨膨隆，羊皮紙様感

画像所見：単房性または多胞性の境界明瞭な透過像
埋伏歯を含む（±），歯根離開（±），歯根を含む（±）

内容液：漿液性または粘液性透明

組織所見：非角化性重層扁平上皮で被覆された嚢胞
結合組織との境界は明瞭
裏装上皮に波状構造がみられる
立方形の好酸性の上皮細胞がみられ，表層に粘液産生細胞や線毛円柱上皮細胞もみられる
上皮内に腺管様構造がみられる

治　療：摘出術（再発しやすい：10～20％）

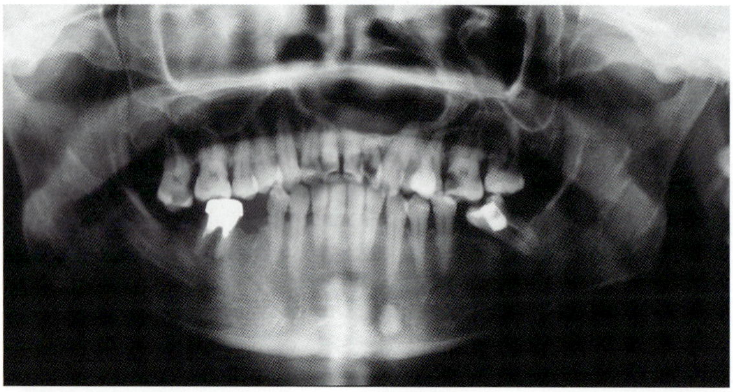

エックス線写真
上顎左側前歯部に境界明瞭な透過像を認める

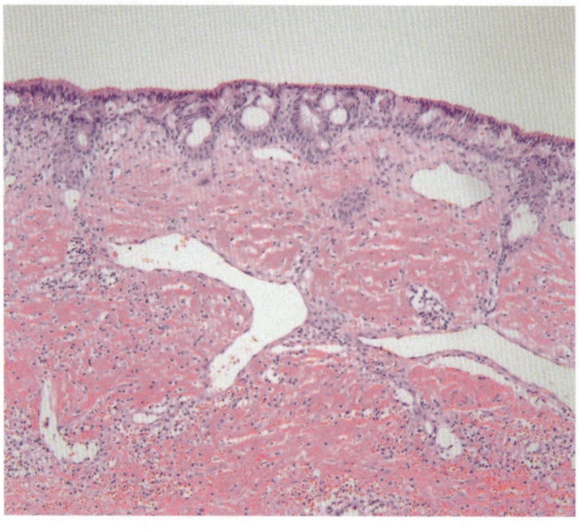

組織像
非角化性重層扁平上皮で被覆された嚢胞。表層に線毛円柱上皮細胞と粘液産生細胞を認め，上皮内に腺管構造を認める

鼻口蓋管囊胞 nasopalatine duct cyst (incisive canal cyst)

分　類：非歯原性囊胞，胎生期の鼻口蓋管の残存上皮に由来。切歯管囊胞（口蓋骨内）と口蓋乳頭囊胞（口蓋粘膜下）がある

年齢・性：30～50歳代，男性

臨床症状：口蓋正中前方部の腫脹，瘻孔形成

エックス線検査：口内法

エックス線所見：中切歯根上部の円形，ハート型の境界明瞭な透過像，1cm内外が多い。口蓋乳頭囊胞はエックス線写真には写らない

内容液：粘液または漿液

組織所見：囊胞壁は円柱上皮などの呼吸上皮で被覆。囊胞壁中に粘液腺，神経線維，小動脈

治　療：囊胞摘出術

鑑　別：歯根囊胞，角化囊胞性歯原性腫瘍

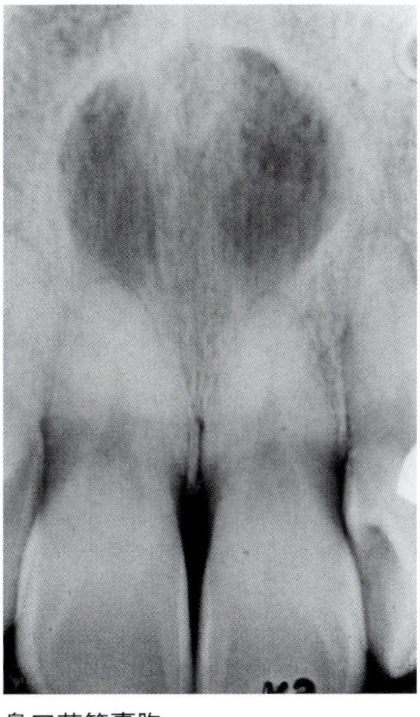

鼻口蓋管囊胞
口蓋正中部の円形で境界明瞭な透過像

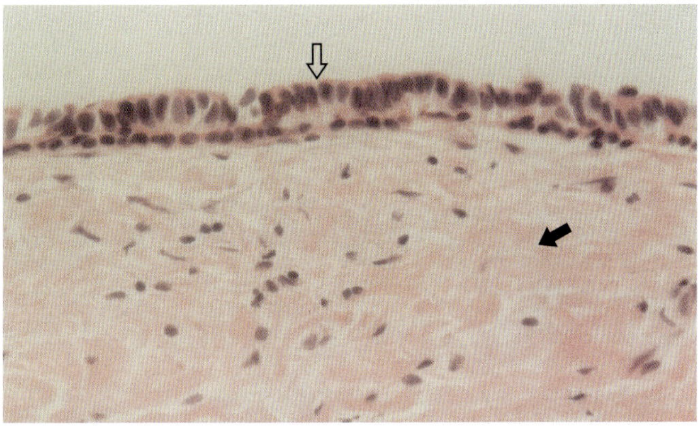

組織像
円柱上皮で被覆された囊胞壁（⇩：円柱上皮，⬅：線維組織）

術後性上顎囊胞　postoperative maxillary cyst

分　類：非歯原性囊胞，慢性上顎洞炎の手術後に発生する囊胞

年齢・性：30〜40歳代，男性

臨床所見：術後10〜20年で発見。若年時の手術例ほど囊胞の増大が早い。歯肉頰移行部に線状瘢痕

症　状：頰部腫脹と頰部痛，波動，歯痛，眼球突出，ときに上唇知覚異常（手術時損傷）

画像検査：Waters法，後頭前頭方向像，CT像，造影にて位置と大きさ確認

画像所見：上顎洞部単房性または多胞性不透過像（正常上顎洞と比較すると水分の不透過像），ときに上顎洞側壁の消失

内容液：茶褐色粘稠，無色透明粘稠または膿性液体

組織所見：多列線毛上皮で被覆された囊胞壁

治　療：Caldwell-Luc法に準じた手術（囊胞摘出術）を行い，対孔を形成する

鑑　別：上顎洞癌，歯性上顎洞炎（慢性）

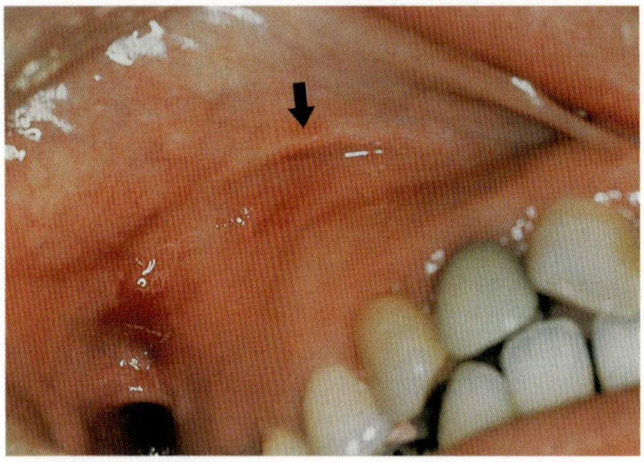

術後性上顎囊胞
6〜1|部線状瘢痕と7〜5|部波動（⬇：線状瘢痕）

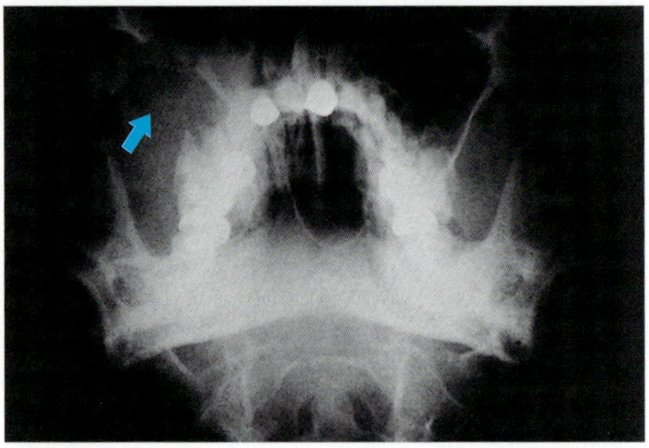

Waters像
右上顎側壁欠損（⬆），右上顎洞不透過像

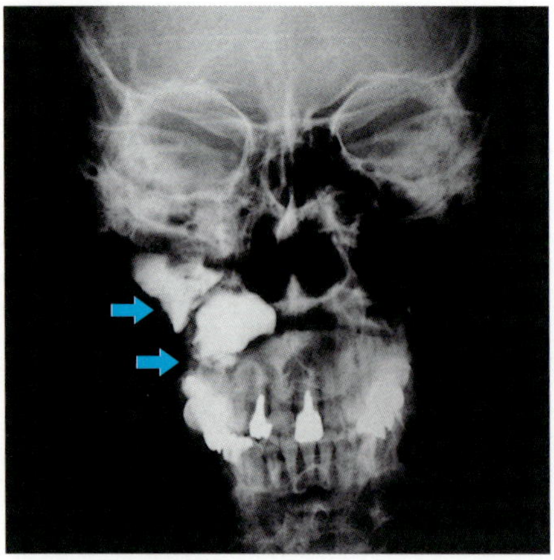

造影後頭前頭像
2つの境界明瞭な造影像（➡）

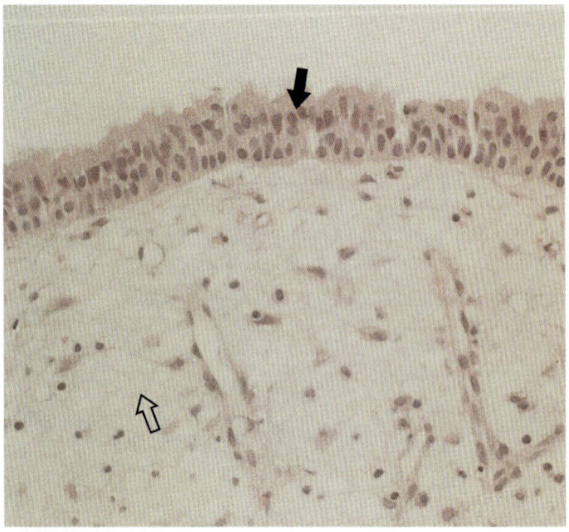

組織像　多列線毛上皮で被覆された囊胞壁
（⬇：多列線毛上皮，⇧：線維組織）

単純性骨嚢胞 simple bone cyst

分　類：骨関連病変，非歯原性嚢胞

別　名：外傷性骨嚢胞，出血性骨嚢胞，孤在性骨嚢胞

好発部位：下顎臼歯部，上腕骨，大腿骨の近位骨幹端

年齢・性：10～20歳代，性差なし

臨床症状：無症状，エックス線写真で偶然発見。ときに痛みや膨隆，病変部の歯牙は生活歯

画像検査：口内法，パノラマ，CT像

画像所見：歯根に接してホタテ貝状の透過像

内容液：内容は漿液（空虚）

組織所見：内腔に面して上皮被覆はない。薄い疎性結合組織，骨露出を認める

治　療：内腔面を掻爬し，骨欠損部に血液を充満
大きなものは開放創とし，二期治癒を図る

鑑　別：歯根嚢胞，角化嚢胞性歯原性腫瘍

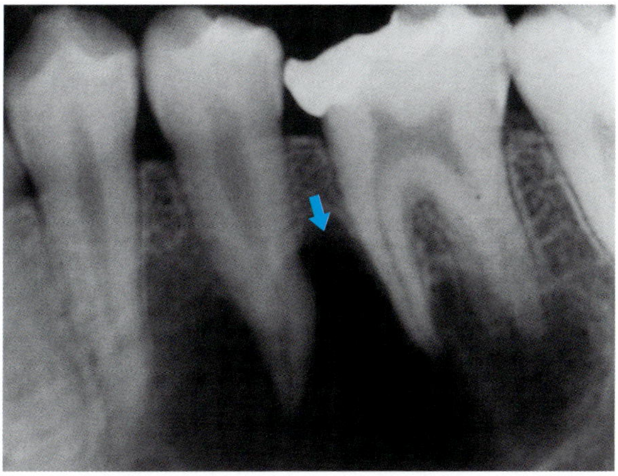

単純性骨嚢胞
口内法：4～7部にホタテ貝状の透過像（⬇），4～7生活歯髄反応（＋）

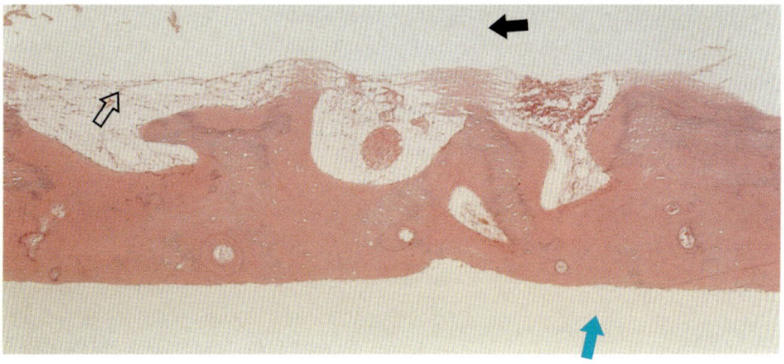

組織像
上皮被覆を認めない薄い結合組織を認める（⬅：内腔，⇧：疎性結合組織，⬆：骨膜側）

脈瘤性骨嚢胞 aneurysmal bone cyst

分　類：骨関連病変，非歯原性嚢胞

好発部位：脊椎骨と長管骨。顎骨は少ない

年齢・性：若年者

臨床症状：下顎枝部の骨膨隆

エックス線所見：石ケン泡状，単房性の透過像

内　容：血液

組織所見：多数の腔を認め，嚢胞壁は上皮被覆を認めない。嚢胞壁内に巨細胞

治　療：下顎骨切除術

鑑　別：中心性血管腫，ケルビズム（両側下顎枝部の多胞性透過像～骨硬化像，多核巨細胞，毛細血管に富む線維組織よりなる遺伝性発育異常）

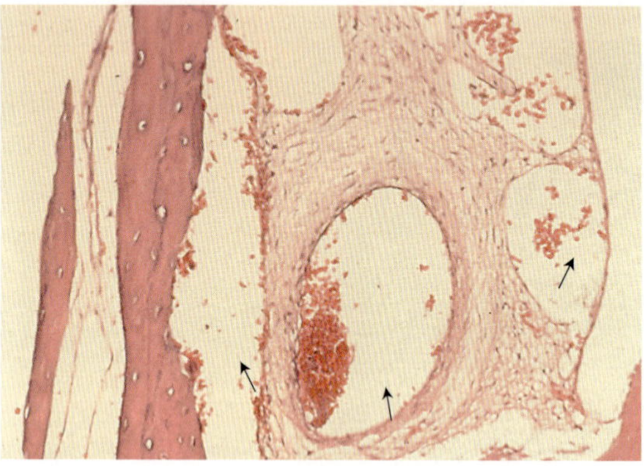

組織像
血液を含む多数の腔（↑）を認める

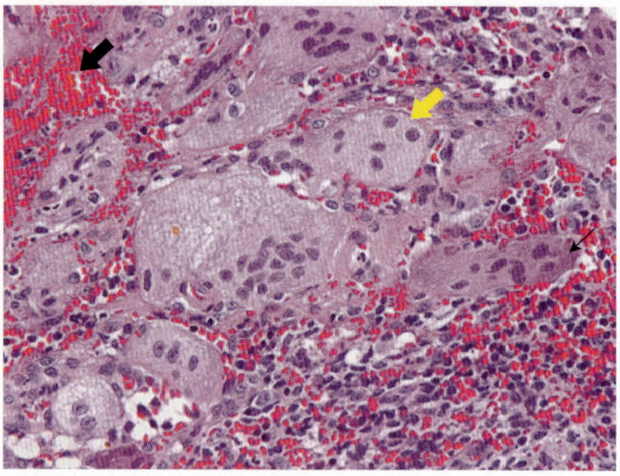

組織像
部位により，出血（⬅）や多核巨細胞（⇦）を認める

静止性骨空洞 developmental defect of the mandible (lingual mandibular bone cavity)

定　義：エックス線的に下顎角部付近にみられる欠損像。限局性の下顎舌側の骨欠損（骨の陥凹；真の囊胞ではない）

本　態：顎骨欠損部に顎下腺，脂肪組織の嵌入

年齢・性：40～50歳代，男性

臨床症状：無症状。エックス線写真で偶然発見

画像検査：パノラマ，CT像

エックス線所見：下顎管の下方，大臼歯から角部間の境界明瞭な透過像，造影エックス線写真で骨欠損部に顎下腺を証明

CT所見：下顎管下方，大臼歯部～角部の舌側骨欠損像。欠損部に脂肪，顎下腺を認める

治　療：治療を要しない

鑑　別：骨好酸球肉芽腫

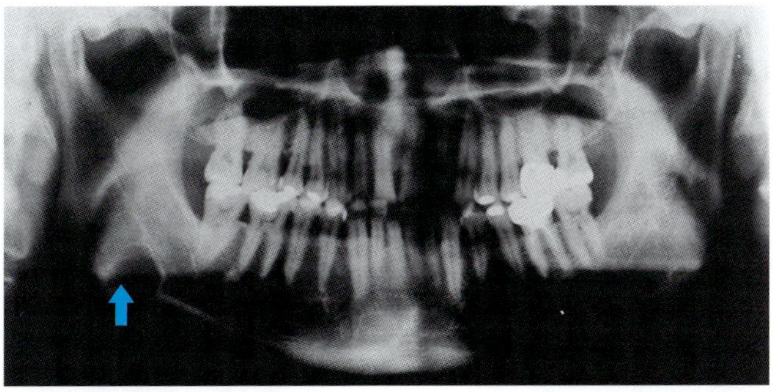

エックス線像
右下顎角部前方部下縁にかかる境界明瞭な透過像（⬆）

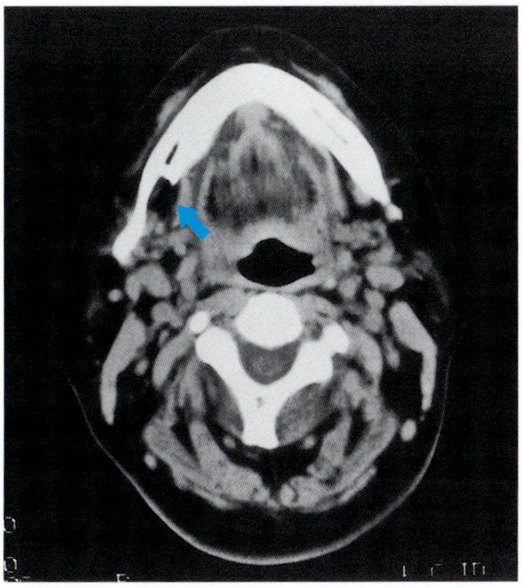

CT像
右下顎舌側骨欠損像（⬆：欠損部は脂肪様黒化度）

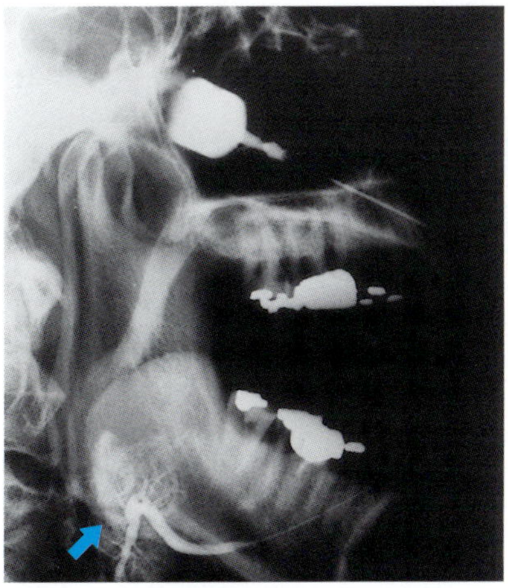

造影エックス線像
ワルトン管造影により骨欠損像に一致する顎下腺造影像（⬆）を認める

鼻歯槽囊胞 nasoalveolar cyst

分　類：非歯原性囊胞

別　名：鼻唇囊胞，Klestadt 囊胞

成　因：内側鼻突起，外側鼻突起，上顎突起の融合部上皮に由来（発生学的に疑問）
鼻涙管原基に由来

年齢・性：30～40歳代，女性

臨床症状：鼻翼基部の腫脹，鼻前庭部の隆起（Gerber 隆起），歯肉唇移行部に腫脹・波動（大豆大～そら豆大）

内容液：無色透明粘稠または漿液性

エックス線検査：造影エックス線写真で骨膜上に境界明瞭像

組織所見：呼吸上皮（多列上皮，立方上皮，杯細胞）で被覆された囊胞壁

治　療：歯肉唇移行部より全摘出

鑑　別：歯根囊胞

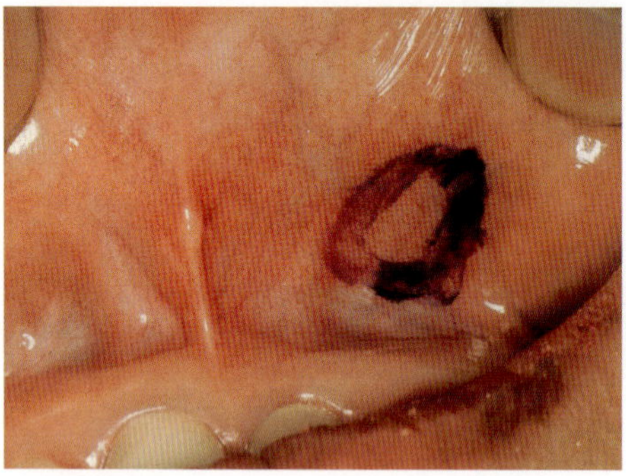

鼻歯槽囊胞
⌊2 部歯肉唇移行部に波動を有する腫瘤

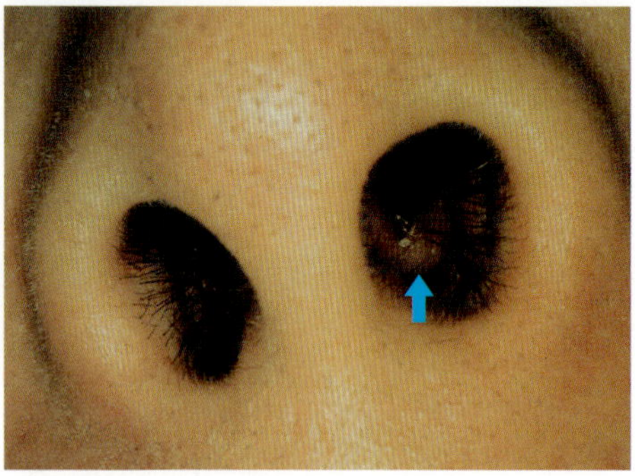

鼻歯槽囊胞
左鼻前庭に Gerber 隆起（↑）を認める

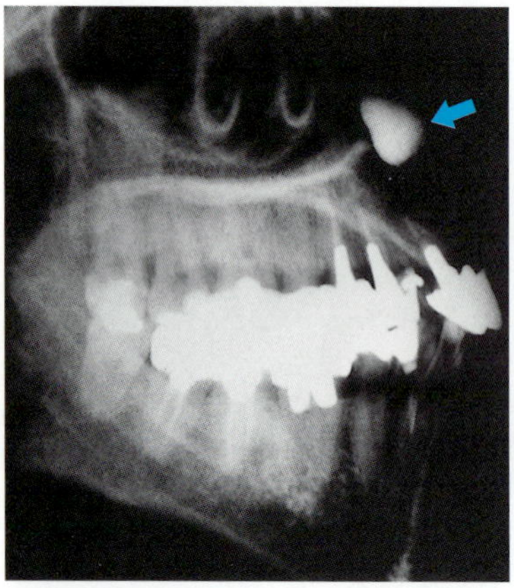

造影側方像
骨膜上に境界明瞭な造影像（←）

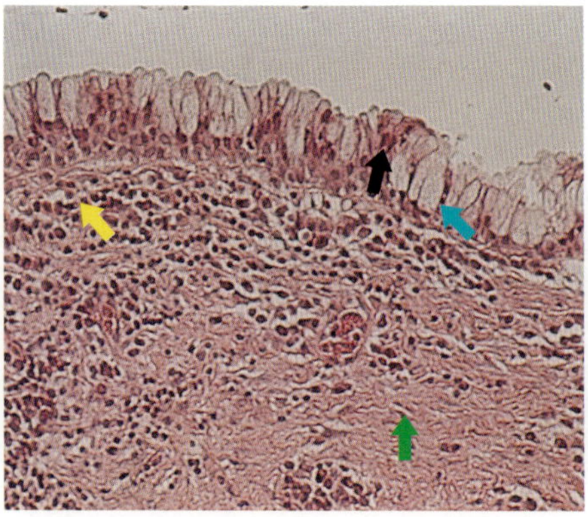

組織像
杯細胞を含む多列上皮で被覆された囊胞壁（↑：多列上皮，↑：杯細胞，↑：線維組織，↑：炎症性細胞）

粘液瘤 mucocele（mucous cyst）

分　類：粘液嚢胞，非歯原性嚢胞

原　因：小唾液腺より唾液が溢出

臨床所見：下唇（犬歯相当部が多い），頬粘膜，透明感～粘膜色小腫瘤，波動（±）

年　齢：10～20歳代

組織所見：上皮の被覆のない線維性の嚢胞壁

治　療：小唾液腺の一部を含め摘出

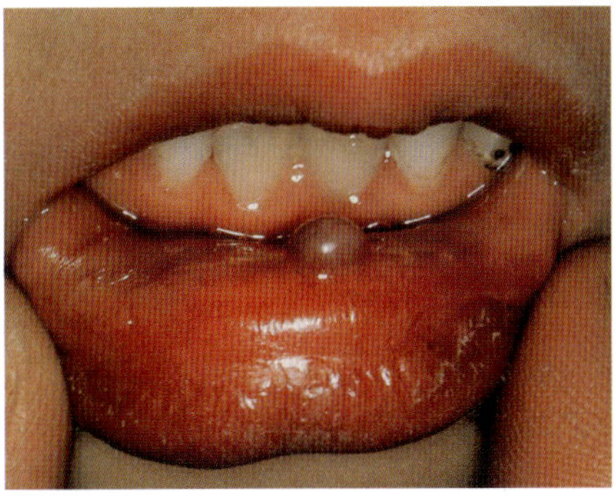

下唇粘液瘤
下唇正中部に透明感を有する小腫瘤

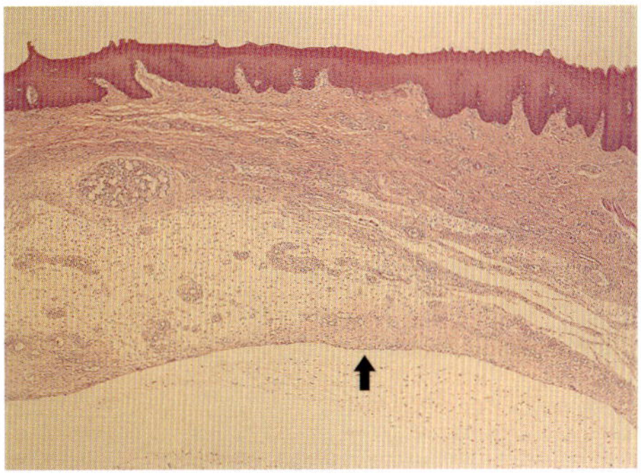

組織像
上皮被覆のない嚢胞腔（⬆）を認める

Blandin－Nuhn嚢胞 Blandin－Nuhn mucous cyst

分　類：粘液嚢胞，非歯原性嚢胞

原　因：Blandin－Nuhn腺（前舌腺）より唾液が溢出

臨床所見：舌下面正中部の小腫瘤，透明感～粘膜色，波動（±）

組織所見：上皮の被覆がない嚢胞

治　療：腺の一部を含めた嚢胞摘出

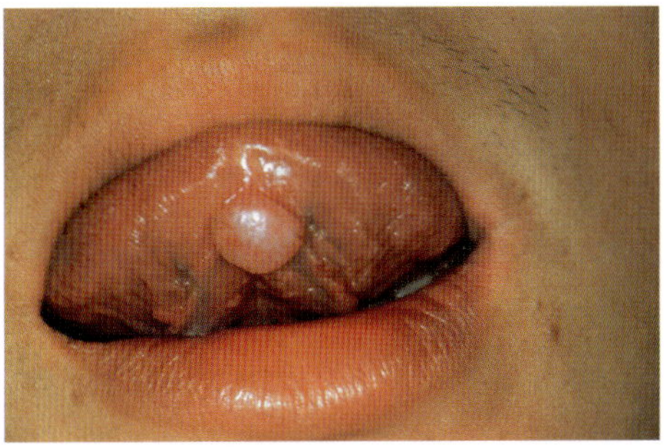

Blandin－Nuhn嚢胞
舌下面正中部の小腫瘤

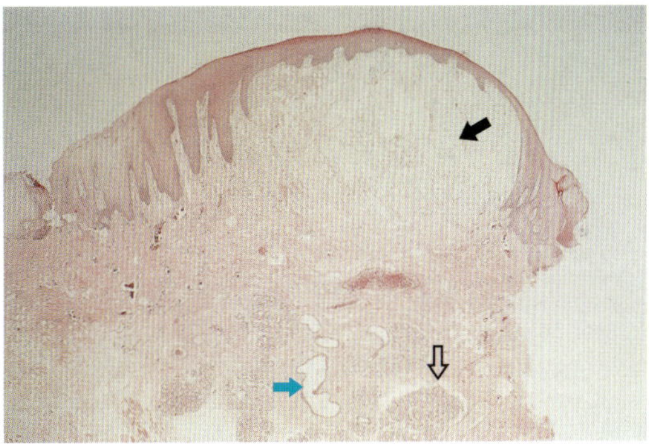

組織像
舌粘膜直下に唾液の貯留を認める，上皮被膜がない嚢胞（⬅：唾液貯留，⇩：Blandin－Nuhn腺，➡：Blandin－Nuhn腺導管）

舌下型ガマ腫 ranula (sublingual)

分　類：粘液囊胞，非歯原性囊胞

定　義：主として舌下腺唾液の貯留により生じた口底部の囊胞

分　類：舌下型，舌下・顎下型，顎下型

年齢・性：10～30歳代，女性

臨床症状：波動を有する軟らかい片側口底の腫脹，色調は透明感のある青紫色～粘膜色，大きなものは舌の挙上や顎下部の腫脹，嚥下・発音・呼吸障害

内容液：無色～淡黄色粘稠性液体（唾液）

画像検査：MRI，（CT）

組織所見：囊胞内面の上皮被覆なし。囊胞壁が明らかでない場合は泡沫細胞を含む炎症性肉芽組織よりなる（滲出型）

治　療：開窓療法，摘出術（小さなガマ腫や再発例）

鑑　別：甲状舌管囊胞，類(表)皮囊胞，血管腫

備　考：まれに囊胞内面に上皮裏装の見られる停滞型囊胞がある

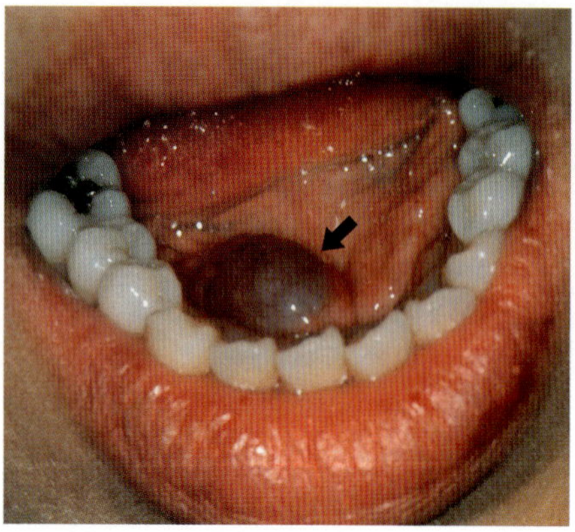

ガマ腫

5~1|部口底に暗赤色，軟らかい，波動を有する腫脹（⬅）を認める。右舌下小丘から唾液排泄（＋）

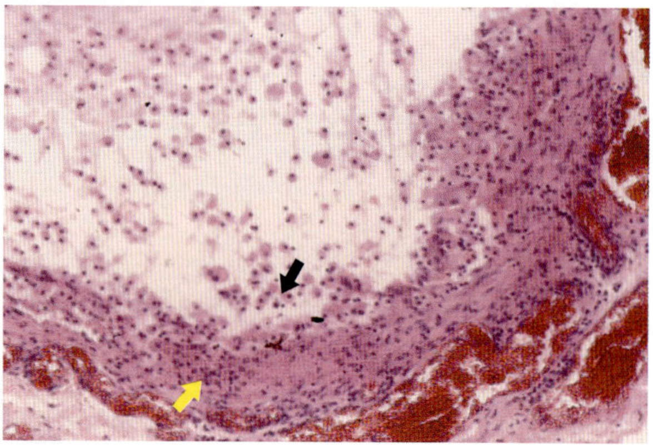

組織像

囊胞壁は線維性肉芽組織（⇧）からなり，腔内と腔に面して多数の泡沫細胞（マクロファージ：⬇）を認める

顎下型ガマ腫 submandibular ranula

分　類：粘液嚢胞，非歯原性嚢胞

原　因：舌下腺，ときに顎下腺より唾液が溢出し顎下部に溜ったもの

臨床所見：若年者，顎下部腫脹，波動

内容液：淡黄色粘稠液体（唾液）

画像検査：MRI，（CT）

組織所見：上皮被覆のない嚢胞壁

治　療：ガマ腫摘出術，舌下腺摘出術

鑑　別：鰓嚢胞，血管腫，リンパ管腫（頸部嚢水腫）

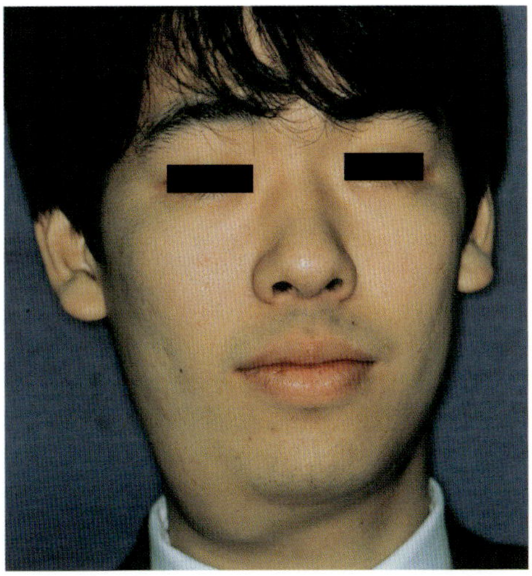

顎下型ガマ腫
右顎下部に軟らかい波動を有する腫脹

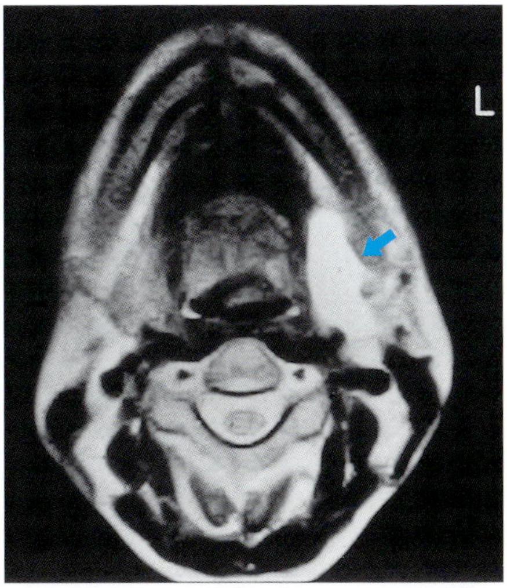

舌下・顎下型ガマ腫MR像
左顎下隙に唾液の貯留を認める（⬅）

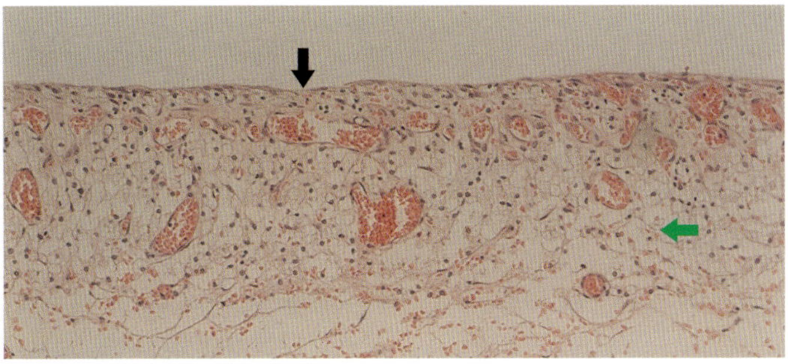

組織像
内腔に面して上皮被覆を認めない（⬇），線維組織（⬅）よりなる嚢胞壁

類皮囊胞・類表皮囊胞 dermoid cyst・epidermoid cyst

分　類：非歯原性囊胞

定　義：外胚葉の嵌入によって生じる囊胞

分　類：類皮囊胞；表皮被覆のある囊胞壁と囊胞壁中に皮膚付属器を認める
類表皮囊胞；表皮被覆のある囊胞壁，皮膚付属器なし，頻度高い

年齢・性：10～20歳代，性差なし

臨床所見：正中口底部の膨隆，舌の挙上（二重舌），オトガイ下部の腫脹（二重オトガイ），弾性軟の腫瘤

内容物：黄白色の粥状物，オカラ状物，軟泥状物（角化物の変性程度により変化）

画像検査：MRI，（CT）

組織所見：類皮囊胞・類表皮囊胞ともに囊胞壁の内面に角化性重層扁平上皮の被覆，その外層には結合組織の壁，囊胞腔内には変性角化物
類皮囊胞は囊胞壁中に脂腺，汗腺，毛包を認める

治　療：囊胞全摘出，一次治癒

関連事項：卵巣にも類皮囊胞が発生

鑑　別：ガマ腫，甲状舌管囊胞

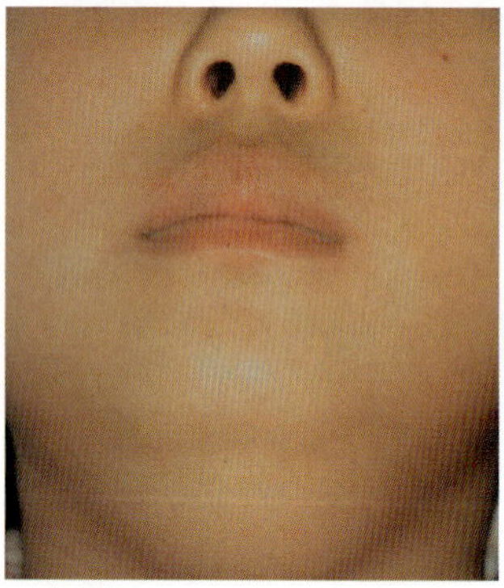

類皮囊胞
オトガイ部に弾性軟の腫瘤を認める

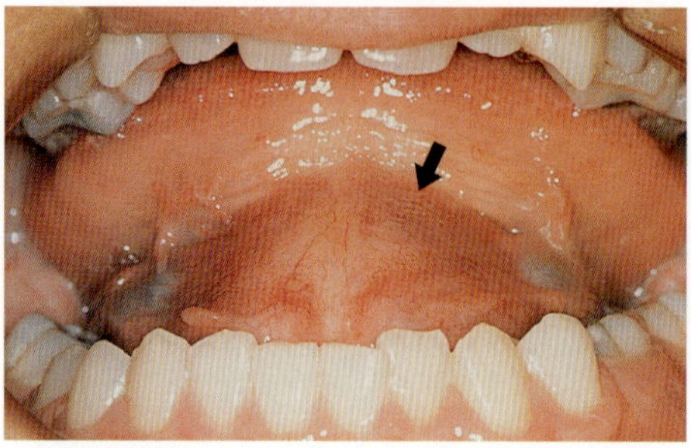

類表皮囊胞
口底正中に弾性軟の腫瘤（⬇）を認める

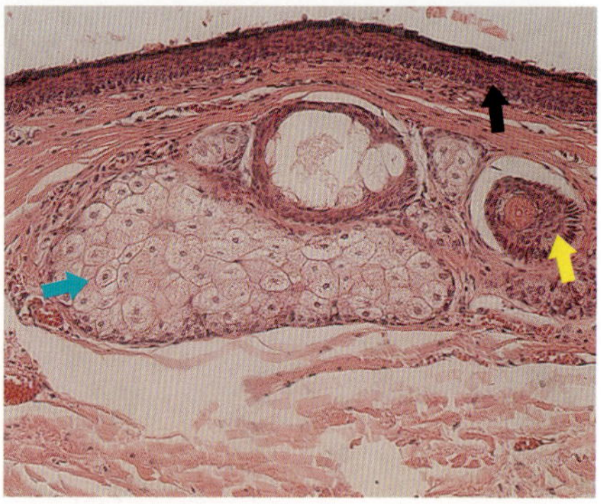

類皮囊胞組織像
角化性重層扁平上皮で被覆された囊胞壁，囊胞壁中に脂腺，毛包を認める（⬆：角化性重層扁平上皮，➡：脂腺，⇧：毛包）

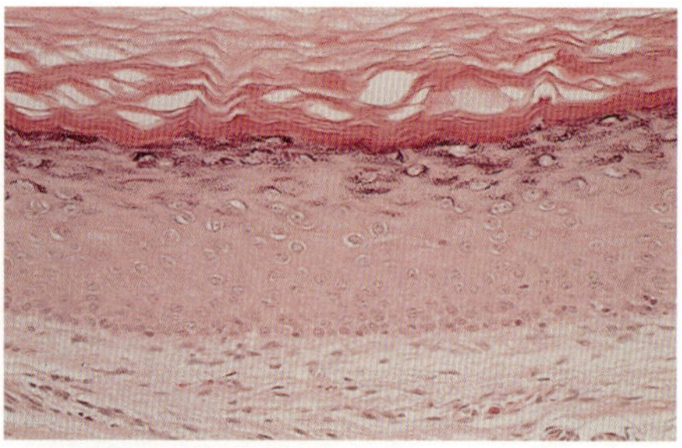

類表皮囊胞組織像
正角化を認める重層扁平上皮で被覆された囊胞壁，囊胞壁中に皮膚付属物を認めない

甲状舌管嚢胞 thyroglossal duct cyst

分　類：非歯原性嚢胞

定　義：胎生期の甲状舌管の遺残に由来する嚢胞

別　名：正中頸嚢胞

臨床症状：正中頸部（オトガイ下～舌骨），口底，舌根部の波動のある腫瘤。ときに正中頸部に瘻孔形成をみる

年齢・性：10歳以下，男児にやや多い

内　容：淡黄色透明粘稠液

画像検査：MRI，（CT）

組織所見：多列線毛上皮（まれに重層扁平上皮）で被覆された嚢胞壁，甲状腺組織の迷入，索状物

治　療：嚢胞摘出術（舌骨体に接するものは，舌骨を一部合併切除）

鑑　別：類(表)皮嚢胞

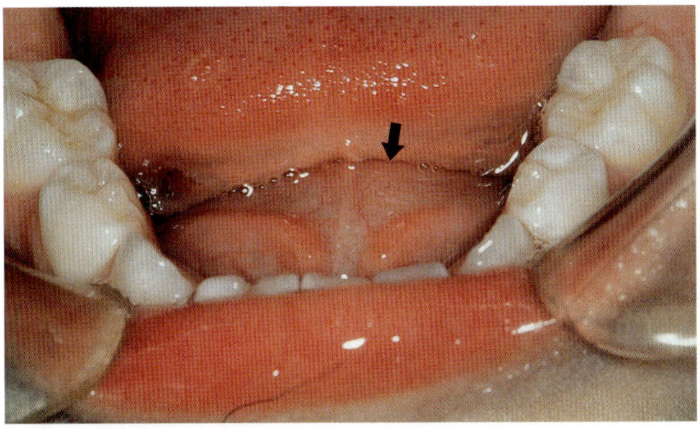

甲状舌管嚢胞
口底正中部に粘膜色，波動を有する腫瘤（⬇）

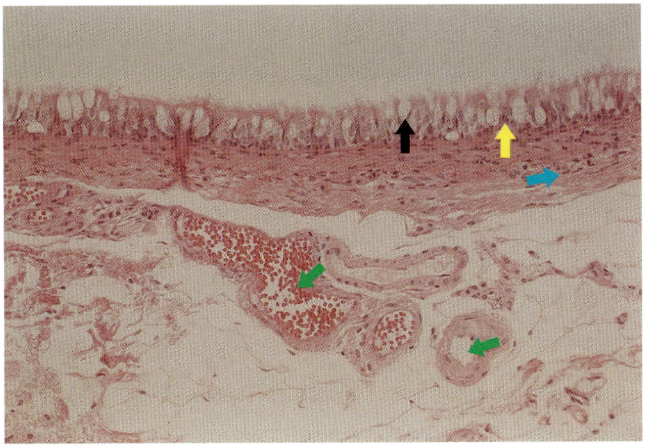

組織像
杯細胞を含む多列線毛上皮で被覆された嚢胞壁（⇧：多列線毛上皮，⬆：杯細胞，➡：線維組織，⬅：血管）

鰓嚢胞（側頸嚢胞） blanchial cleft cyst（lateral cervical cyst・lymphoepithelial cyst）

分　類：非歯原性嚢胞

定　義：胎生期の鰓裂に由来する嚢胞

年齢・性：20～30歳代，性差なし

臨床症状：下顎角部下方，胸鎖乳突筋の前方の側頸部の腫瘤。ときに波動

大きさ：鶩卵大からそら豆大。鶏卵大が多い

画像検査：MRI，CT（境界明瞭な病変）

内容液：乳白色粘稠～漿液性

組織所見：嚢胞壁の内面は重層扁平上皮で被覆，その直下にはリンパ性組織（リンパ濾胞），その外層には線維組織

治　療：嚢胞摘出術。嚢胞が深部にあるとき，内頸静脈や内頸動脈，外頸動脈の損傷に注意

関連事項：側頸嚢胞から扁平上皮癌が発生
リンパ上皮性嚢胞として口底，耳下腺にもみられる

鑑　別：顎下型ガマ腫

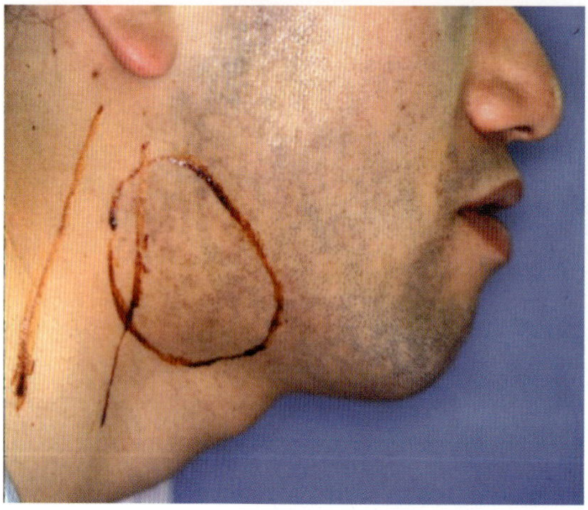

鰓嚢胞
右側頸部の腫脹

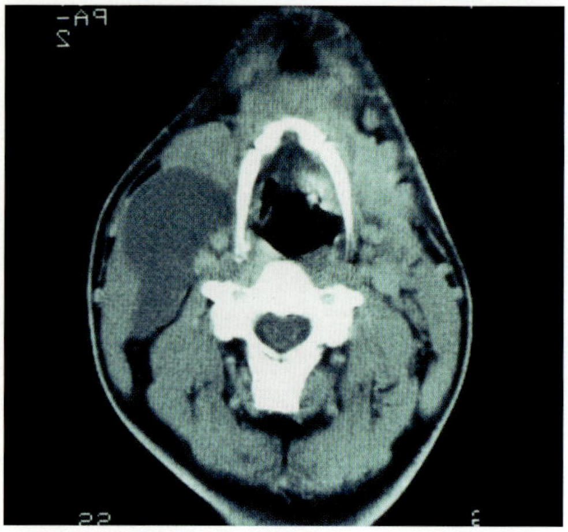

CT像　顎下腺後方，胸鎖乳突筋内側にそれらより濃度の低い境界明瞭な病変を認める

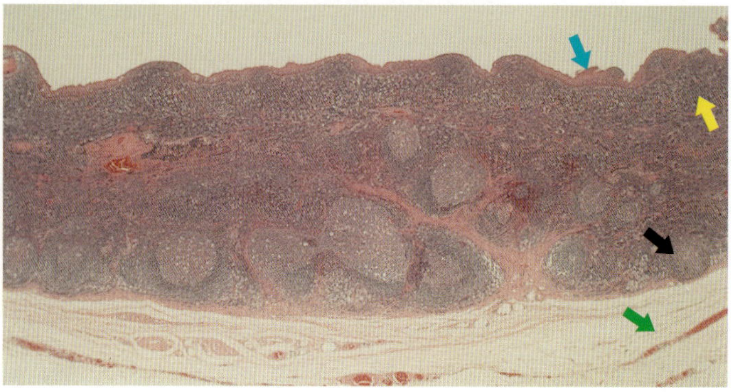

組織像
重層扁平上皮で被覆された嚢胞壁，上皮直下にリンパ濾胞を含むリンパ組織が特徴的（⬇：重層扁平上皮，⬆：リンパ組織，➡：リンパ濾胞，➡：線維組織）

幼児の歯肉囊胞（上皮真珠） gingival cyst of infant (epithelial pearl)

分　類：歯原性囊胞（発育性）

別　名：上皮真珠

成　因：歯堤，エナメル器遺残

臨床所見：新生児の前歯，小臼歯部歯肉の小膨隆

組織所見：角化性重層扁平上皮で被覆された囊胞壁（角化囊胞性歯原性腫瘍の組織像参照）

治　療：不要（自然消失）

備　考：成人の歯肉囊胞；成人の犬歯から小臼歯部頬側歯肉に重層扁平上皮で裏装された 1 cm 大以下の歯肉囊胞

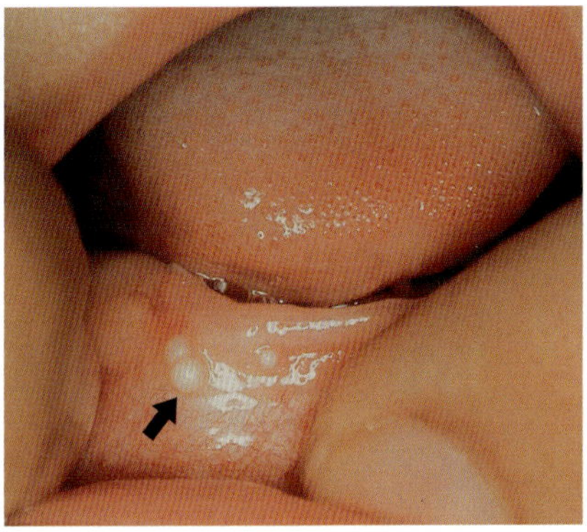

歯肉囊胞
4 か月女児の歯肉に，多発性淡黄色小腫瘤（⬆）を認める

萌出囊胞 eruption cyst

分　類：歯原性囊胞（発育性）

成　因：含歯性囊胞が歯牙萌出部に起こったもの

臨床所見：若年者。歯牙萌出部歯肉の暗赤色の腫脹，波動。当該歯の萌出抑制

組織所見：非角化性重層扁平上皮で被覆された囊胞壁（含歯性囊胞の組織所見参照）

治　療：開窓（直下に歯冠）

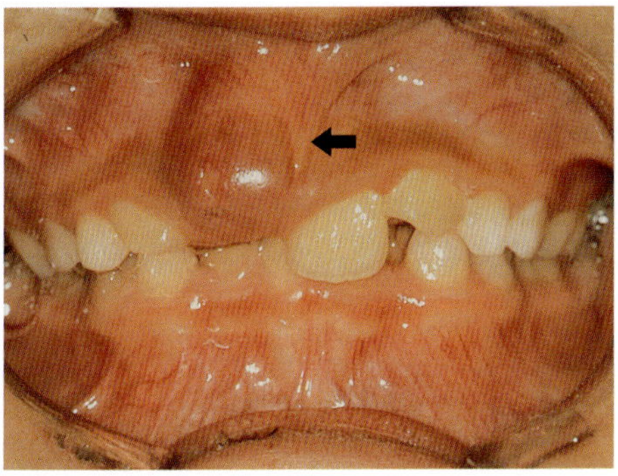

萌出囊胞
未萌出1|部歯肉の波動を有する腫脹（⬅）

リンパ上皮性囊胞 lymphoepithelial cyst

分　類：非歯原性囊胞
成　因：口腔粘膜のリンパ性組織に上皮が封入
好発年齢：20～30歳。男に多い
好発部位：口底，舌下面
症　状：口底や舌下面に1cm以内の小腫瘤で，可動性，波動を触知する
内容液：粘稠透明
組織所見：重層扁平上皮の外側にリンパ組織の増殖を認める囊胞壁
治　療：摘出
備　考：鰓囊胞も同じ組織像
リンパ上皮性囊胞は耳下腺内に生じることもある

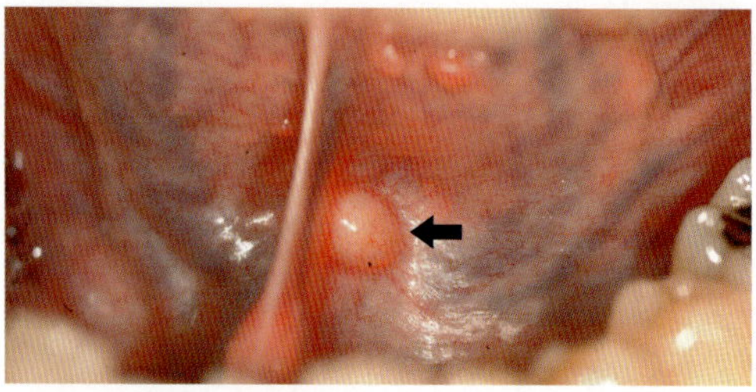

リンパ上皮性囊胞
舌小帯の左側に境界明瞭な大豆大の膨隆（⬅）を認める

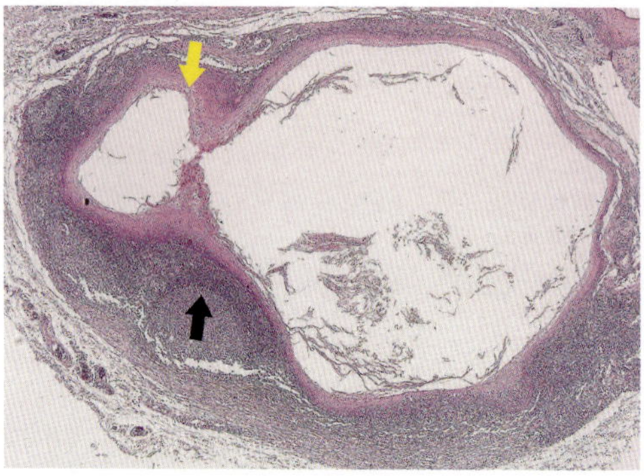

組織像
重層扁平上皮（⬇）で被覆され，その周囲にリンパ球浸潤（⬆）を認める囊胞壁を認める

上顎洞内粘液瘤 mucosal cyst of the maxillary antrum

分　類：非歯原性囊胞
成　因：上顎洞粘膜下に粘液貯留
好発年齢：青壮年
好発部位：洞底部
症　状：症状なし。違和感
画像所見：上顎洞底にドーム状の不透過像
内容液：粘稠透明
組織所見：上皮被覆のない囊胞壁
治　療：経過観察
備　考：感染して，内容が膿となり疼痛などの症状が出現したら摘出

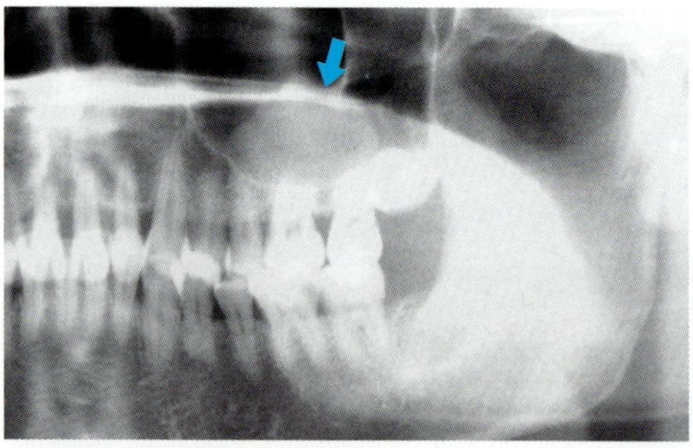

上顎洞内粘液瘤
左側上顎洞底にドーム状の病変を認める（⬇）

舌癌 carcinoma (cancer) of the tongue

原　因：不明（遺伝子の異常；癌抑制遺伝子の消失や機能異常）

誘　因：齲歯や義歯などの機械的刺激，タバコ，アルコールなどの刺激

頻　度：口腔癌で最も多い（50％）

年齢・性：50～60歳代，男性：女性＝2：1

部　位：舌側縁が95％，わずかに舌下面，舌背

肉眼所見：硬結を伴う潰瘍状，白板様，肉芽様，乳頭様，膨隆状，カリフラワー状病変

症　状：無症状。しみるなどの刺激痛

組織型：扁平上皮癌がほとんど。まれに腺癌がある

転　移：転移しやすい。顎下および上内頸静脈リンパ節

検　査：生検（原発巣），造影CT（リンパ節転移），超音波（リンパ節転移），胸部エックス線（肺転移），血液一般，血清生化学（肝転移），腫瘍マーカーSCC（再発），尿検，^{67}Ga腫瘍シンチ（軟組織転移），^{99m}Tc骨シンチ（骨転移），FDG－PET（フルオロデオキシグルコースポジトロン断層撮影）（リンパ節転移，遠隔転移），上部消化管内視鏡

治　療：リンパ節転移か下顎骨への浸潤がなければ，舌切除単独，放射線の組織内照射，あるいは放射線の外照射と抗腫瘍薬の併用

リンパ節転移があれば，外科療法（頸部郭清術＋原発巣切除）

舌切除術

・舌部分切除術；単純縫縮（一次治癒）

・舌半側切除術；前腕皮弁による再建

・舌亜全摘出術；腹直筋皮弁や大胸筋皮弁による再建

抗（悪性）腫瘍薬を全身投与または局所投与（補助療法として）

鑑　別：白板症，紅板症，扁平苔癬，大アフタ，結核症，乳頭腫

＜舌切除術＞

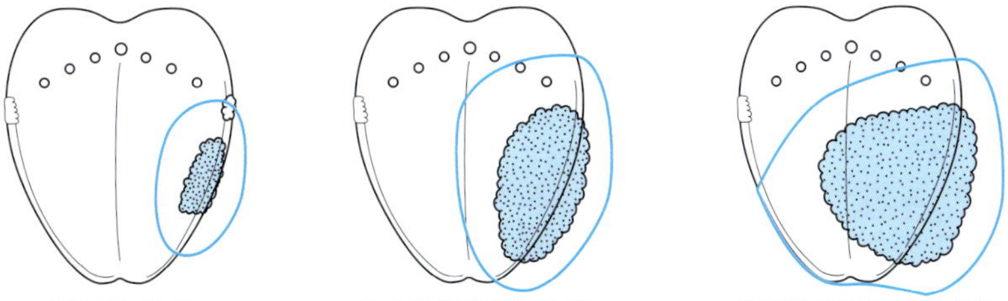

舌部分切除術　舌可動部半側切除術　舌可動部亜全摘出手術

＜頸部郭清術＞

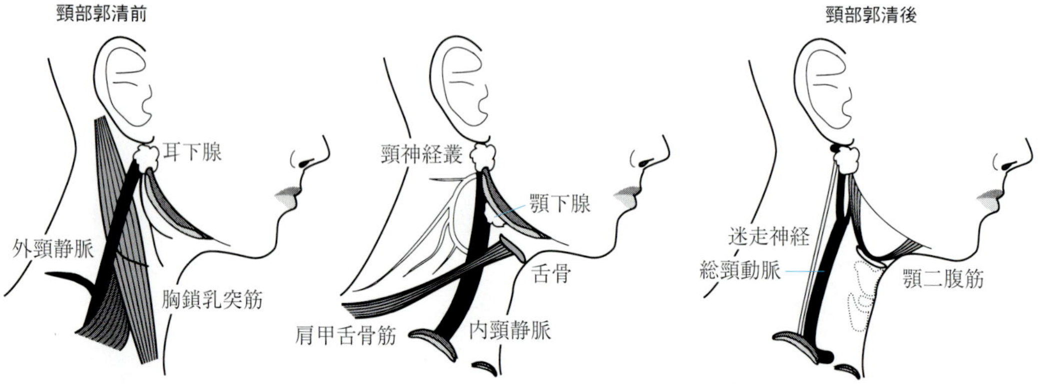

頸部郭清範囲

・鎖骨上窩から下顎下縁と耳下腺下極まで
・僧帽筋の外側縁から胸骨舌骨筋まで
・胸鎖乳突筋，内頸静脈，外頸静脈，顎下腺，リンパ組織，脂肪組織を一塊として切除（総頸動脈，内頸動脈，迷走神経，横隔膜神経保存）

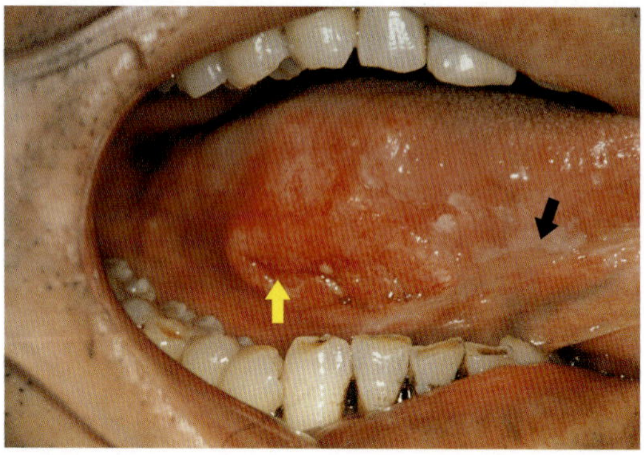

右舌癌

右舌側縁に潰瘍を有する硬結を認める。その前方部に白斑を認める（⬇：白斑，⇧：潰瘍）

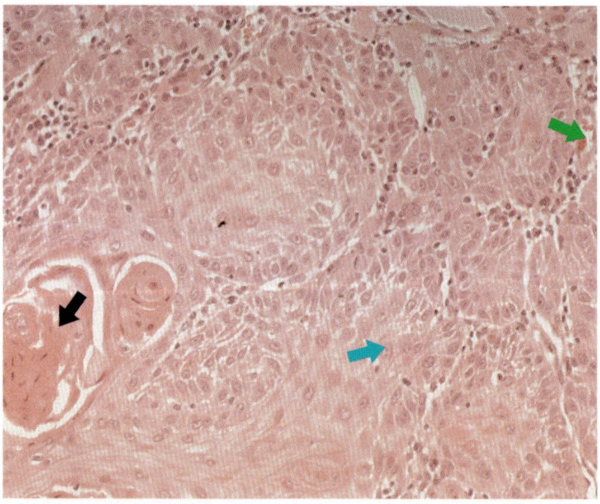

扁平上皮癌組織像

腫瘍実質は棘細胞様細胞の増殖からなり，癌真珠も認める（分化度が高い），間質は少ない（⬇：癌真珠，➡：棘細胞様細胞，➡：間質）

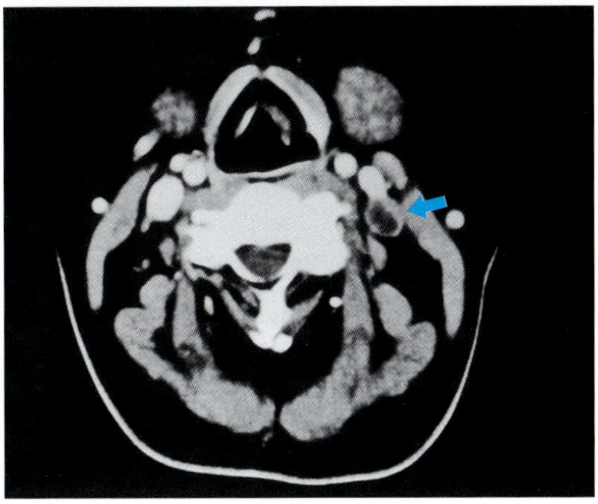

エンハンス（造影）CT像
転移リンパ節はリング状にエンハンスされる（⬅）

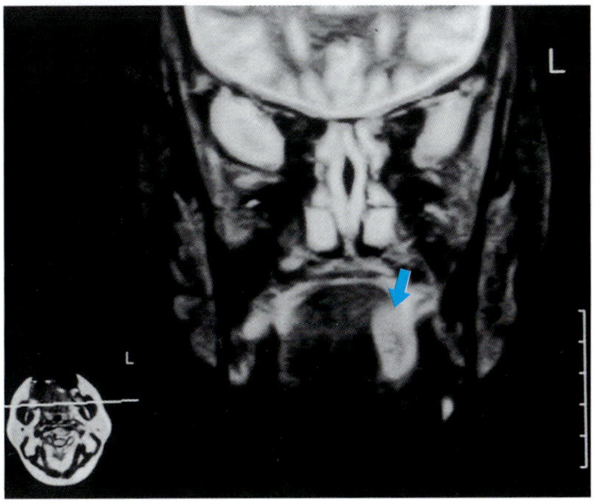

左舌癌MR像
左舌癌相当部に高信号の病変を認める（⬇）

<口唇および口腔癌のTNM分類（UICC 2002）>

口唇および口腔の臨床解剖学的部位

口唇：上唇（赤唇部），下唇（赤唇部），唇交連

口腔：頰粘膜部；上・下唇の粘膜面，頰の粘膜面，臼後部，上下頰歯槽溝（口腔前庭）
上歯槽と歯肉
下歯槽と歯肉
硬口蓋
舌；有郭乳頭より前方2/3の舌背面と舌縁，舌下面（舌腹）
口底

（軟口蓋，舌根，前・後口蓋弓および口蓋扁桃は口峡咽頭癌に含まれ，口腔癌としては扱わない）

Tは原発腫瘍
- TX：原発腫瘍の評価が不可能
- T0：原発腫瘍を認めない
- Tis：上皮内癌
- T1：最大径が2cm以下の腫瘍
- T2：最大径が2cmを超えるが4cm以下の腫瘍
- T3：最大径が4cmを超える腫瘍
- T4a：口唇；骨髄質，下歯槽神経，口底，皮膚（オトガイ，外鼻）に浸潤する腫瘍
  口腔；骨髄質，舌深部の外舌筋，上顎洞，顔面の皮膚に浸潤する腫瘍
- T4b：口唇および口腔；咀嚼筋隙，翼状突起，頭蓋底に浸潤する腫瘍，または内頸動脈を全周性に取り囲む腫瘍

Nは所属リンパ節
- NX：所属リンパ節転移の評価が不可能
- N0：所属リンパ節転移なし
- N1：同側の単発性リンパ節転移で，最大径3cm以下
- N2a：同側の単発性リンパ節転移で最大径が3cmを超えるが6cm以下
- N2b：同側の多発性リンパ節転移で最大径が6cm以下
- N2c：両側あるいは反対側のリンパ節転移で最大径が6cm以下
- N3：最大径が6cmを超えるリンパ節転移

（正中リンパ節は同側リンパ節）

Mは遠隔転移
- MX：遠隔転移の評価が不可能
- M0：遠隔転移なし
- M1：遠隔転移あり

<病期分類（Stage分類）>

Stage Ⅰ	T1	N0	M0
Stage Ⅱ	T2	N0	M0
Stage Ⅲ	T3 T1, T2	N0, N1 N1	M0
Stage ⅣA	T4a T1,T2,T3	N0, N1, N2 N2	M0
Stage ⅣB	T4b Tに関係なく	Nに関係なく N3	M0
Stage ⅣC	Tに関係なく	Nに関係なく	M1

下顎歯肉癌 carcinoma of the mandibular gingiva

頻　度：舌癌に次いで多い（20％）。上顎より多い

年齢・性：50歳以上，男性

肉眼所見：臼歯部，潰瘍状，白板様，肉芽様，乳頭様，膨隆状，疣贅状

症　状：無症状，しみるなどの刺激痛，歯牙動揺，下唇の知覚異常（下顎管に浸潤したとき）

原発巣画像検査：エックス線写真，CT像で虫喰い像（骨髄内に浸潤），圧迫像（舟底状吸収像），浮遊歯，^{99m}Tc骨シンチグラム（骨病変集積像）

検　査：所属リンパ節転移（造影CT，超音波），遠隔転移（胸部エックス線，血液一般，血清生化学，尿検，^{67}Gaシンチ，^{99m}Tcシンチ，PET）に関する検査，上部消化管癌に関する検査（内視鏡）

組織型：扁平上皮癌（初診時に生検）

転　移：顎下，上内頸静脈リンパ節に多い

治　療：リンパ節転移がないとき，下顎骨切除術（下顎辺縁切除術，下顎区域切除術，下顎半側切除術）
リンパ節転移があれば，頸部郭清術＋下顎骨切除術

鑑　別：慢性下顎骨骨髄炎

備　考：歯肉癌で虫喰い像が下顎管に達するとT4aの扱い
咀嚼筋隙に達するとT4bの扱い

＜下顎歯肉癌の下顎骨切除術＞

1）下顎辺縁切除術（下顎骨部分切除術）
- 骨への浸潤がないもの，あっても極めて少ないもの（舟底状吸収像）
- 病変部より1cm以上離して健常骨で切除
- 下顎下縁は保存

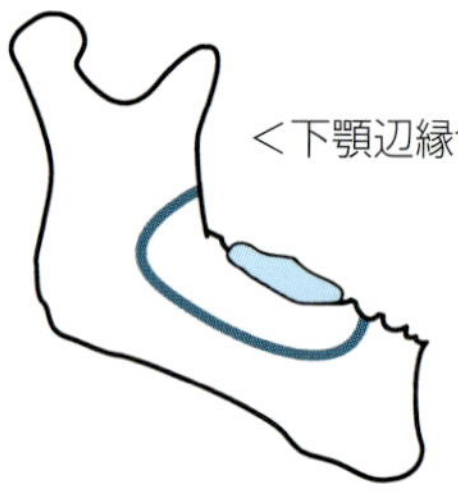
＜下顎辺縁切除術＞

2）下顎区域切除術（下顎骨連続離断術）
- 骨髄への浸潤があるもの（虫喰い状吸収像）
- 病変部より1cm以上離し，下顎骨下縁まで離断し切除する
- 下顎骨の連続性が失われ，金属プレートや骨移植による再建を要する

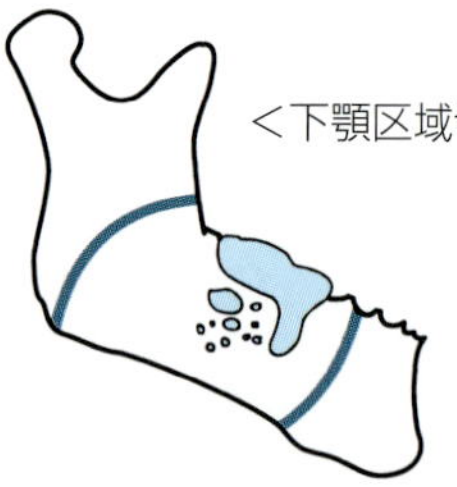
＜下顎区域切除術＞

3）下顎半側切除術（関節離断術）
- 下顎枝まで浸潤があるもの（虫喰い状吸収像）
- 近心側は病変より1cm以上離し，遠心は関節で離断する
- 金属プレートや骨移植による再建を要する

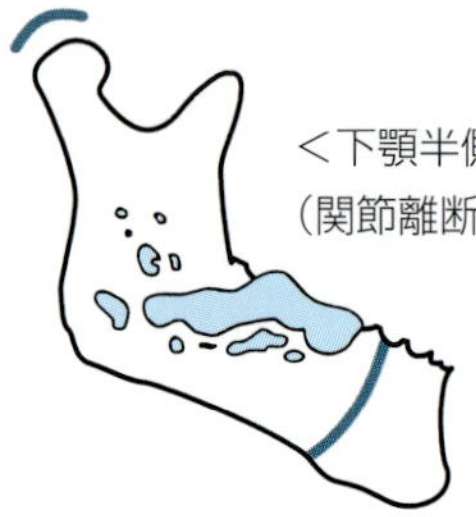
＜下顎半側切除術（関節離断）＞

<下顎骨再建手術>

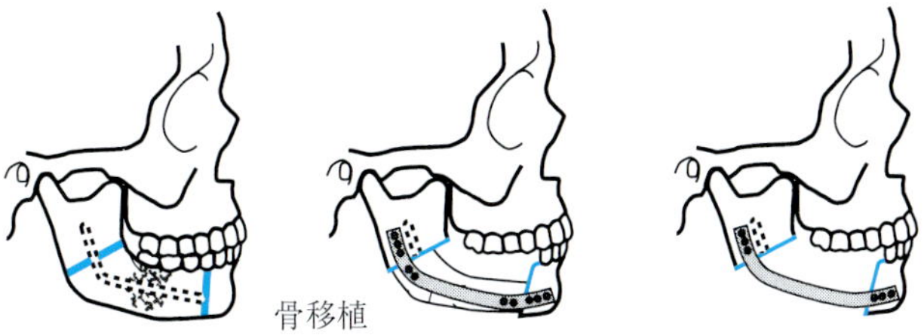

下顎区域切除術　下顎骨即時再建　プレート再建(二次再建)

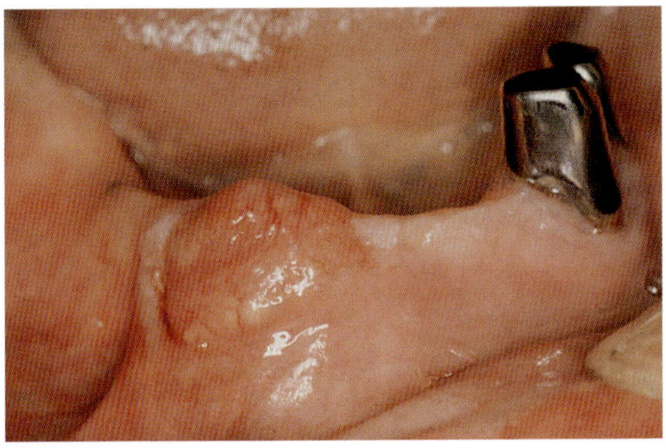

膨隆型の歯肉癌

硬い腫瘤として触知する。その近心歯肉に白斑を認める

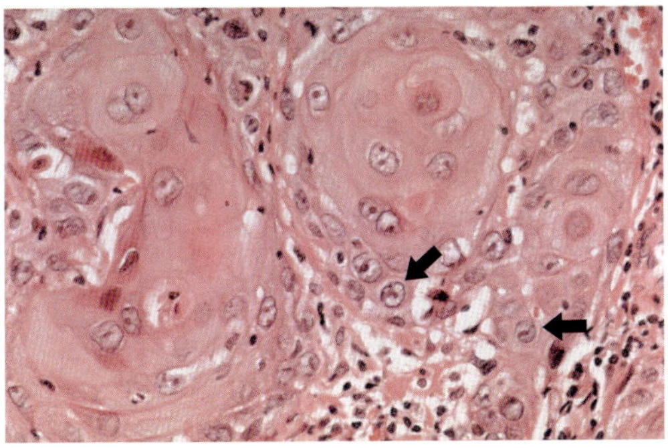

扁平上皮癌組織像

核小体の著明な棘細胞様細胞の増殖（⬆）

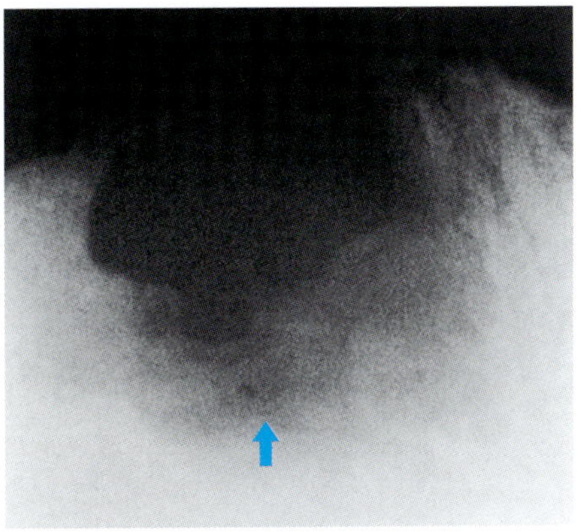

歯肉癌のエックス線像

膨隆病変に一致して不規則な骨吸収（⬆）を認める

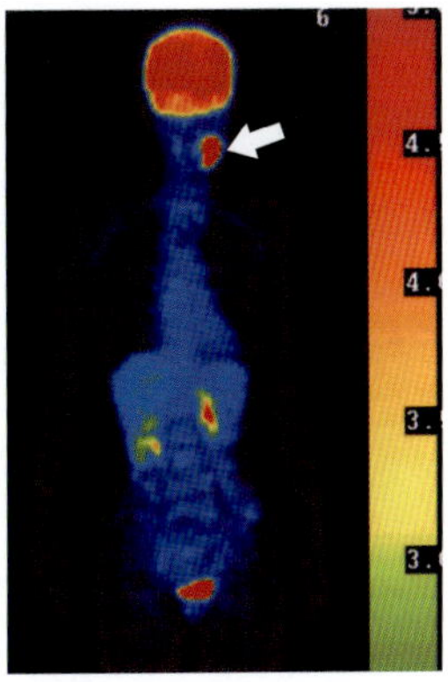

下顎左側臼歯部歯肉癌のPET

下顎左側歯肉癌相当部に集積像（⇧）を認める。所属リンパ節や遠隔臓器に転移を認めない

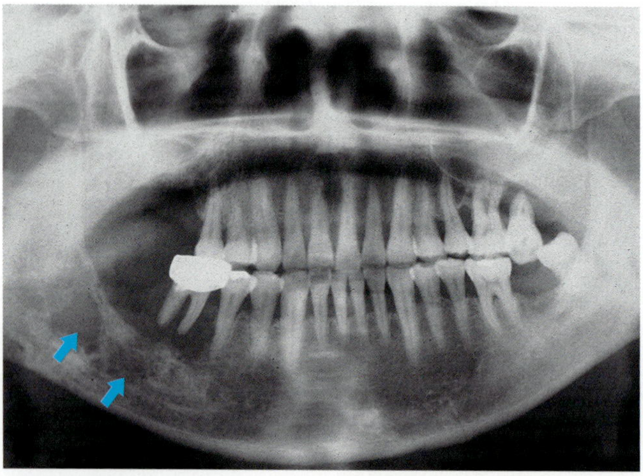

下顎歯肉癌

右下顎臼歯部に虫喰い像（↑），6⏋浮遊歯

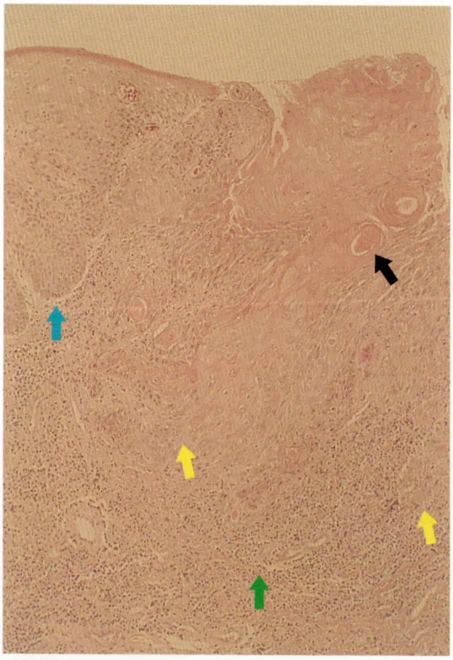

扁平上皮癌組織像

扁平上皮癌の浸潤を認める。表層は角化壊死（↑：癌の浸潤先端，↑：癌真珠，↑：リンパ球浸潤，↑：正常上皮）

上顎歯肉癌 carcinoma of the maxillary gingiva

臨床所見：下顎歯肉癌の1/2～1/4，臼歯部。潰瘍状，膨隆状，肉芽様，白板様，疣贅状。しみるなどの刺激痛，歯牙動揺

原発巣画像検査：エックス線写真，CT像，虫喰い像（骨髄内に浸潤），圧迫像（舟底状吸収像）

その他の検査：所属リンパ節転移，遠隔転移に関する臨床検査，上部消化管癌の検査

組織型：扁平上皮癌（初診時に生検）

転　移：顎下，上内頸静脈リンパ節に多い

治　療：上顎切除術または所属リンパ節転移があれば，上顎切除術＋頸部郭清術。上顎切除後，義顎を装着する

鑑　別：上顎洞癌（初期では口蓋，頬部の腫脹，進行例は鑑別困難）

＜上顎骨切除術＞

上顎歯肉癌，上顎洞癌に対して行う

・上顎骨部分切除術：腫瘍小さく，口内法により切除

・上顎亜全摘出術：腫瘍大きく，皮切を加えて切除。眼窩底，翼状突起を含む場合と含まない場合がある

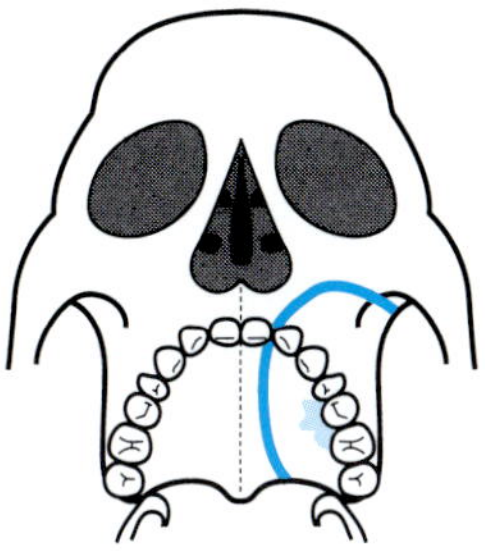

＜上顎骨部分切除術＞

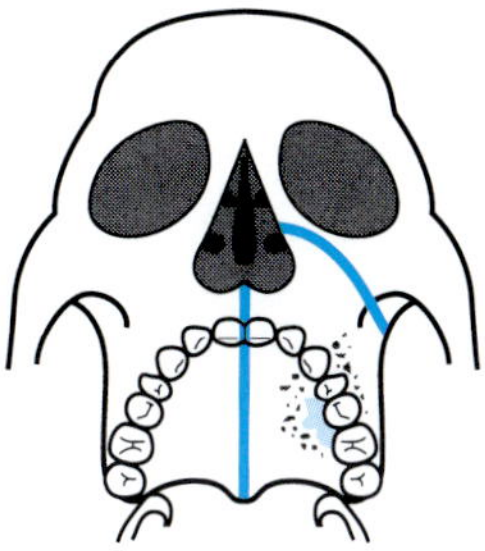

＜上顎亜全摘出術＞

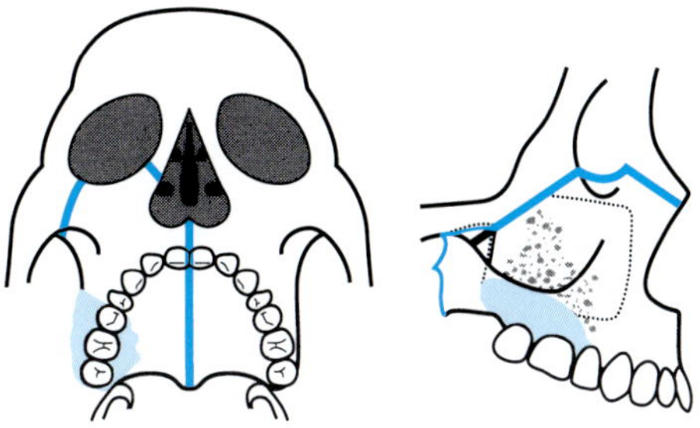

＜上顎亜全摘出術＞

＜上顎骨切除時の皮切法＞

・Weber法

・Dieffenbach法

・Dieffenbach－Weber法

・Kocher法

・Zange法

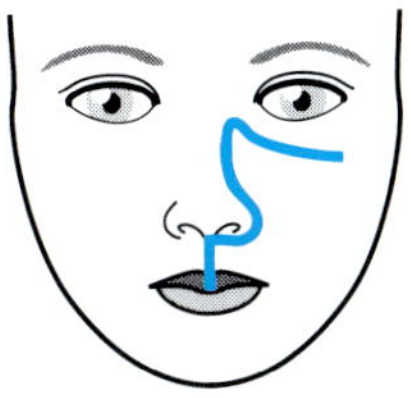

＜Dieffenbach－Weber法＞

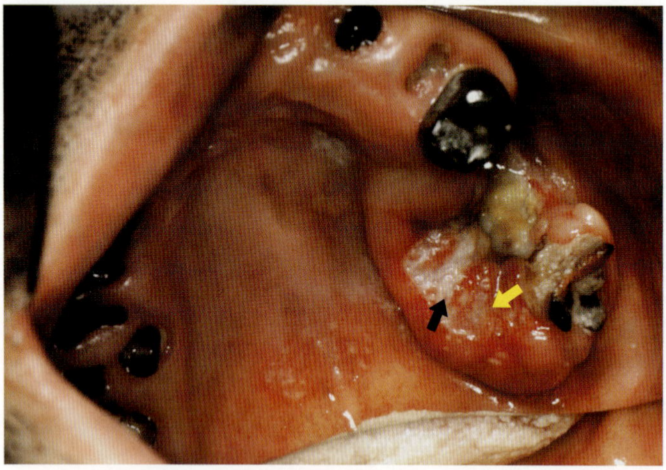

上顎歯肉癌

左上顎臼歯部に潰瘍状の病変を認める。潰瘍部に壊死組織の付着を認める（⬆：壊死組織，⇩：潰瘍）

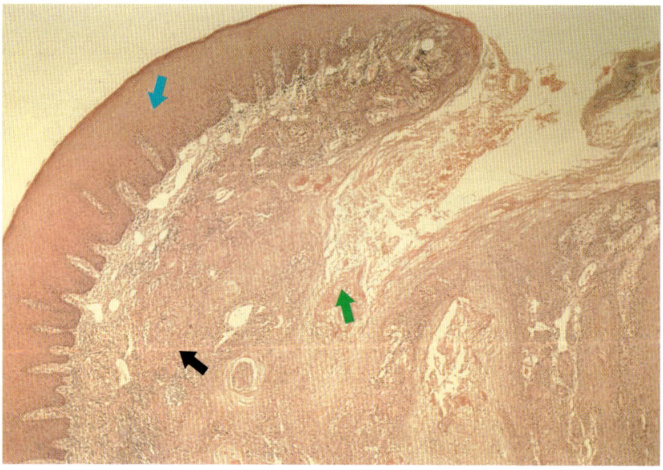

歯肉癌組織像−健常部との境界

扁平上皮様細胞の浸潤を認める。癌表層は角化壊死（⬆：扁平上皮癌，⬆：角化壊死，⬇：正常歯肉粘膜）

口唇癌 carcinoma of the lip

臨床所見：口唇癌の頻度は低い。男性の下唇に多い。乳頭様，潰瘍状，膨隆状，肉芽様の硬結
扁平上皮癌。リンパ節転移少ない

検　査：所属リンパ節転移，遠隔転移に関する検査

治　療：放射線治療（ベータトロン腔内照射。^{198}Au粒状線源）
外科療法（口唇切除後Abbe－Estlander法による再建）

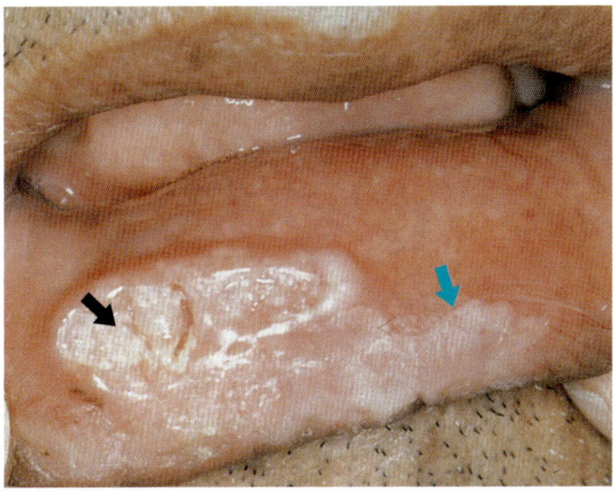

口唇癌
白板症を伴う肉芽型口唇癌
（⬇：癌，⬇：白板症）

頬粘膜癌 carcinoma of the buccal mucosa

臨床所見：口腔癌の約7%。高齢者，男性，大臼歯相当部。疣贅状，白板様，潰瘍状硬結
扁平上皮癌。リンパ節転移の頻度は高い

検　査：所属リンパ節転移，遠隔転移に関する検査

治　療：組織内照射（^{198}Au粒状線源）
外科療法（頬粘膜切除後皮膚移植＋頸部郭清術：リンパ節転移を認めた場合）

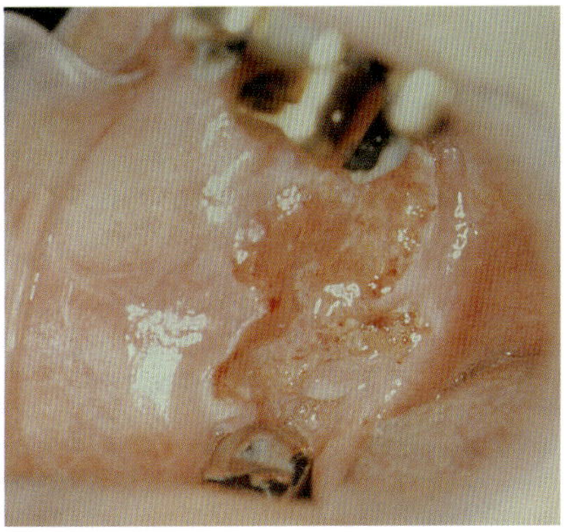

頬粘膜癌　潰瘍型の頬粘膜癌

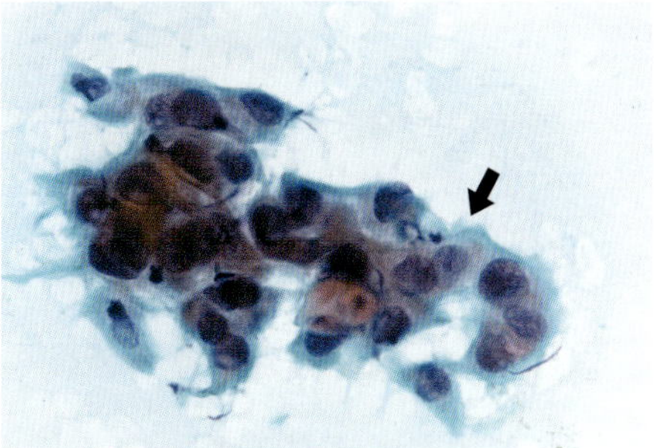

Papanicolaou染色の細胞診
悪性腫瘍細胞（Papanicolaou分類Ⅴ：⬇）を示唆する

口底癌 carcinoma of the floor of the mouth

臨床所見：口腔癌の約12%，中高年，男性。潰瘍状，膨隆状，白板様，肉芽様硬結
扁平上皮癌

検　査：所属リンパ節転移，遠隔転移に関する検査

治　療：小線源組織内照射（下顎骨に浸潤がないとき），外科療法（舌・下顎合併切除＋頸部郭清術-リンパ節転移）

<軟組織再建術>

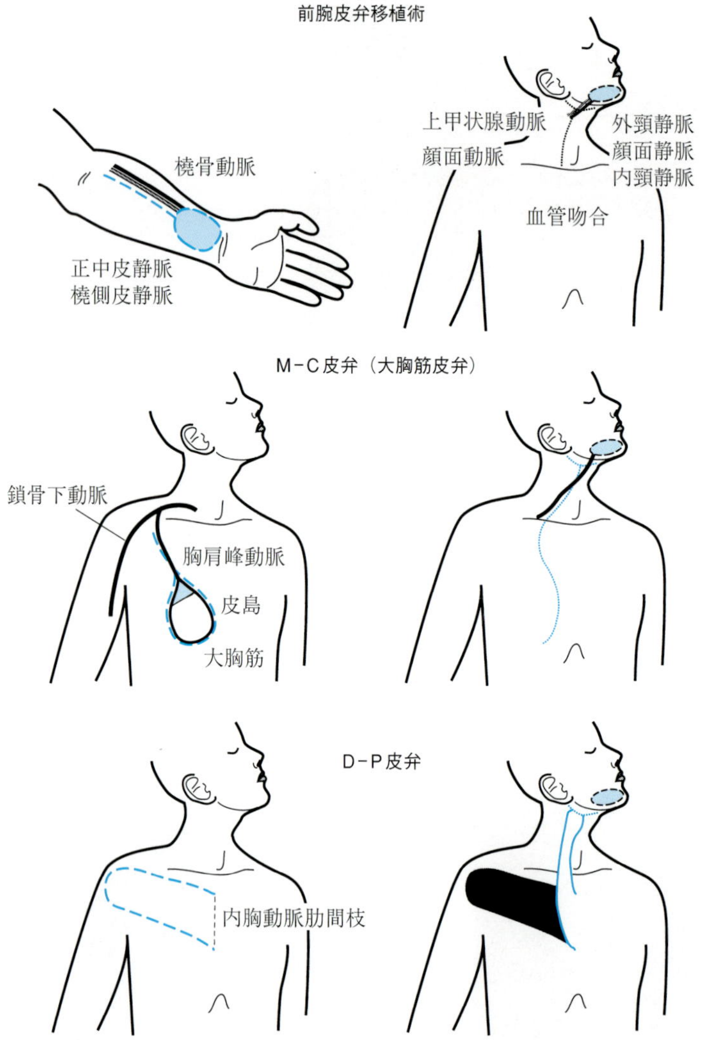

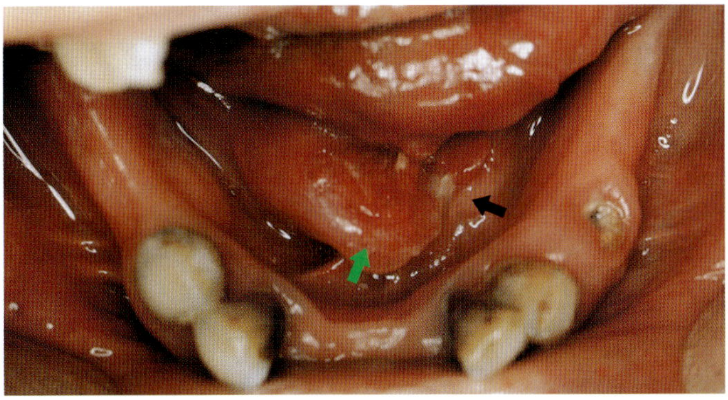

口底癌
一部深い潰瘍（⬆）と膨隆（⬆）を認める口底癌

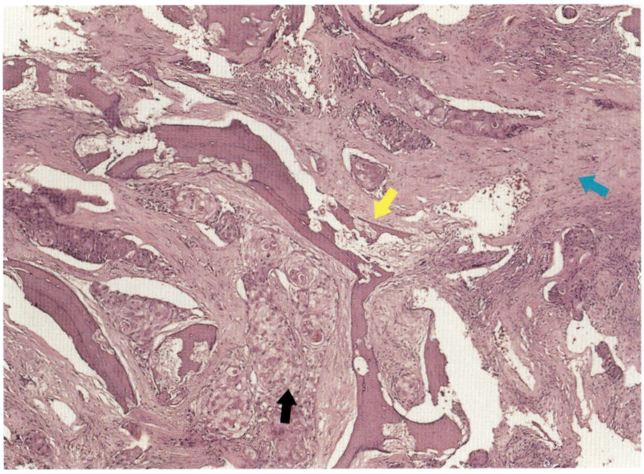

組織像
骨内に扁平上皮癌の浸潤を認める（扁平上皮癌：⬆，不規則な吸収をうけた骨梁：⇩，間質（線維組織）：⬅）

口峡咽頭癌（軟口蓋癌） carcinoma of the soft palate

位置づけ：軟口蓋下面は口峡咽頭癌の扱い。口腔癌とは別の扱い

口峡咽頭癌の範囲

・前壁（舌根：有郭乳頭より後方，喉頭蓋谷，喉頭蓋前面）

・側壁（口蓋扁桃，扁桃窩および口蓋弓，舌扁桃溝）

・咽頭後壁

・上壁（軟口蓋下面，口蓋垂）

臨床所見：発現頻度少ない（口腔癌の1割強），50歳以上，男性。潰瘍状，乳頭様，肉芽様硬結

リンパ節転移の頻度は高い

検　査：所属リンパ節転移，遠隔転移に関する検査

組織型：扁平上皮癌が多い

治　療：外部照射，外科手術（下顎・舌根合併切除＋頸部郭清術-リンパ節転移）

組織内照射（Au grainを使う小線源治療）

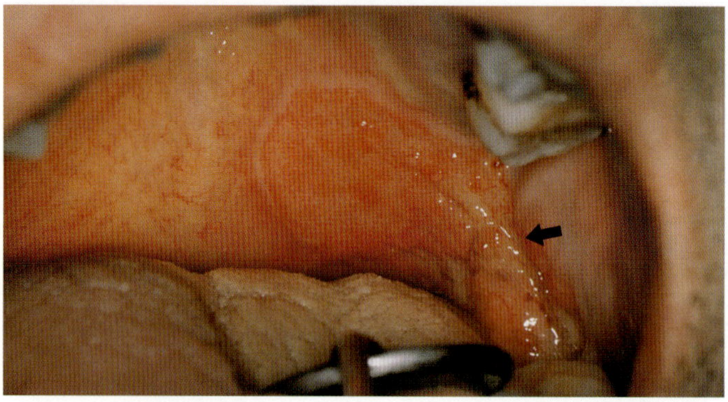

口峡咽頭癌
潰瘍型の口峡咽頭癌（⬅）

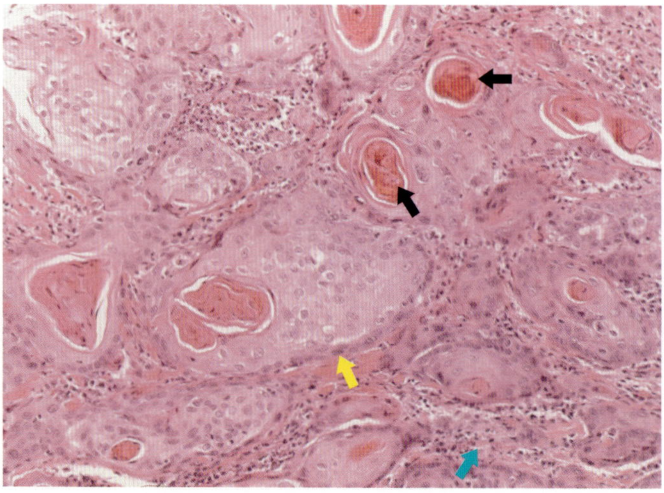

組織像
扁平上皮癌の組織で，癌真珠を認める，高分化型の扁平上皮癌（⬆：癌真珠，⬆：上皮胞巣，⬆：間質）

上顎洞癌 carcinoma of the maxillary sinus

原因・位置づけ：原因不明（慢性上顎洞炎誘因），口腔癌とは別の扱い（上顎洞癌のTNM分類適用）

頻　度：口腔癌の1/4

年齢・性：40～60歳代，男性：女性＝2：1

部　位：洞底部に多い

症　状：鼻閉，鼻出血，頬部腫脹，歯痛，歯の動揺，歯肉腫脹，上唇の知覚異常（洞前壁部）

原発巣画像検査：Waters法，後頭前頭像，CT像で上顎洞部は不透過像（軟組織充満病変），歯槽部や側壁に骨破壊像

検　査：所属リンパ節転移，遠隔転移に関する検査

組織型：扁平上皮癌が多数（洞部より生検）（ときに未分化癌，腺癌）

転　移：顎下および上深頸リンパ節（口腔癌ほど多くはない）

治　療：リンパ節転移がないとき，外科，放射線，化学療法の三者併用療法

浅側頭動脈を経由し，顎動脈分岐部までカニューレを挿入し，抗（悪性）腫瘍薬（フルオロウラシルなど）を持続動注。放射線外照射。20～30 Gy照射後，開洞または上顎骨部分切除術。切除組織を組織学的に検索し，腫瘍残存を認めれば治療を繰り返す

リンパ節に転移を認めた場合，頸部郭清術＋上顎骨切除術

鑑　別：慢性歯性上顎洞炎，術後性上顎嚢胞，上顎歯肉癌，口蓋原発悪性唾液腺腫瘍

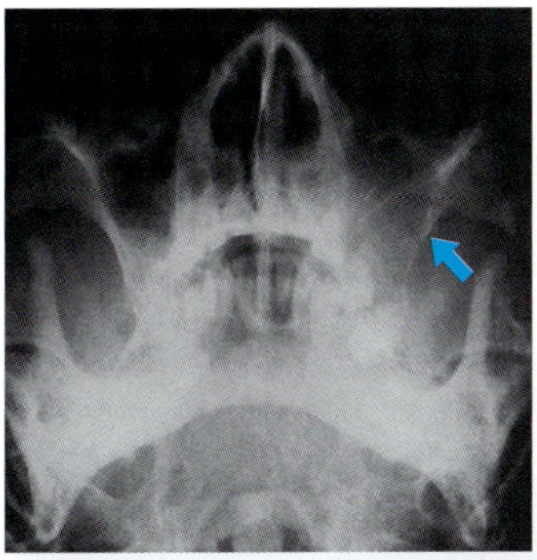

左上顎洞癌のWaters法　左上顎洞側壁の菲薄化と上顎洞の不透過像（⬆）を認める

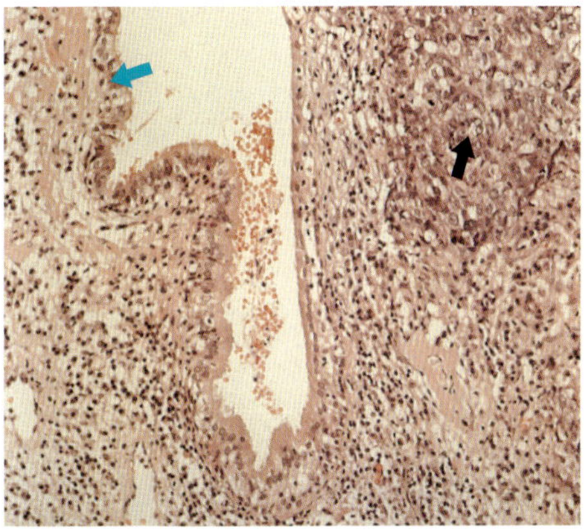

組織像　正常洞粘膜から移行的に扁平上皮癌の浸潤を認める。扁平上皮癌に角化は認めず分化度は低い（⬅：正常洞粘膜，⬆：扁平上皮癌）

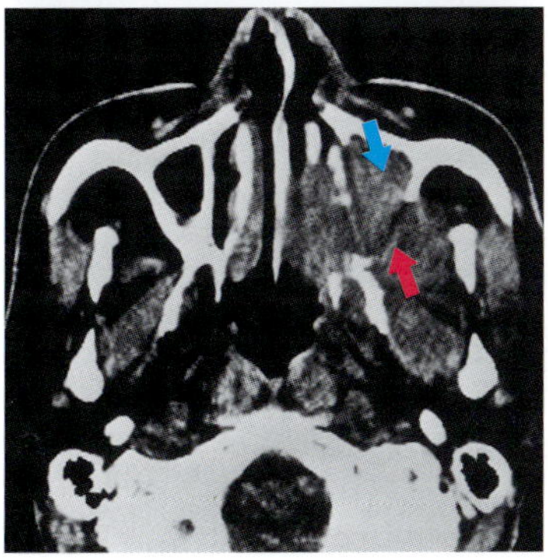

左上顎洞癌CT像　左上顎洞に腫瘍充満，鼻腔内，側方に進展（⬆：骨破壊像，⬇：癌組織）

エナメル上皮腫 ameloblastoma

定　義：腫瘍実質が歯堤またはエナメル器に類似する歯原性良性腫瘍（上皮性）

分　類：充実型，多嚢胞型，類腱型，単嚢胞型，周辺型

年齢・性：20～30歳代，男性にやや多い

部　位：下顎臼歯部より枝部。上顎は少ない

肉眼所見：顎骨の膨隆，羊皮紙様感，波動，穿刺により淡黄色透明な内容液

画像検査：パノラマ，後頭前頭像，CT像

画像所見：多胞性または単房性の境界明瞭な透過像，骨膨隆像，埋伏歯の合併，歯根の吸収

組織所見：＜WHO・2005年分類＞

濾胞型（上皮胞巣が濾胞状）
叢状型（間質部が融解して実質が索状に連絡）
} 多い

棘細胞型（実質が扁平上皮の性格が強い）
基底細胞型（実質が基底細胞様細胞からなる）
顆粒細胞型（実質に顆粒細胞が多数出現）
} 少ない（濾胞型に含まれる）

治　療：①開窓療法；

若年者で単房性のもの。生検を兼ね，嚢胞状の腫瘍の一部切除
内腔の減圧を図り腫瘍の反応をみる。開窓療法で病変は縮小する可能性がある

②摘出術（反復療法）；

単嚢胞型エナメル上皮腫に適応。腫瘍を全摘出し，創は開放創
骨の増生と腫瘍の反応を観察，創部（腫瘍があった部）が縮小したら，再度同部の摘出術を行う。腫瘍の残存を認めれば，同じ方法を反復する

③顎骨切除術；

エナメル上皮腫の従来からの手術法。多胞性や充実型病変に適応。病変部の健常骨や健常組織を一部含め切除（下顎骨切除術）

鑑　別：角化嚢胞性歯原性腫瘍，含歯性嚢胞

＜下顎エナメル上皮腫の反復療法(単房性嚢胞型)＞

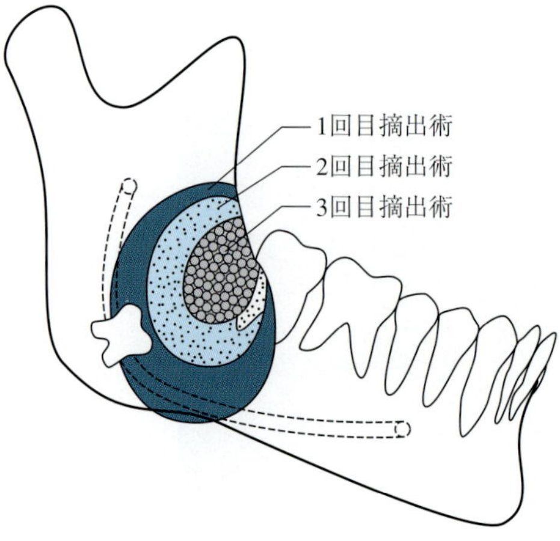

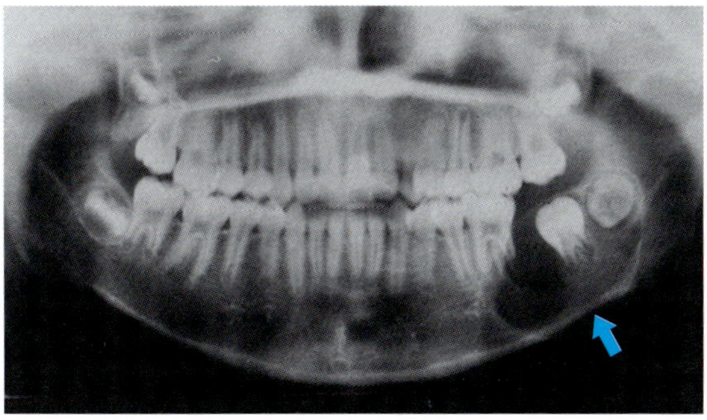

エナメル上皮腫

⌈678部に境界明瞭な透過像（⬆）

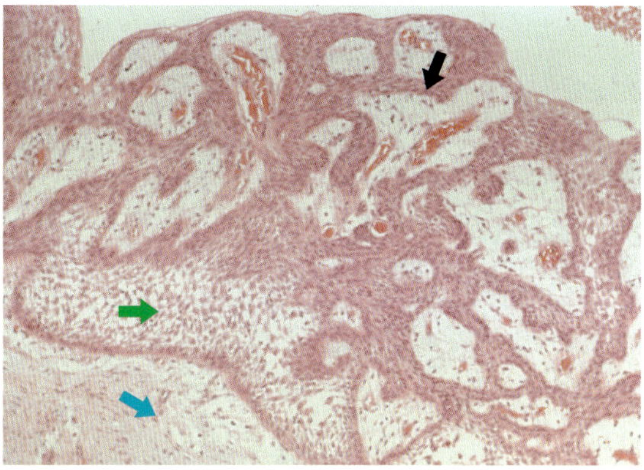

組織像

歯堤またはエナメル髄様の上皮の増殖を認める。間質は線維性結合組織（➡：エナメル髄様，⬇：歯堤様，➡：間質－線維性結合組織）

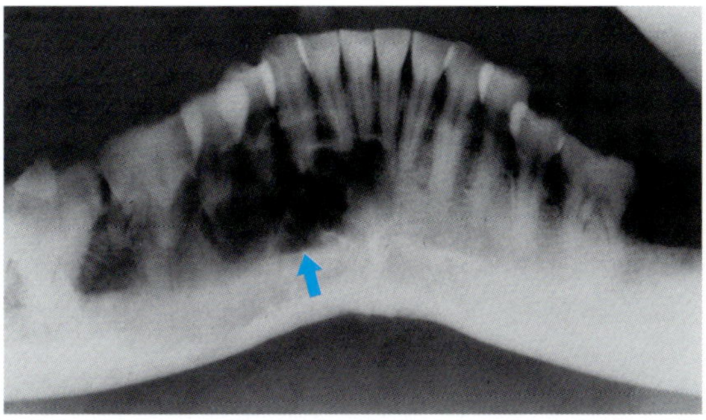

エナメル上皮腫

6～1⌉部に多胞性の透過像（⬆）を認める

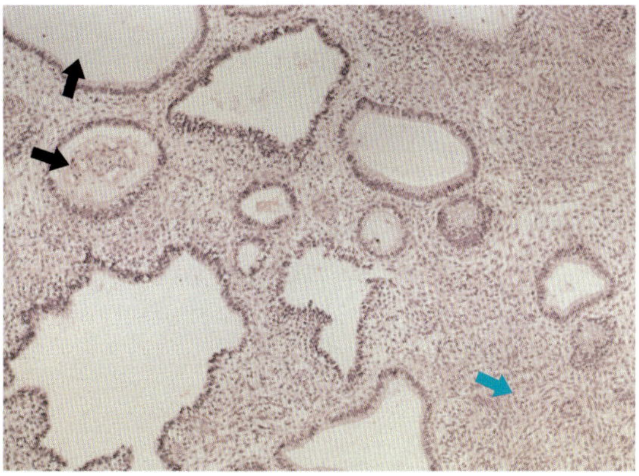

叢状型エナメル上皮腫の組織像

エナメル器に類似した実質の増殖。間質融解（⬆：間質，➡：実質）

角化嚢胞性歯原性腫瘍 keratocystic odontogenic tumor

旧　名：歯原性角化嚢胞

分　類：良性歯原性腫瘍

成り立ち：硬組織形成前または，歯冠形成期に歯原性上皮が扁平上皮化生し，嚢胞様に増殖したもの

好発年齢：20～30歳代

好発部位：下顎智歯，下顎枝部

症　状：骨膨隆，羊皮紙様感，波動

画像所見：単房性または多胞性の境界明瞭な透過像
- 埋伏歯を含まない場合→原始性嚢胞との鑑別
- 埋伏歯を含む場合→含歯性嚢胞との鑑別

内　容：おから状，軟泥状

組織所見：錯角化性重層扁平上皮で被覆された嚢胞壁を認める。
嚢胞壁中に娘嚢胞を認めることがある

治　療：単房性は摘出術。多胞性は顎骨切除術

備　考：画像的に歯冠を含まない嚢胞であっても，組織像で角化性重層扁平上皮で被覆された嚢胞壁を認めた場合は角化嚢胞性歯原性腫瘍として扱う

鑑　別：エナメル上皮腫，含歯性嚢胞

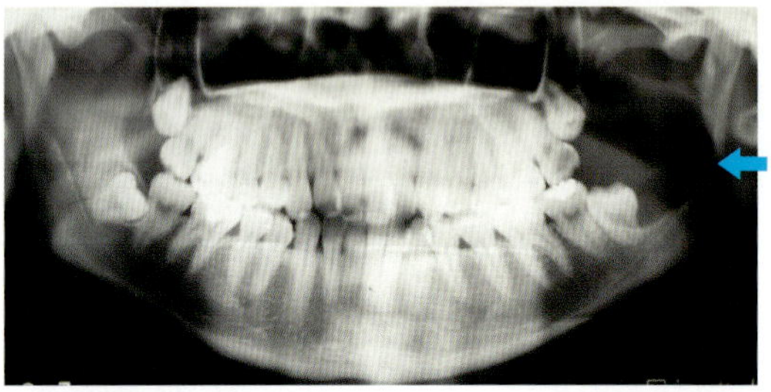

角化嚢胞性歯原性腫瘍
左側下顎枝部に智歯の歯冠を含む境界明瞭な透過像（↑）を認める

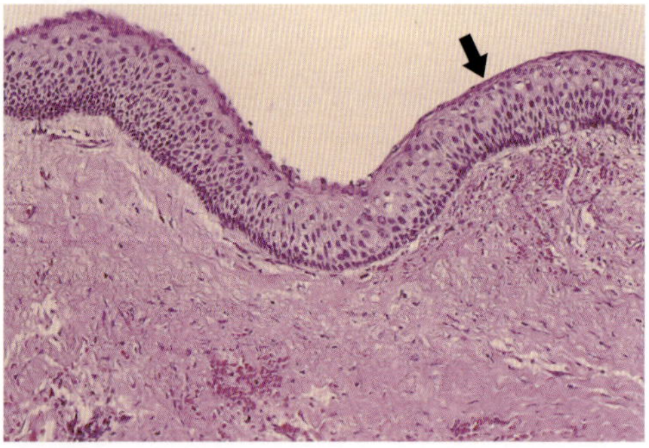

組織像
錯角化性重層扁平上皮（↓）で被覆された嚢胞壁を認め，嚢胞壁中には炎症性細胞浸潤は少ない

腺腫様歯原性腫瘍 adenomatoid odontogenic tumor

別　名：腺様歯原性腫瘍

分　類：歯原性腫瘍（上皮性）

臨床所見：まれ。若年者，女性。上下顎前歯部（犬歯と関連）

エックス線所見：単房性の境界明瞭な透過像と，散在性の不透過像が混在

組織所見：囊胞状構造，内腔に面して歯原性上皮が増殖し，その中に腺管状構造や花冠状構造を認め，石灰化物が散在

治　療：摘出術

鑑　別：含歯性囊胞，石灰化囊胞性歯原性腫瘍

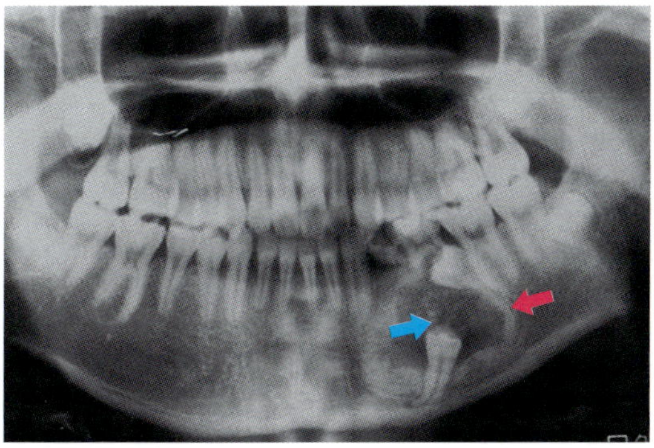

腺腫様歯原性腫瘍
⌈456部に透過像（⬅），その中に散在性の不透過像（➡），⌈45埋状

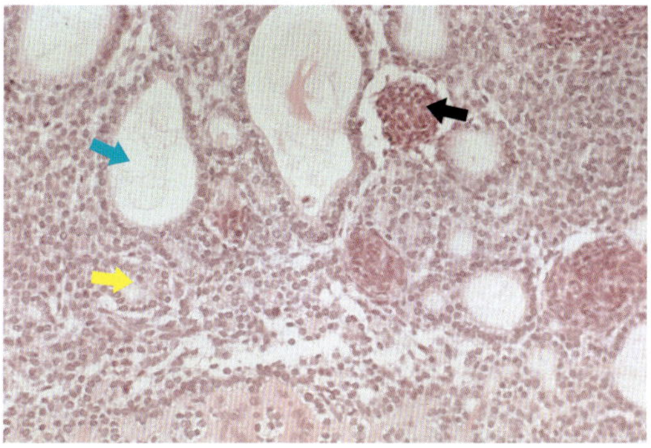

組織像
周囲は線維性組織，内部に囊胞腔を認め，腫瘍はエナメル髄に似た実質細胞の中に腺管状構造，花冠状構造を認める（➡：腺管状構造，⇨：エナメル髄様，⬅：花冠状構造）

石灰化上皮性歯原性腫瘍(Pindborg腫瘍) calcifying epithelial odontogenic tumor (Pindborg tumor)

旧　名：歯原性石灰化上皮腫

分　類：歯原性腫瘍（上皮性）

臨床所見：まれな腫瘍。中年，下顎臼歯部，埋伏歯に関連

エックス線所見：単房性透過像に不透過像が混在

組織所見：腫瘍実質は多角形の細胞の増殖。アミロイド様物，石灰化物が散在

治　療：下顎骨切除術

歯原性線維腫 odontogenic fibroma

分　類：歯原性腫瘍（非上皮性，間葉性あるいは歯原性外胚葉性間葉組織よりなる）

臨床・画像所見：中心性；20歳以下，下顎臼歯部，骨膨隆，単房性透過像

周辺性；各年代，下顎，エプーリス様，エックス線像変化なし

組織所見：線維芽細胞，線維成分の増殖，歯原性上皮の散在，ときに石灰化物混在

治　療：摘出術（再発の可能性低い），大きさに応じて下顎辺縁切除術，下顎区域切除術

鑑　別：エナメル上皮腫，エナメル上皮線維腫

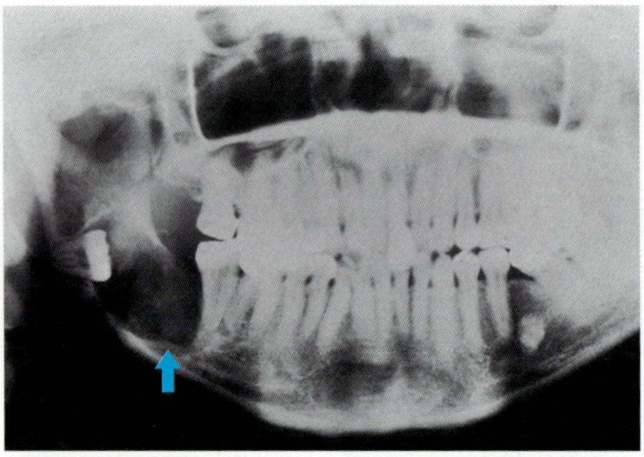

歯原性線維腫
7|～枝部の境界明瞭な透過像（↑），8|埋状

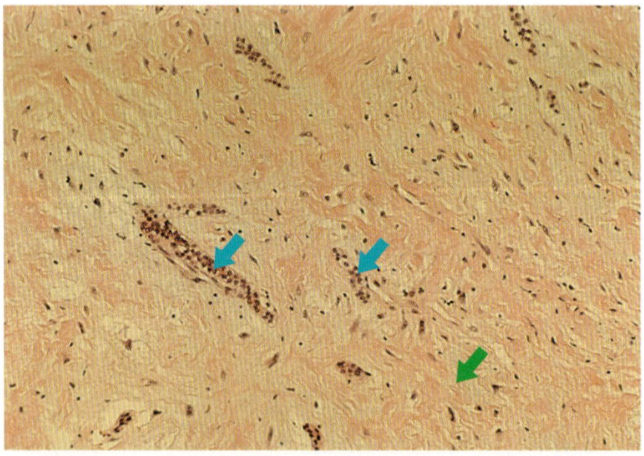

組織像
線維成分に富む組織よりなり，その中に歯原性上皮の小塊を散在性に認める（↓：歯原性上皮の小塊，↓：線維組織）

歯原性粘液腫 odontogenic myxoma

本　態：歯原性良性腫瘍（非上皮性，間葉性あるいは歯原性外胚葉性間葉組織よりなる）

臨床所見：若年者，女性。下顎臼歯部，顎骨無痛性膨隆

画像所見：多胞性透過像，樹枝状内部構造，テニスラケット様

組織所見：粘液様水腫性で線維成分が少ない。濃縮した核をもつ星状細胞。歯原性上皮が混在することもある

治　療：顎骨切除術

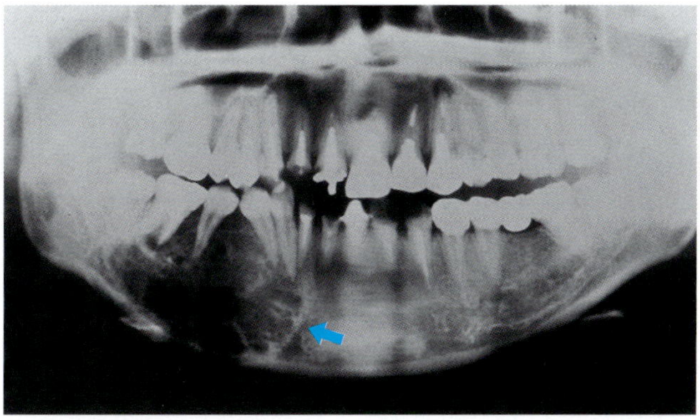

右下顎骨歯原性粘液腫
$\overline{7\sim3|}$部に下顎下縁に達する多胞性透過像（樹枝状内部構造）（←），$\overline{54|}$部に歯根離開

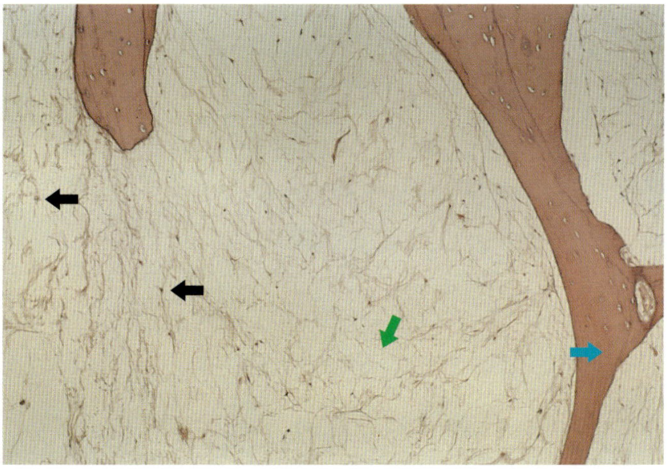

組織像
濃縮した核と細長い突起を有する星状細胞と粘液様基質を認める。残存骨梁の一部に吸収像（←：星状の細胞-粘液腫細胞，→：残存骨梁，↓：粘液様基質）

セメント芽細胞腫 cementoblastoma

本　態：歯原性良性腫瘍（新生物，歯原性外胚葉性間葉組織よりなる）

臨床所見：まれな疾患。若年者の男性に多くみられる。下顎臼歯部の無痛性（ときに疼痛を伴う）の骨膨隆としてみられる。発育は緩慢

画像所見：エックス線写真で大臼歯の歯根に連続した類円形の不透過像を認め，その周囲に一層の透過像を認める

組織所見：歯根と連続した梁状のセメント様硬組織を認め，それは不規則な改造線を認める。周辺部にはセメント芽細胞による硬組織形成像を認める

治　療：歯を含めて摘出

鑑　別：骨腫

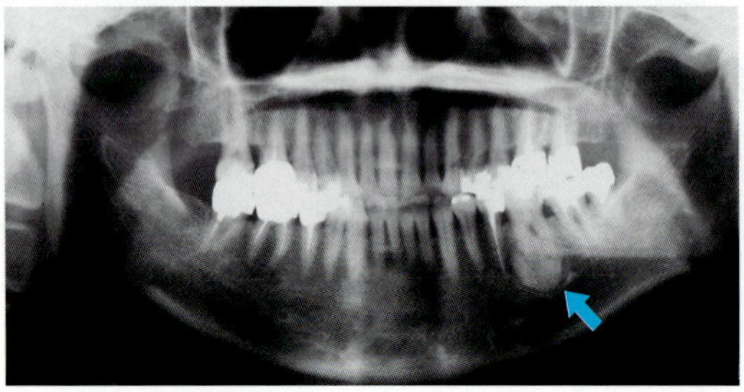

セメント芽細胞腫
下顎左側第一大臼歯の根に接して類円形の不透過像（⬆）とその周囲を囲む一層の透過像を認める

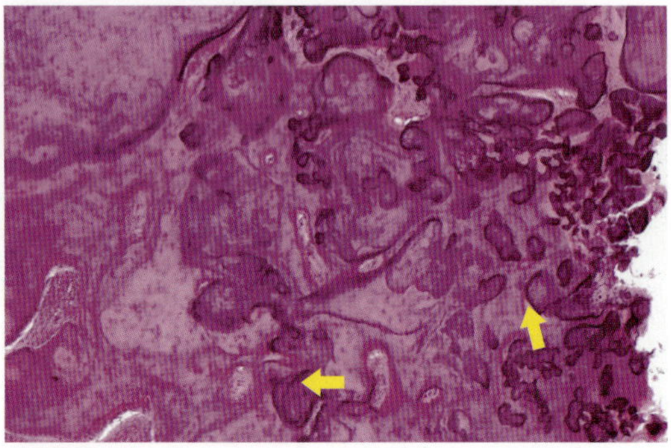

組織像
類円形の不透過像の中央部の所見で，改造線（⬆）を多く認める。セメント様硬組織を認める

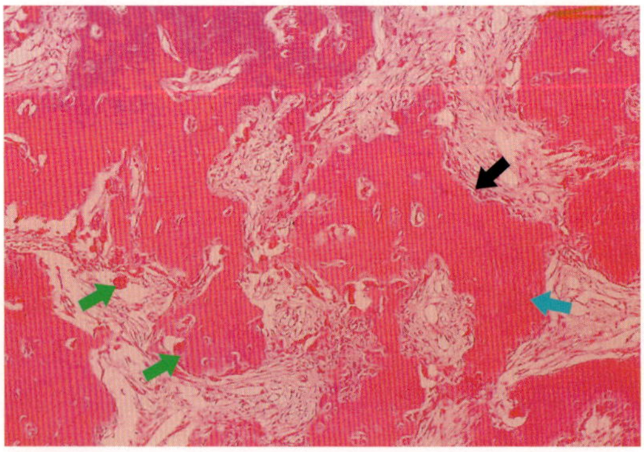

組織像
類円形不透過像周囲の透過像部の所見で，セメント芽細胞様細胞（⬅）による硬組織（⬅）の形成がみられる（➡：破セメント細胞様細胞）

歯牙腫集合型 odontoma compound type

定　義：歯の形態を備えた硬組織の集合を認める腫瘍。歯原性混合性腫瘍（歯原性上皮で歯原性外胚葉性間葉組織を伴う）

臨床所見：集合型が複雑型よりやや多い。10～20歳代
上顎前歯部，乳歯の残存，無症状のことが多い，顎骨の膨隆

エックス線所見：塊状の不透過像，埋伏歯の合併（歯冠に接する）

組織所見：多数の小さな歯牙様物の集合

治　療：一般には歯牙腫と埋伏歯を摘出。埋伏歯の萌出が期待できるときは保存

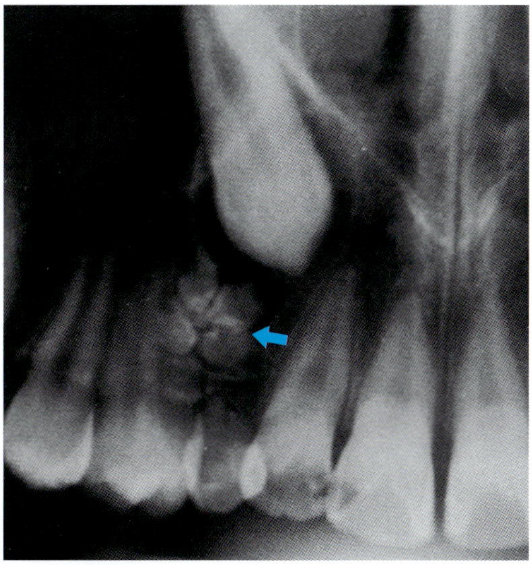

歯牙腫集合型
埋伏犬歯に連続する小塊状の不透過像（⬅）

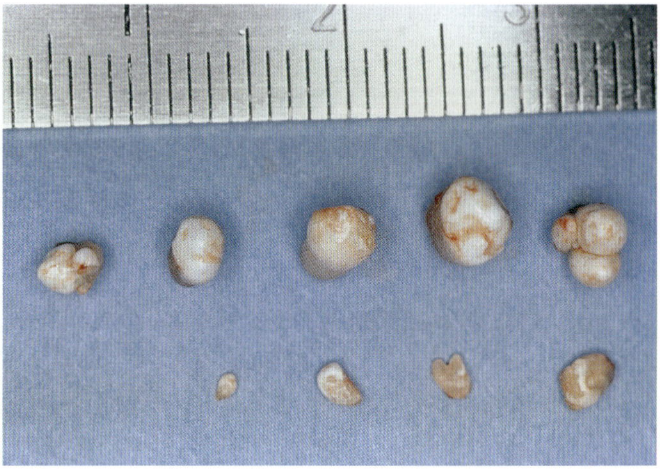

摘出物
多数の小さな歯牙様物

歯牙腫複雑型 odontoma complex type

定　義：歯の硬組織を主体とする腫瘍。歯原性混合性腫瘍（歯原性上皮で歯原性外胚葉性間葉組織を伴う）

臨床所見：10～20歳代，下顎臼歯部，無症状のことが多い。顎骨の膨隆

エックス線所見：塊状の不透過像，埋伏歯の合併

組織所見：エナメル質，象牙質，セメント質，歯髄，歯原性上皮が混在する塊状増殖物

治　療：一般には歯牙腫と埋伏歯を摘出。複雑歯牙腫で大きなものは顎骨切除術

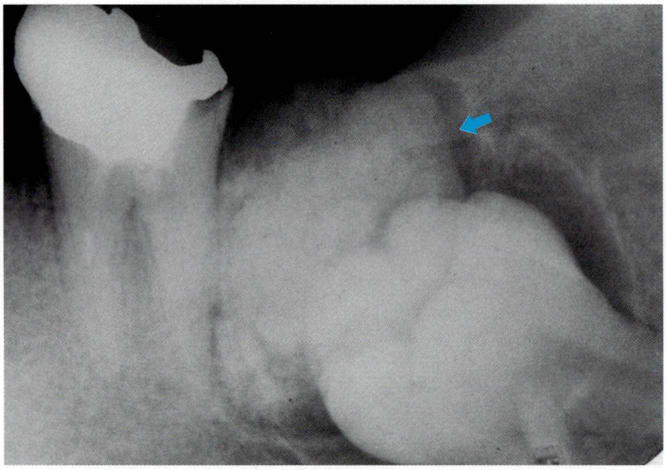

歯牙腫複雑型
埋伏智歯歯冠に接する塊状不透過像（⬅）

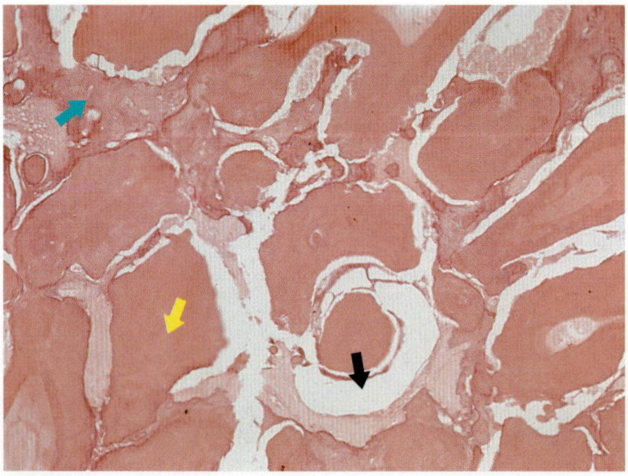

組織像
⬆：セメント質，⬇：エナメル質（脱灰により消失），
⇩：象牙質が不規則に配列した塊状物

エナメル上皮線維腫 ameloblastic fibroma

定　義：歯原性上皮巣の増殖と間葉組織の増殖からなる。混合性腫瘍（歯原性上皮で歯原性外胚葉性間葉組織を伴う）

臨床所見：若年者，下顎臼歯部，顎骨の膨隆

エックス線所見：単房性，多胞性の境界明瞭な透過像

組織所見：線維芽細胞を多く含む線維性結合組織中に，歯堤に似た上皮巣の散在性増殖を認める

治　療：下顎骨切除術

鑑　別：歯原性線維腫（上皮成分の腫瘍性増殖の有無），エナメル上皮腫

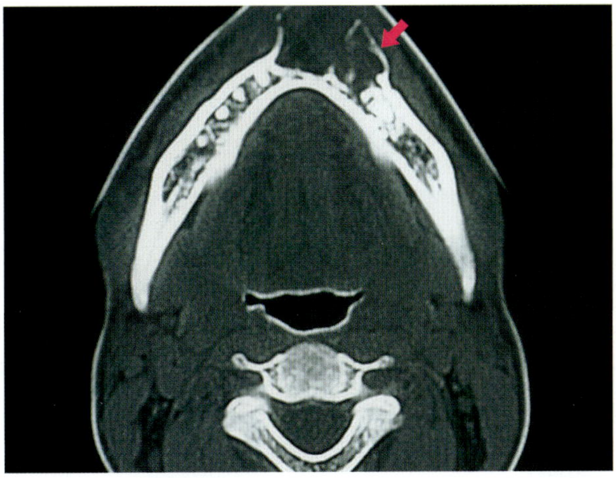

エナメル上皮線維腫CT像
右下顎前歯部の骨破壊像と骨膨隆像（⬇）

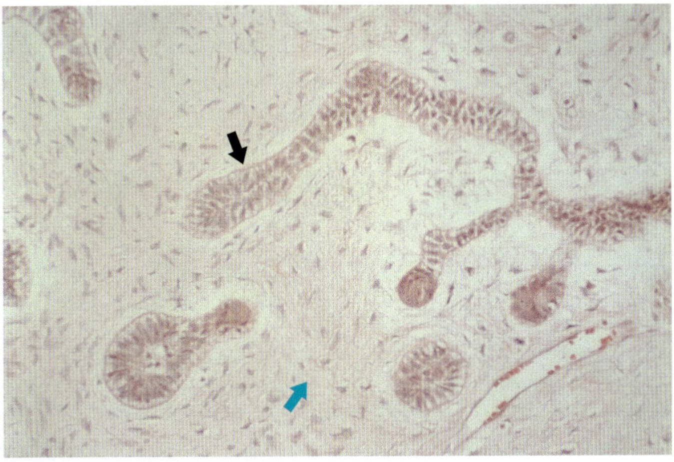

組織像
線維芽細胞を多く含む線維性結合組織中（⬆）に，歯堤に似た上皮巣（⬇）の散在性増殖を認める

石灰化嚢胞性歯原性腫瘍 calcifying cystic odontogenic tumor

旧　名：石灰化歯原性嚢胞

分　類：良性歯原性混合性腫瘍（歯原性上皮で歯原性外胚葉性間葉組織を伴う）

年齢・性：10～30歳代，性差なし

症　状：上下顎骨の膨隆，羊皮紙様感，波動

画像検査：パノラマ，CT像

画像所見：境界明瞭な単房性透過像，その中に散在性の不透過像，埋伏歯や歯牙腫を合併

内容液：淡黄色透明な液体

組織所見：上皮は歯原性上皮に類似。上皮層にghost cell（幽霊細胞・幻影細胞），石灰化物の沈着，周囲線維組織

治　療：摘出術，ときに顎骨切除術

鑑　別：腺腫様歯原性腫瘍（腺様歯原性腫瘍），石灰化上皮性歯原性腫瘍（歯原性石灰化上皮腫）

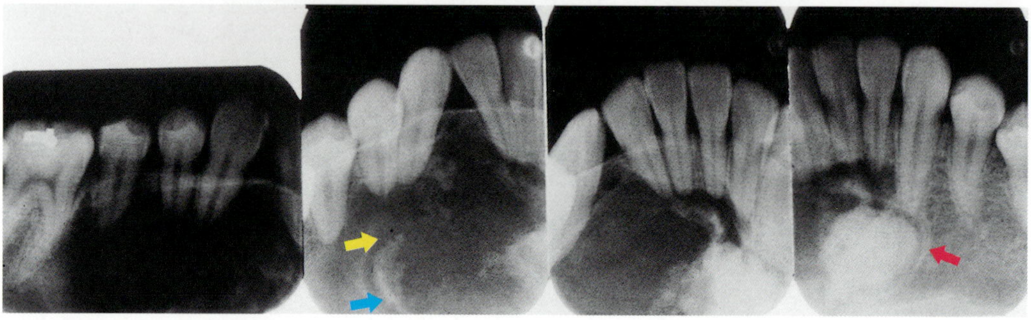

石灰化嚢胞性歯原性腫瘍
6┼3 部にかけて境界明瞭な透過像（⇨），中に不規則な不透過像（➡）と歯牙様物を認める（⬅）

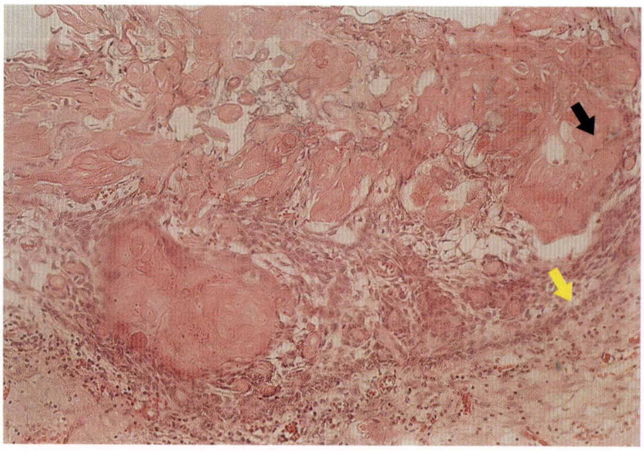

組織像
上皮層に被覆された嚢胞様構造，上皮層は幽霊細胞“ghost cell”（⬇）と歯原性上皮（⇩）からなる

乳頭腫 papilloma

特　徴：上皮性良性腫瘍。慢性刺激による反応性増殖物

臨床所見：成人，舌，歯肉，口蓋。乳頭状，疣贅状，カリフラワー状腫瘤，有茎状，粘膜色～白色，硬い～軟らかい，単発性，多発性

組織所見：樹枝状の重層扁平上皮の増殖，角化（＋）～（－）

治　療：健常組織を一部含めて切除

関連事項：乳頭腫症；口蓋，頬粘膜の広範な乳頭状反応性増殖物（癌との鑑別）

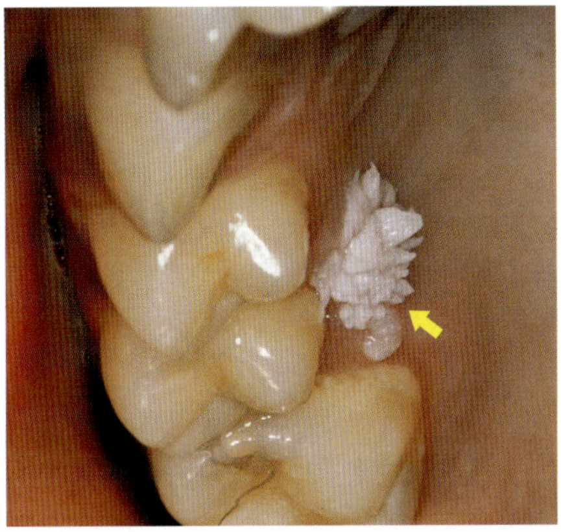

口蓋乳頭腫
白色，有茎性，カリフラワー状の腫瘤（⇧）

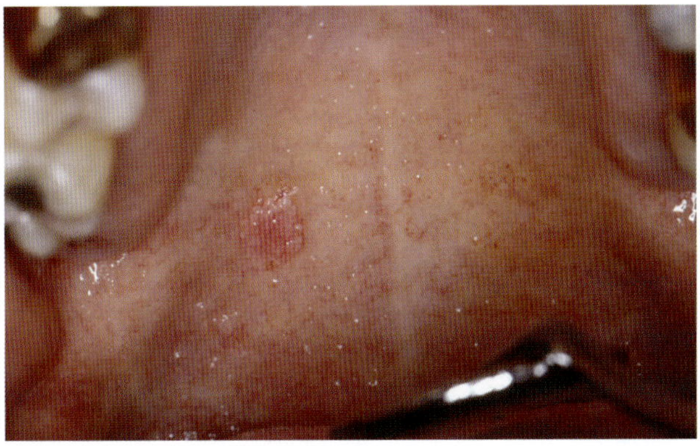

軟口蓋乳頭腫
軟口蓋に粘膜色の乳頭状病変を認める

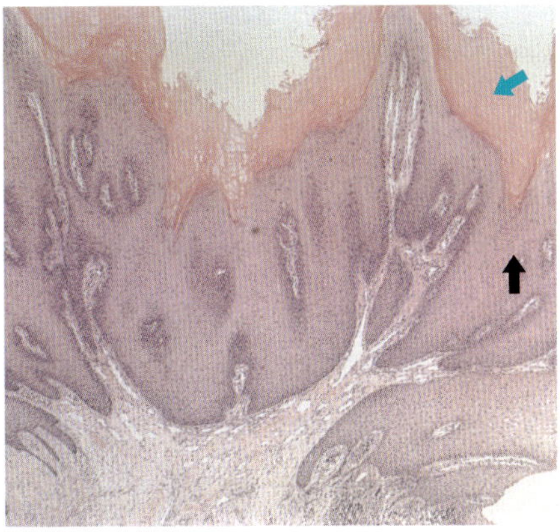

組織像
上皮の樹枝状増殖（⬆）と過角化症（⬅）を認める

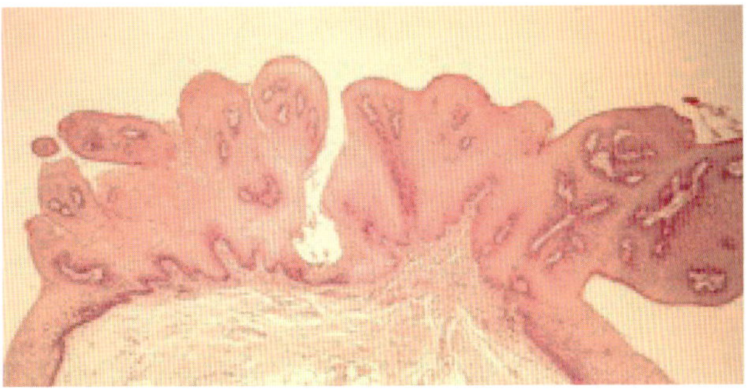

組織像
樹枝状の上皮の増殖，角化層は薄い

血管腫 hemangioma

特　徴：良性腫瘍の中で頻度が高い。組織の発育異常（過誤腫）

分　類：毛細血管腫；毛細血管の増殖からなる

海綿状血管腫；拡張した血管（静脈様）の増殖からなるもの，静脈石形成

蔓状血管腫；動脈と静脈の増殖からなるもの，動静脈瘻によるもの，拍動，血管雑音

臨床所見：幼児，女性。舌，口唇，頬粘膜，顎骨内，暗赤色，赤色斑，軟らかな膨隆状，指圧退色（指で圧迫すると赤色斑が消失），圧縮性（指で圧迫すると膨隆縮小），ときに勃起性（指でもむと膨隆する）

エックス線所見：海綿状血管腫で小円形不透過像（静脈石）を単発・多発性に認める

治　療：摘出術，梱包療法，凍結外科，レーザー蒸散

関連事項：Sturge-Weber症候群（三叉神経領域の多発性血管腫，大脳皮質の石灰化，てんかん，精神発育遅滞，緑内障）

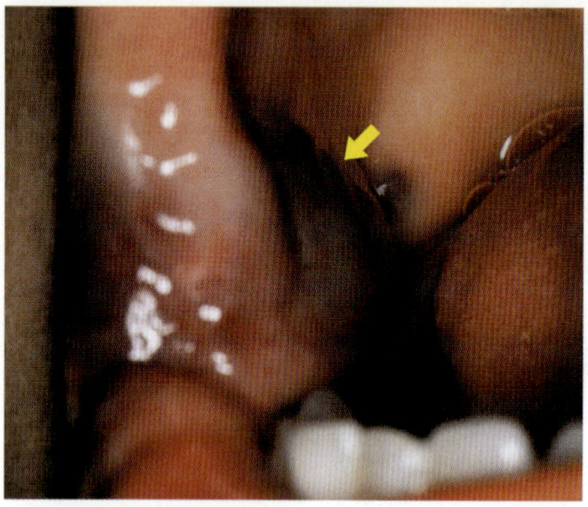

右頬部海綿状血管腫
口唇から軟口蓋に達する暗赤色の軟らかい腫脹（⇦）で，指圧退色を認める

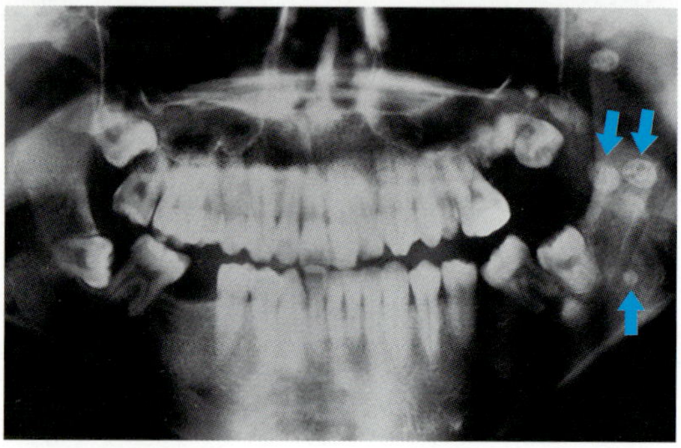

静脈石を認める左側海綿状血管腫
左下顎枝相当部に大小多数の円形不透過像を認める（⬆：静脈石）

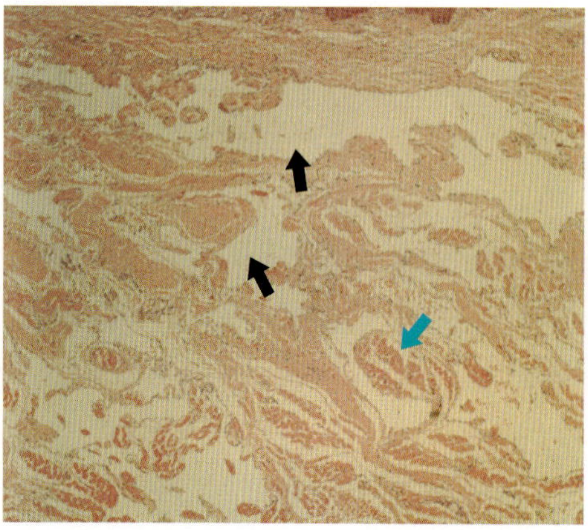

海綿状血管腫組織像
拡張した血管腔を粘膜下ならびに筋層内に認める（⬆：拡張した血管腔，⬇：筋肉組織）

中心性血管腫 central hemangioma, arteriovenous malformation

臨床所見：下顎骨，骨膨隆，歯の動揺，歯肉出血

画像所見：エックス線写真，CT像で蜂巣状，石ケン泡状，嚢胞様欠損像，骨膨隆像
動静脈瘻（毛細血管を介することなく，動脈より静脈に移行）の可能性もある（血管造影）

治　療：下顎骨切除術

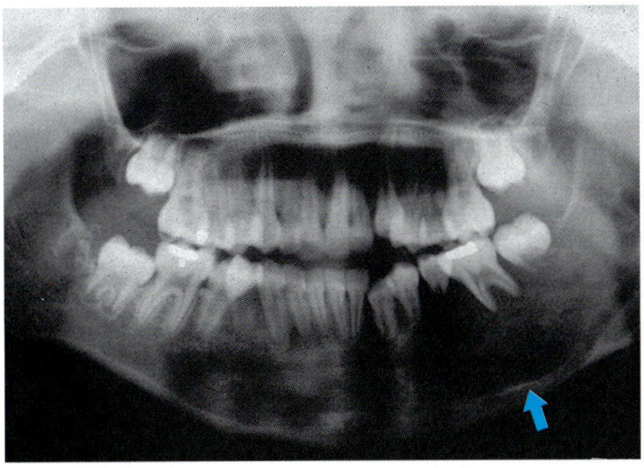

中心性血管腫
⌈4～枝部に透過像（↑），下顎管の拡大を認める，⌈57歯根未完成

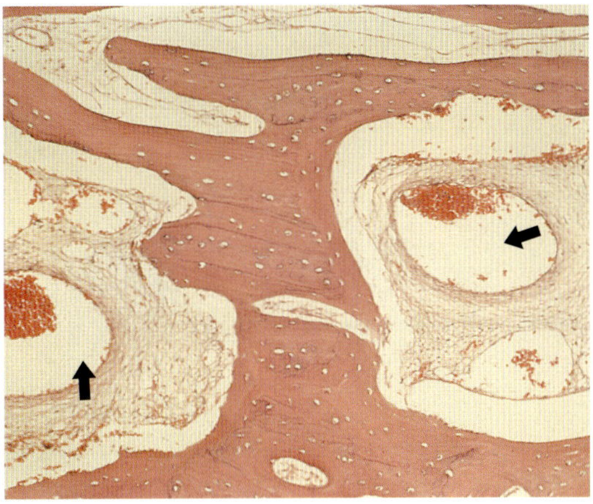

組織像
骨梁間に多数の血管腔（↑）を認める

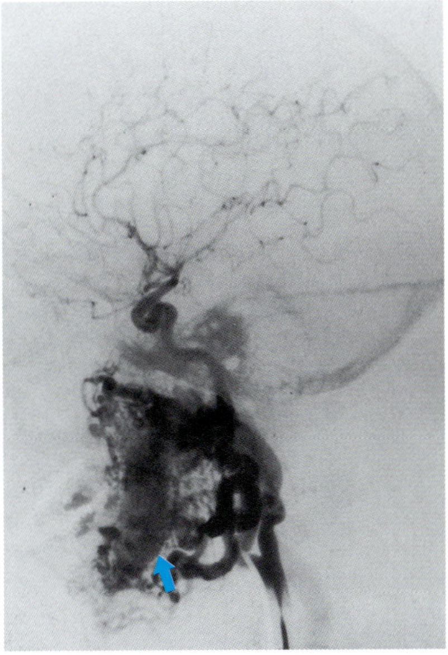

総頸動脈血管造影像
拡張した顎動脈から病変部（↑）への移行を認める

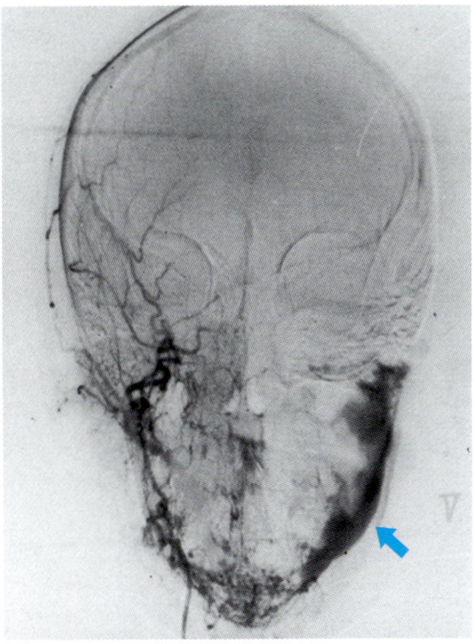

右外頸動脈血管造影像
下顎前歯部を通り病変部への移行を認める（動静脈瘻の所見：↑）

リンパ管腫 lymphangioma

臨床所見：発現頻度が低い。舌，口唇，頬粘膜，粘膜表層の透明感のある小顆粒，赤色斑が混じることもある

分　類：毛細リンパ管腫，海綿状リンパ管腫，嚢胞性リンパ管腫（頸部嚢水腫；幼児）

治　療：切除術，OK－432（溶連菌抽出物注射用）による硬化療法

鑑　別：血管腫，粘液嚢胞

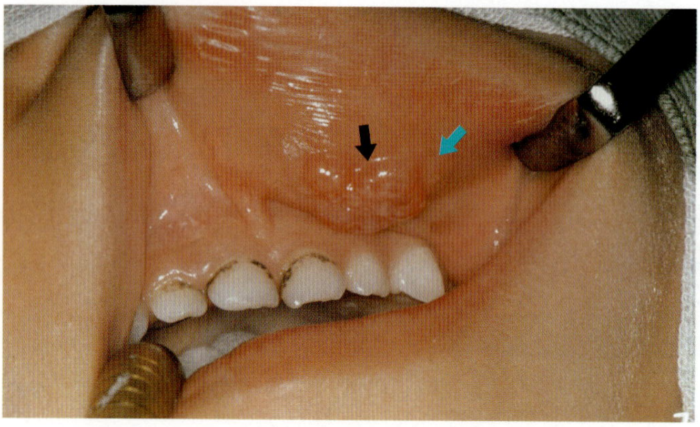

リンパ管腫
左上唇の軟らかいびまん性の腫脹（⬇）と粘膜表層の透明感のある顆粒状の隆起（⬇）を認める

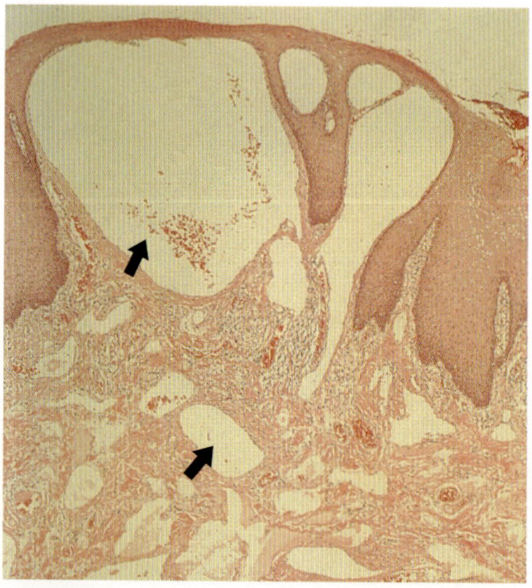

組織像
粘膜上皮直下に拡張したリンパ管を多数認める（⬆：拡張したリンパ管）

脂肪腫 lipoma

臨床所見：頬粘膜，舌の粘膜下。40歳以上。軟らかい腫瘤，粘膜色，黄色がかった粘膜色

CT所見：境界明瞭なCT値（CT濃度）の低い欠損像

組織所見：被膜を有する脂肪組織の増殖。通常のHE染色標本では脂肪溶出。ズダンⅢ染色，オイルレッドO染色

治　療：摘出術

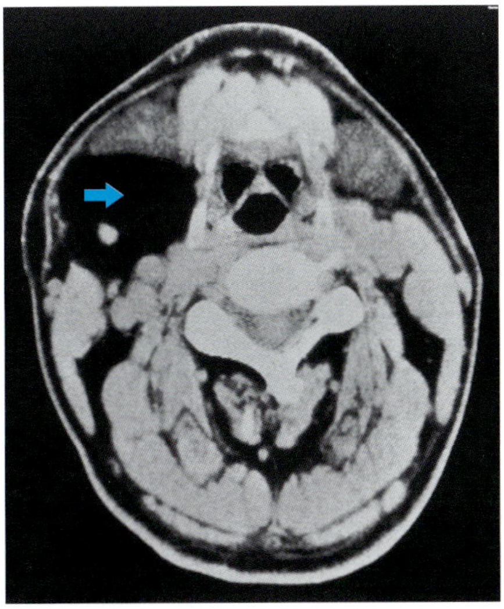

右顎下部脂肪腫CT像
右顎下腺を前方に圧排するCT値の低い病変（⬆）（脂肪）

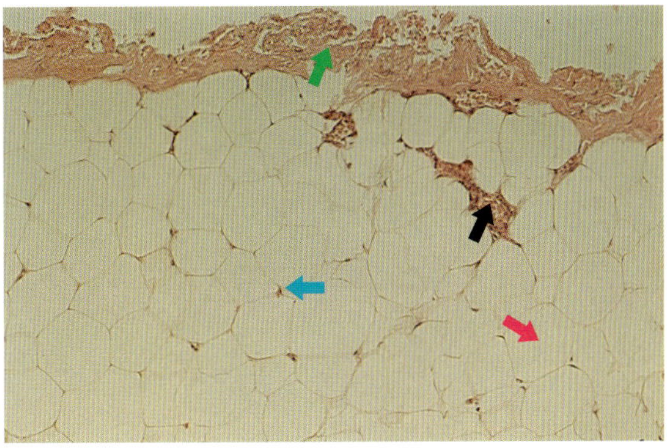

組織像
被膜を有する脂肪組織，胞体内の脂肪は脱脂のため抜けている（⬆：被膜，⬆：血管，➡：脂肪，⬅：圧排された脂肪細胞の核）

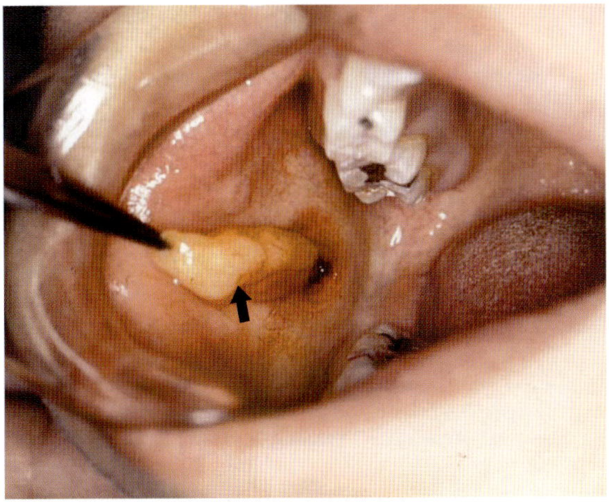

右頬部脂肪腫
被膜に包まれた脂肪腫（⬆）を摘出中。脂肪腫は黄色で軟らかな組織である

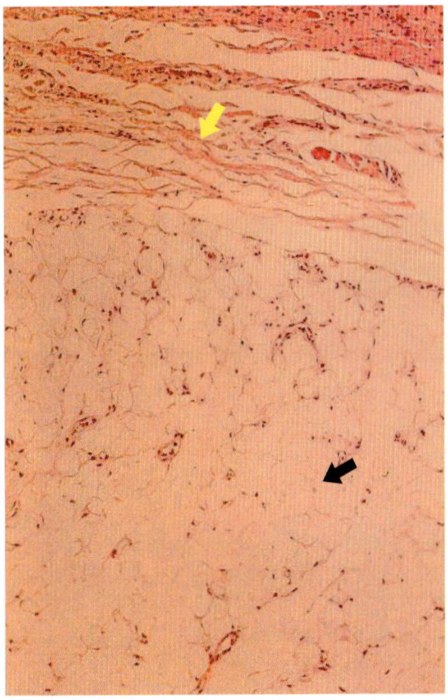

組織像
被膜（⇩）を有する脂肪組織（⬆）

神経線維腫 neurofibroma

臨床所見：弾性軟の腫瘤形成，舌，頬部

組　織：Schwann細胞，線維芽細胞の増殖（線維腫様，叢状）

治　療：摘出

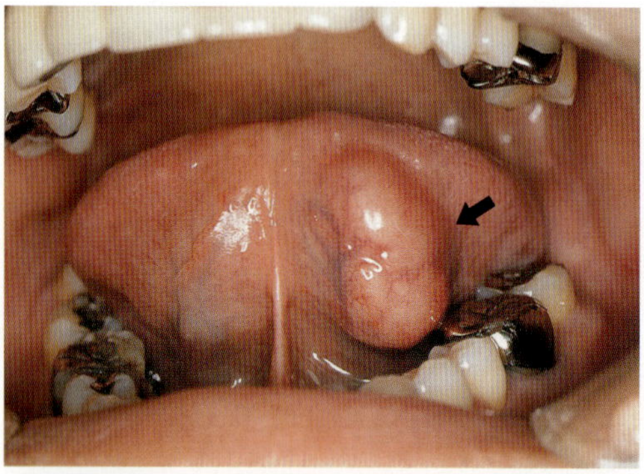

神経線維腫
境界明瞭な左舌下面の腫瘤（⬅）

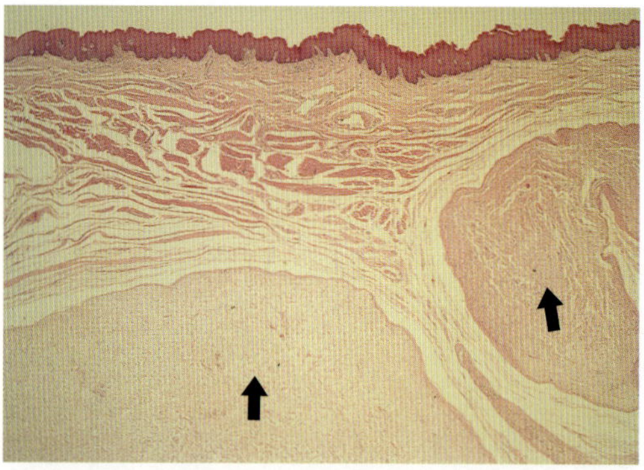

組織像
叢状の結節をなす神経線維束（⬆）からなる

神経鞘腫 neurilemmoma

臨床所見：弾性硬の腫瘤形成，舌，耳下腺部

組織所見：Schwann細胞，神経鞘細胞の増殖

Antoni A型；束状増殖，核の柵状，観兵式配列

Antoni B型；網状配列

治　療：摘出

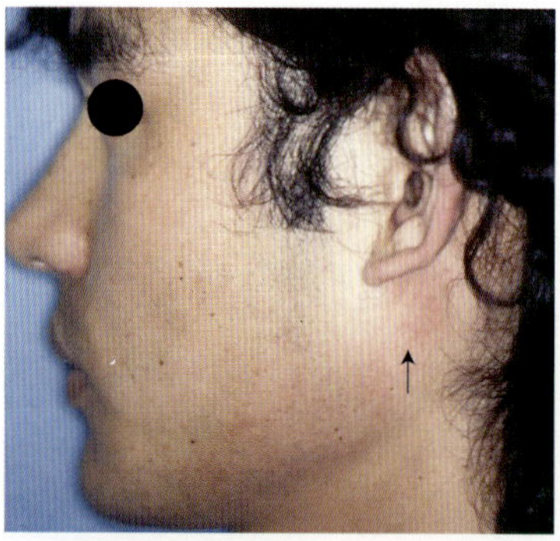

耳下腺部神経鞘腫
左耳下腺部に腫脹を認める（↑）

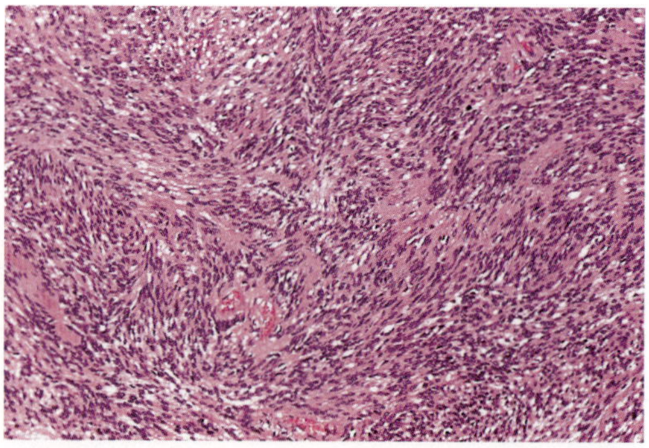

組織像
細長い腫瘍細胞が密に束状に増殖

骨 腫 osteoma

定　義：成熟骨組織よりなる良性腫瘍（中心性骨腫，周辺性骨腫）

部　位：下顎角部，臼歯部，下顎頭部

エックス線所見：境界明瞭な不透過像

組織所見：緻密骨の増殖からなるもの（緻密骨腫），海綿骨の増殖からなるもの（海綿骨腫）

治　療：摘出

関連事項：Gardner症候群（多発性下顎骨骨腫，大腸ポリープ）

鑑　別：骨性異形成症（中心性），骨形成性エプーリス（周辺性）

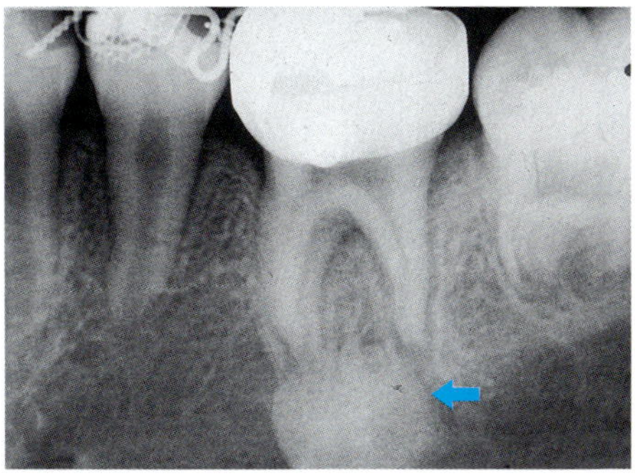

骨腫
大臼歯根尖に接する不透過像（⬅）

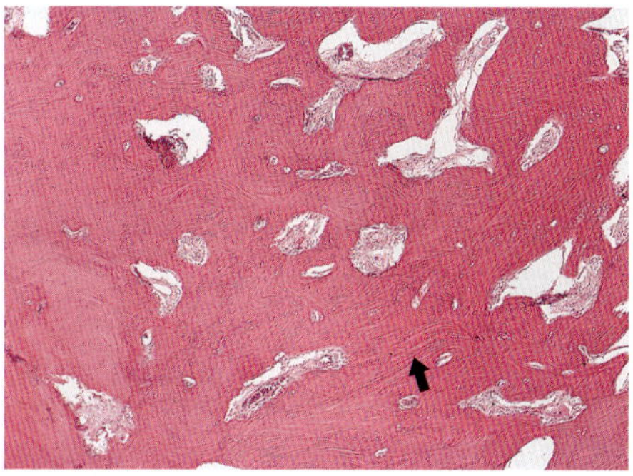

組織像
層板骨の増殖（⬆）を認める

軟骨腫 chondroma

定　義：軟骨組織の増殖をみる良性腫瘍

分　類：軟骨腫，骨軟骨腫

部　位：下顎頭部，筋突起部，上下顎歯槽部

エックス線所見：軟骨腫は透過像，骨軟骨腫は不透過像

組織所見：軟骨腫は硝子様軟骨組織の増殖，骨軟骨腫は軟骨組織の増殖と軟骨化骨像

治　療：摘出

関連事項：滑膜性軟骨腫症

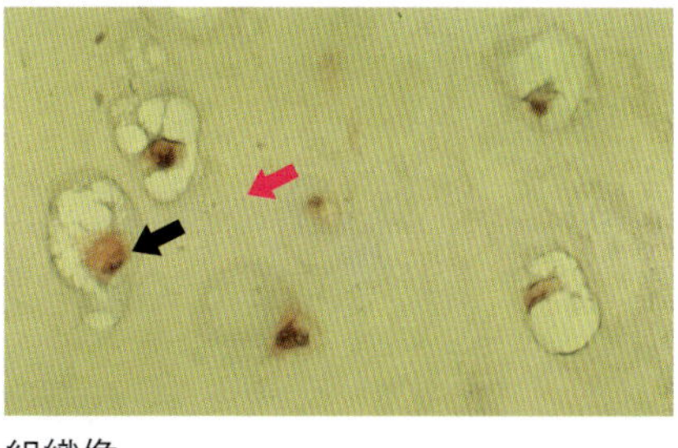

組織像
成熟した硝子様軟骨組織を認める
（⬅：軟骨細胞，⬅：軟骨基質）

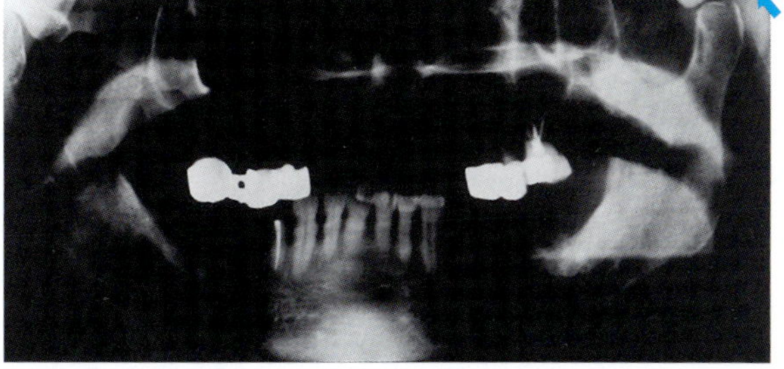

左顎関節部軟骨腫　軟骨増殖による左下顎頭の前方偏位を認める（⬆）

口蓋隆起 torus palatinus

本　態：骨の過剰発育。外骨症の一種

臨床所見：口蓋正中の骨隆起。外骨症（発育過剰）
成人に多い。正常粘膜で覆われた骨様硬の隆起。義歯の障害

組織所見：緻密骨，ときに海綿骨の増殖を認める

治　療：切除

鑑　別：多形（性）腺腫

備　考：下顎隆起と同じ成り立ち

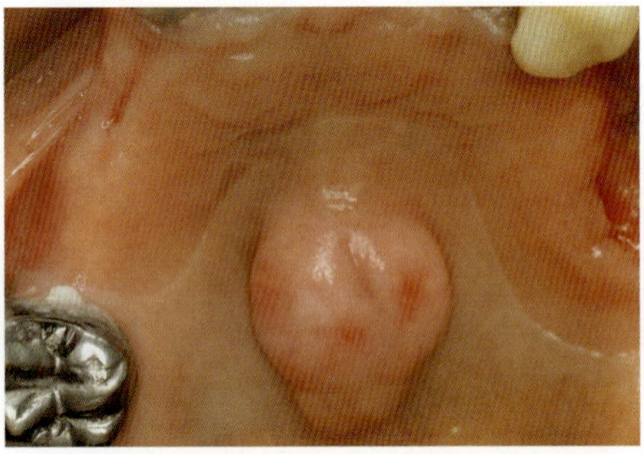

口蓋隆起
口蓋正中部に粘膜色の骨様硬の隆起

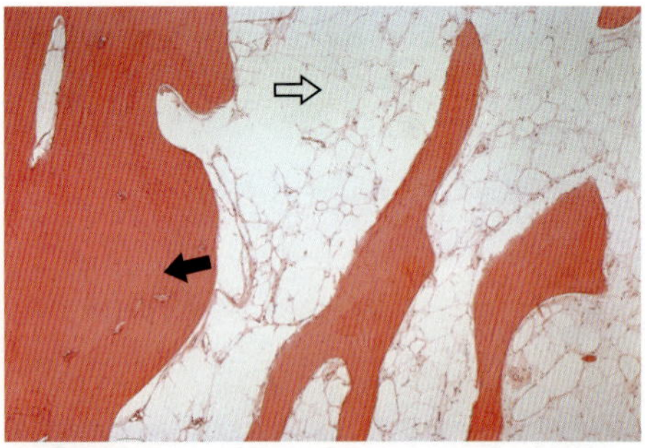

組織像
成熟した層板骨からなる骨梁と脂肪髄を認める（⬅：層板骨，⇨：脂肪髄）

下顎隆起 torus mandibularis

本　態：骨の過剰発育（外骨症の一種）

臨床所見：中年以降に明瞭となる。臼歯部舌側の骨の隆起。骨様硬，対称性，粘膜色，舌運動障害，義歯の障害

組織所見：層板骨の増殖

治　療：経過観察。義歯を作製する前に削除

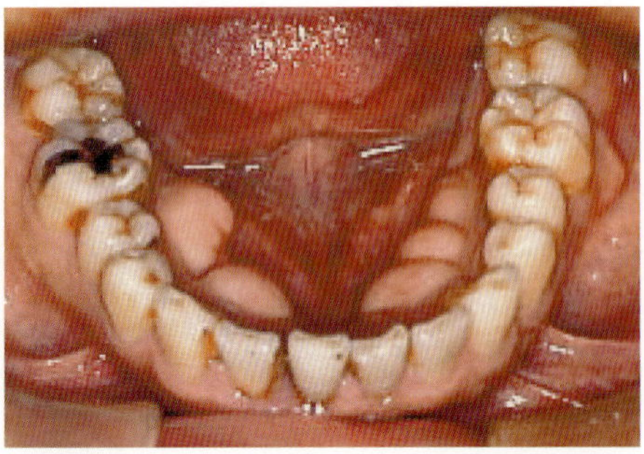

下顎隆起
下顎舌側小臼歯部を中心に結節状に骨が隆起している。被覆粘膜に異常はない

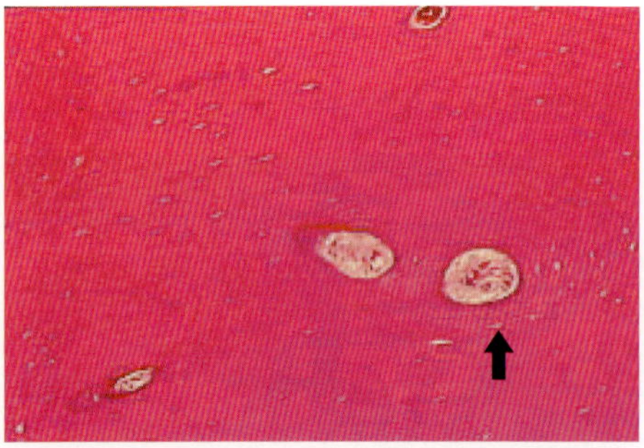

組織像
層板骨よりなる骨増殖を認める（⬆：層板骨）

骨形成線維腫（化骨性線維腫）ossifying fibroma

旧　名：セメント質骨形成線維腫

本　態：良性腫瘍，骨関連病変

臨床所見：若年者，女性。下顎臼歯部，無痛性膨隆

エックス線所見：境界明瞭な単房性透過像（初期）と，不規則な不透過像が混在（晩期）

組織所見：線維芽細胞と線維組織の増殖。不規則な形の線維骨や層板骨ならびにセメント粒の混在

治　療：一部健常骨を含めた顎骨切除術

鑑　別：線維性異形成症

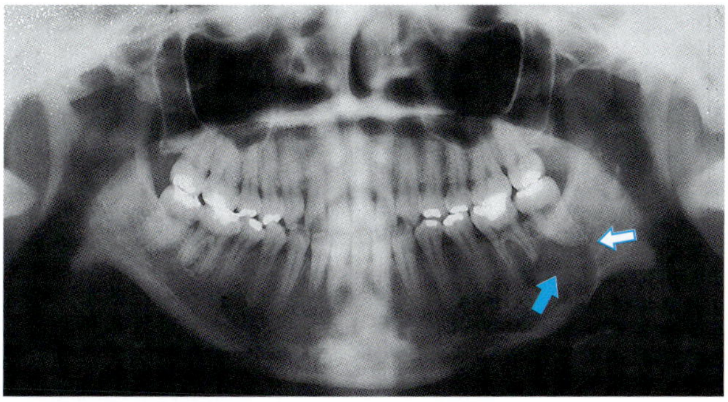

左下顎骨形成線維腫
67部の下顎下縁に達する境界明瞭な透過像（⇦）。その中に不規則な不透過像（⬆）を認める

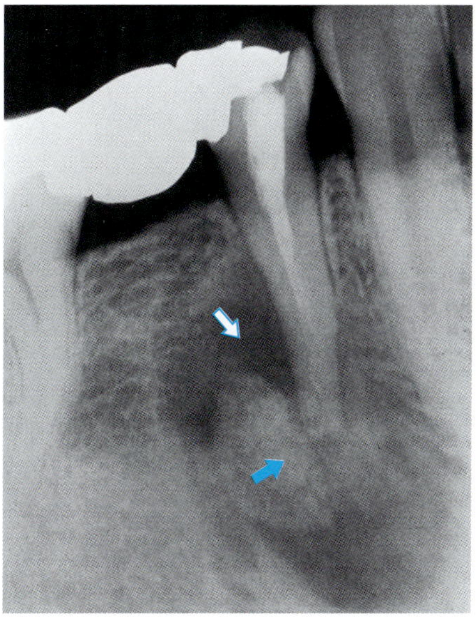

骨形成線維腫
（⇩：透過像，⬆：根尖に接する不透過像）

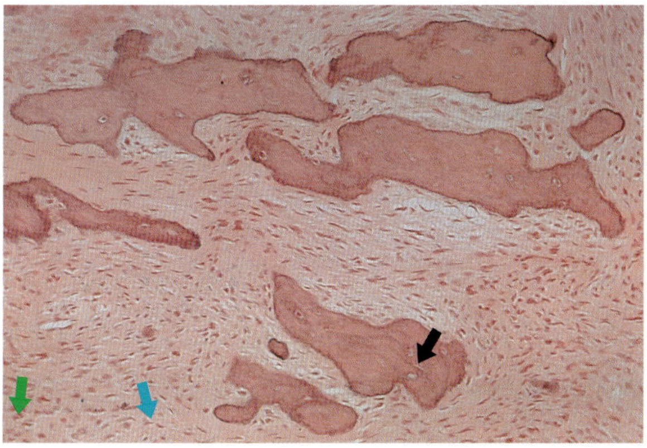

組織像
線維芽細胞を多く含む線維性組織の中に不規則な形の骨組織を認める（⬇：線維芽細胞，⬇：線維組織，⬇：梁状の骨組織）

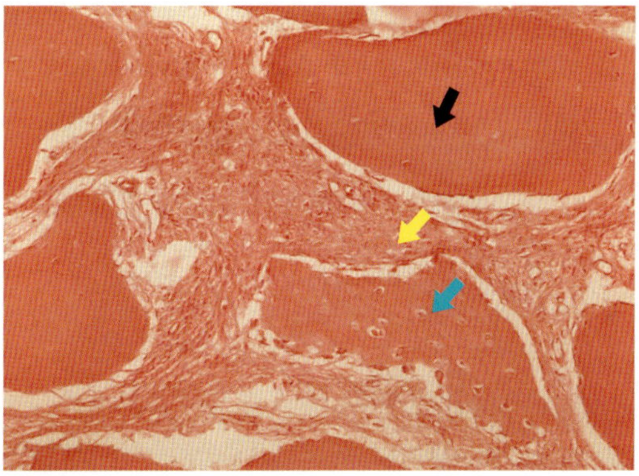

組織像
（⬇：塊状硬組織；セメント質様，⇦：線維組織，⬅：線維骨様）

線維性異形成症 fibrous dysplasia

本　態：腫瘍状病変。骨形成間葉組織の発育異常

臨床所見：10歳代，女性。上顎＞下顎，臼歯部，顎骨の無痛性膨隆，顔面変形，大腿骨

エックス線所見：スリガラス状不透過像，上顎洞の圧迫，閉塞像

血清生化学所見：アルカリホスファターゼ値の上昇

組織所見：線維組織の増殖と不規則な梁状の線維骨の増生

治　療：膨隆部の削除

関連事項：McCune-Albright症候群（多骨性線維性異形成症，皮膚のカフェオレ斑，女性の性的早熟）

鑑　別：骨形成線維腫，硬化性骨髄炎

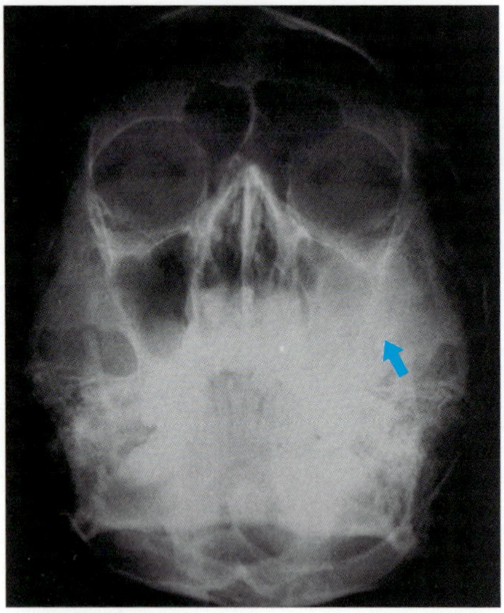

左上顎線維性異形成症
左上顎洞を圧排するスリガラス状の不透過像（⬆）

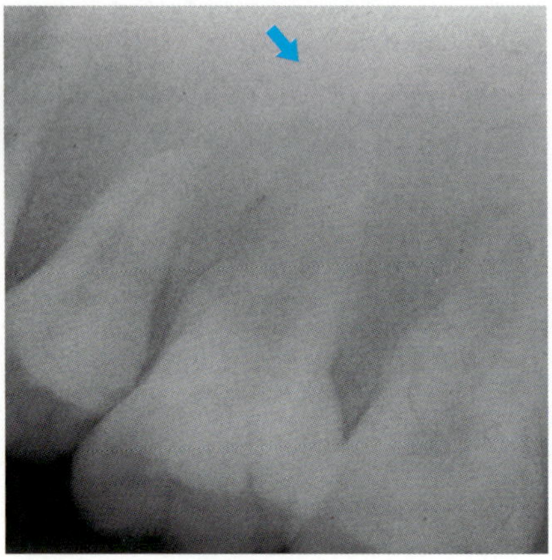

口内法エックス線像
⌊567部のスリガラス状不透過像（➡）

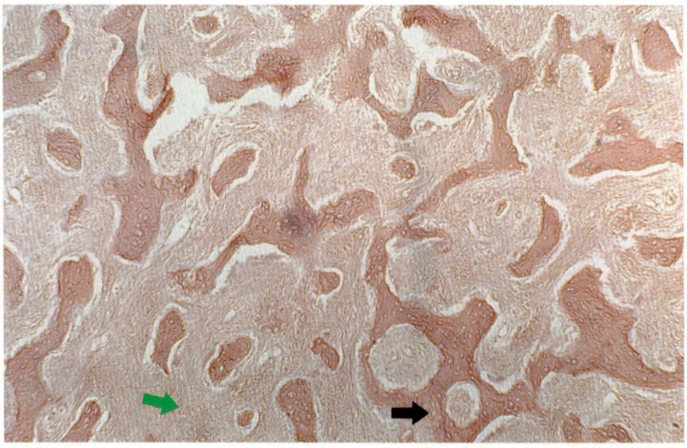

組織像
細胞成分の少ない線維組織の中に不規則な梁状の線維骨を認める（➡：線維組織，➡：線維骨）

根尖性骨性異形成症 periapical osseous dysplasia

定　義：骨に関連する腫瘍状病変

臨床所見：中年以降の女性，前歯部根尖多発例，臼歯部根尖
エックス線所見では初期は歯冠大の根尖透過像，晩期は不透過像
組織所見では初期は線維組織，晩期は塊状セメント質を形成

治　療：治療不要，感染が加わったものは摘出術

鑑　別：初期は根尖透過像を示し，歯根肉芽腫，晩期はセメント芽細胞腫との鑑別

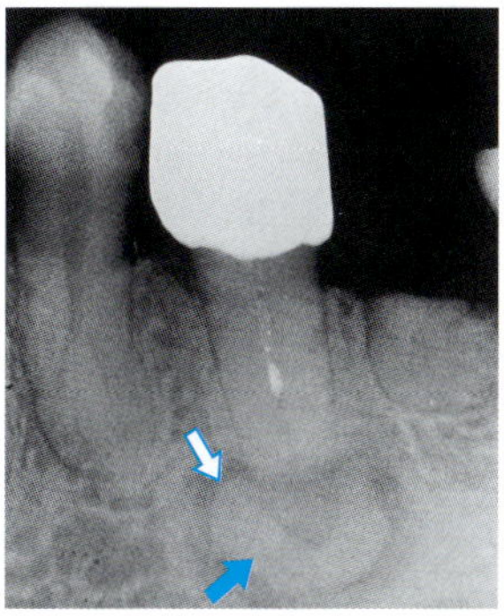

根尖性骨性異形成症（⇩：透過像，⬆：根尖に接する不透過像）

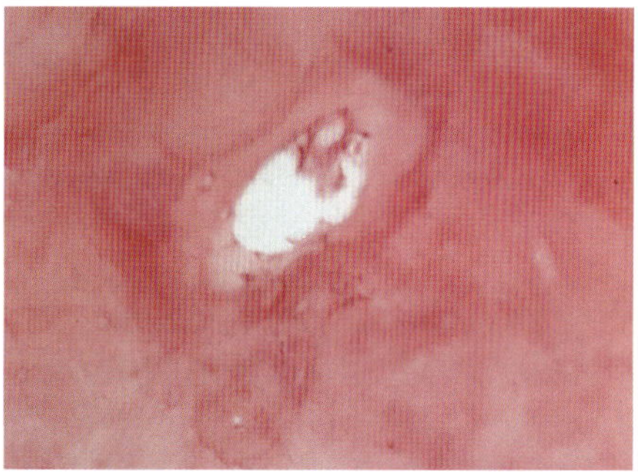

組織像　封入細胞の極めて少ない塊状硬組織（セメント質）

開花状骨性異形成症（家族性巨大型セメント質腫） florid osseous dysplasia, familial gigantiform cementoma

本　態：腫瘍状病変

臨床所見：家族性にみられるものもある。中年以降に明瞭となる
臼歯部に多い。骨膨隆を来すこともある。二次感染が多い

画像所見：多発性の不定型な不透過像
不透過像は大小あり（3cmを超えるものもある）歯根と必ずしも連続しない

組織所見：原生セメント質に類似した硬組織が増大癒合した塊状セメント質からなる

治　療：経過観察。二次感染時には摘出術

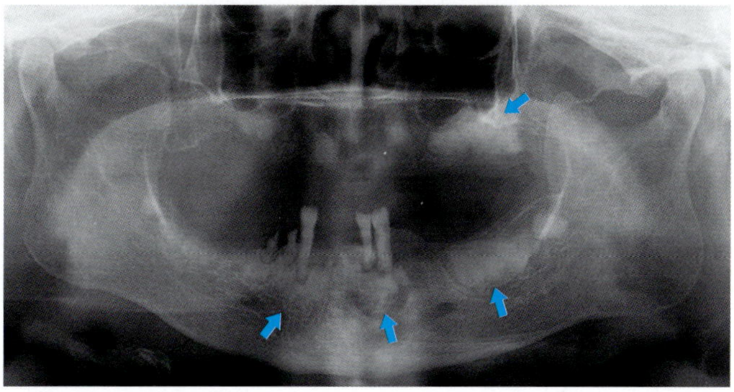

開花状骨性異形成症　不規則な形の大小の塊状の不透過像（⬆）が上下左右の歯槽部に多数みられる

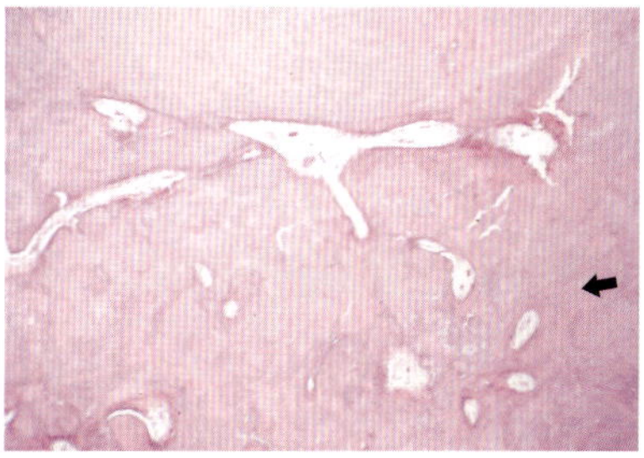

組織像　細胞成分の極めて少ない均一無構造なセメント質様硬組織（⬅）がみられる

肉芽腫性エプーリス　epulis granulomatosa

〔エプーリス〕

定　義：歯肉に生じた炎症性または反応性の腫瘤で，腫瘍状病変の扱い

臨床所見：20～30歳の女性に多い。上顎前歯の歯冠乳頭部に多い
無痛，緩慢な発育。表面性状，色，硬さは組織構造により異なる。大きくなると歯の転位を来す

治　療：原則的に切除

エプーリスの分類	臨床所見	組織所見	治　療
肉芽腫性エプーリス	上顎前歯部唇側歯肉，軟らかい，易出血性，偽膜，潰瘍形成	炎症性細胞浸潤，毛細血管，結合組織	切除
線維性エプーリス	硬い，粘膜色	線維組織増殖，上皮肥厚	切除
骨形成性エプーリス	硬い，粘膜色	線維組織中に骨形成	切除
線維腫性エプーリス	硬い，粘膜色	線維芽細胞，線維組織増殖	切除
血管腫性エプーリス（妊娠性エプーリス）	軟らかい，易出血性 分娩後は発育停止，縮小	毛細血管拡張，増殖	切除，経過観察
巨細胞性エプーリス	軟～硬，まれ	肉芽組織＋巨細胞	切除
先天性エプーリス	新生児前歯部腫瘤，弾性軟，表面平滑	顆粒細胞腫様	切除

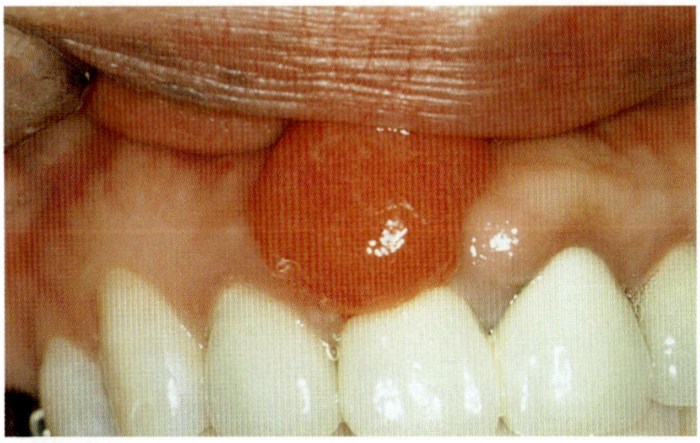

肉芽腫性エプーリス
1|部に唇側歯肉の有茎性，半球状，発赤を有する腫瘤

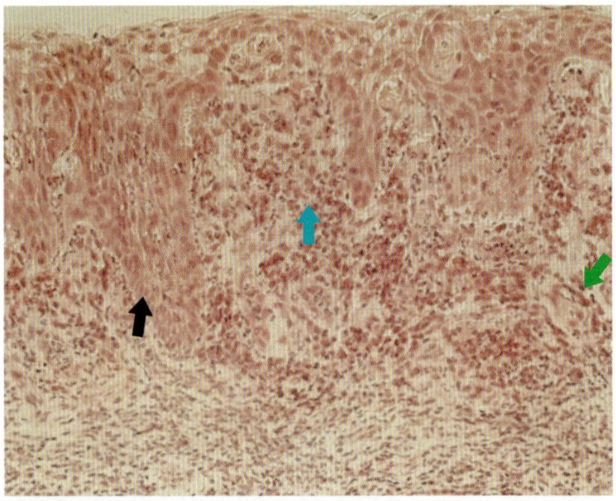

組織像
炎症性細胞浸潤の著明な肉芽組織の増殖を認める（⬆：炎症性細胞，⬇：血管，⬆：上皮）

線維性エプーリス epulis fibrosa

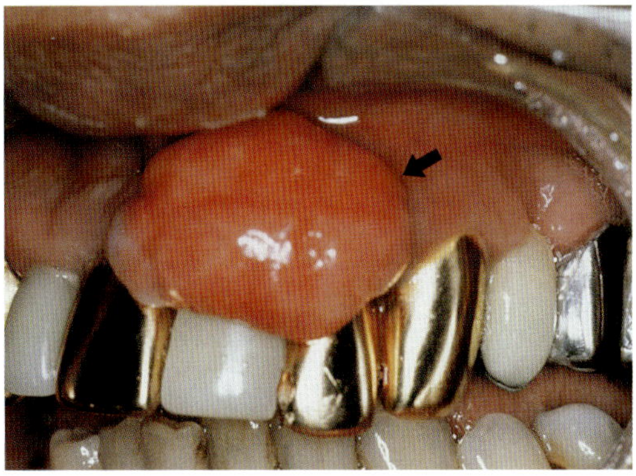

線維性エプーリス
12 部に有茎性，粘膜色，弾性硬の腫瘤（⬅）

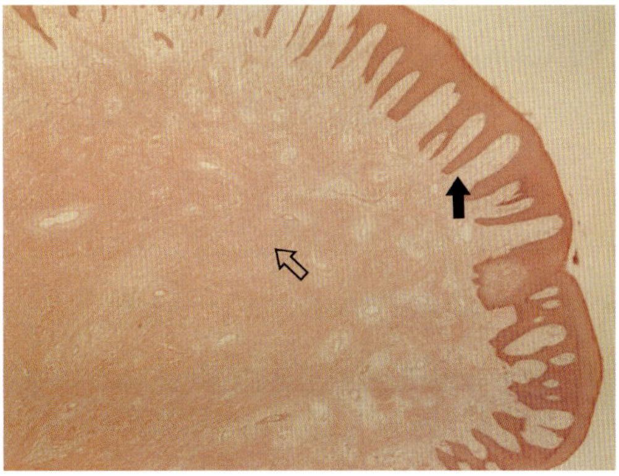

組織像
細胞成分の少ない線維組織の増殖（⇧）を認め，線維の太さは様々で，上皮脚の伸長（⬆）を認める

骨形成性エプーリス epulis osteoplastica

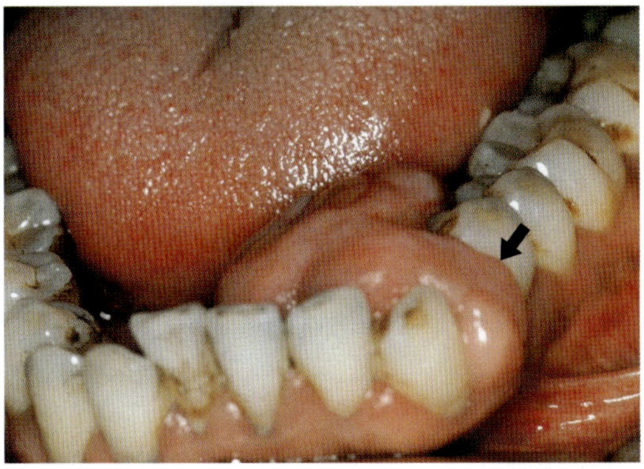

骨形成性エプーリス
1～4 部の有茎性の腫瘤（⬇）

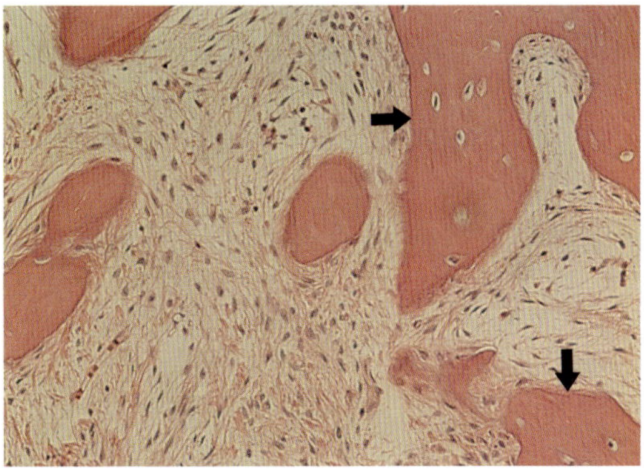

組織像
細胞成分をやや認める線維組織の中に，梁状の骨の形成（⬆）を認める

妊娠性エプーリス epulis gravidarum（epulis hemangiomatosa）

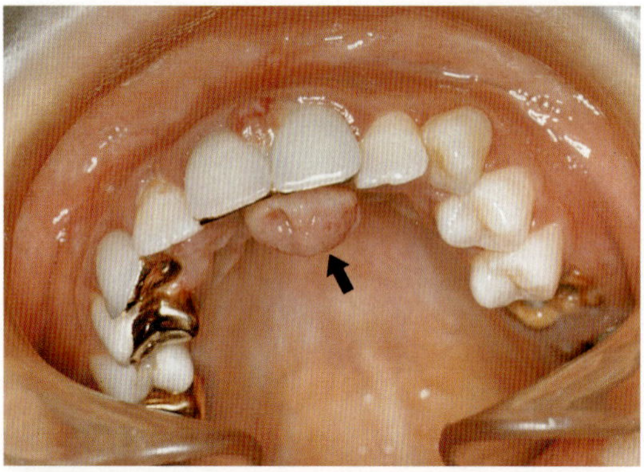

妊娠性エプーリス
上顎前歯部の偽膜を認める易出血性の軟らかい有茎状腫瘤（⬆）

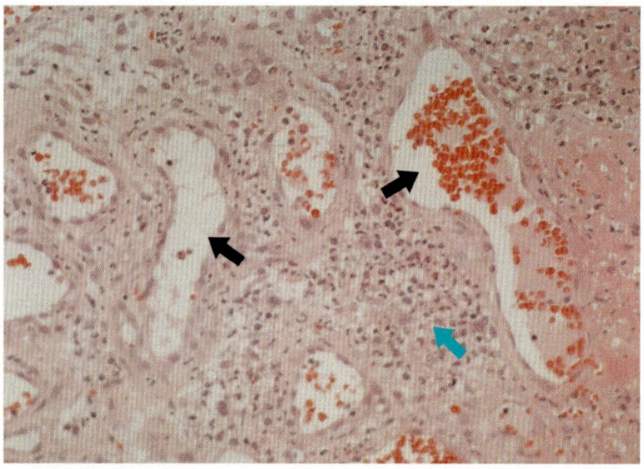

組織像
炎症性細胞浸潤を認める線維性組織（⬅）の中に，多数の拡張した毛細血管（⬆）を認める

先天性エプーリス epulis congenita

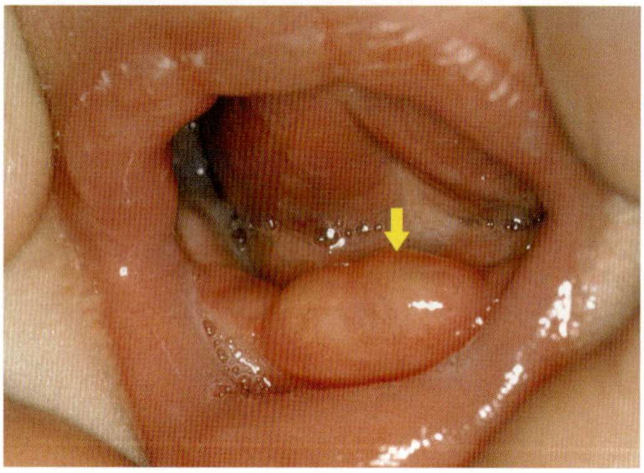

先天性エプーリス
2か月児の下顎前歯部粘膜色の弾性軟の腫瘤（⇩）

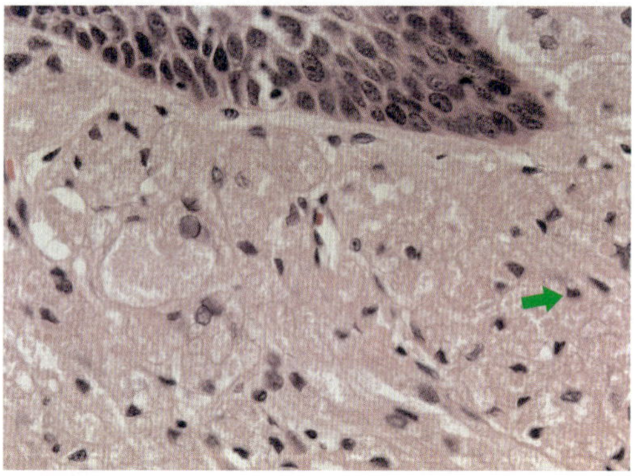

組織像
上皮直下より，顆粒状の細胞質を有する比較的大きな細胞の増殖を認める（➡）

刺激線維腫・線維性ポリープ irritation fibroma fibroma · fibroid polyp

本　態：反応性線維組織の増殖

臨床症状：頬粘膜，舌などにみられる弾性軟～硬，粘膜色の腫瘤

組織所見：成熟コラーゲン線維の増殖

治　療：切除

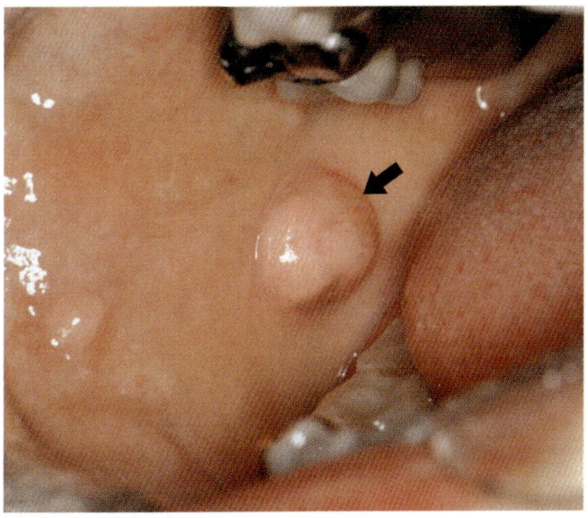

線維性ポリープ　右頬粘膜の粘膜色広茎性の軟らかい腫瘤（⬅）

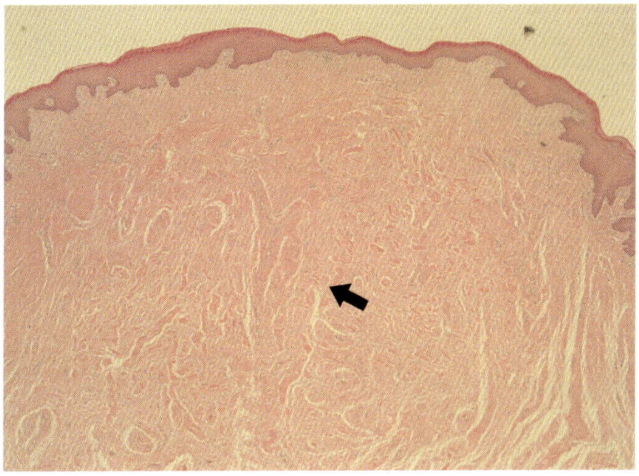

組織像　成熟したコラーゲン線維の増殖を認める（⬅）

義歯性線維腫 denture fibroma

本　態：義歯床縁の反応性線維組織の増殖

臨床症状：上顎前歯部。弾性軟，粘膜色の腫瘤

組織所見：線維組織の増殖（一部炎症性細胞の浸潤）

治　療：新鮮例（炎症性細胞の浸潤）；刺激物除去（床縁削除）で一部縮小

陳旧例（線維増殖）；切除

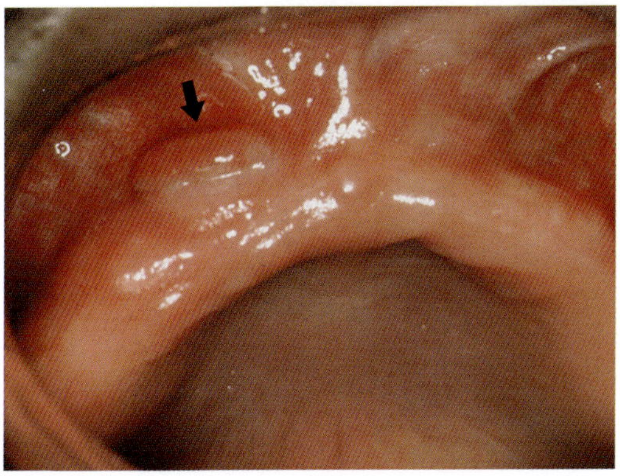

義歯性線維腫　右上顎前歯部に義歯床縁の圧痕を認める粘膜色，弾性軟の腫瘤（⬇）

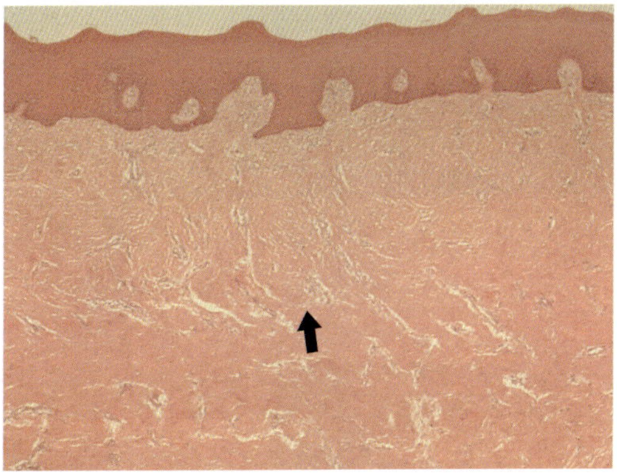

組織像　細胞成分の少ない，太い線維束からなる線維性組織の増殖を認める（⬆）

骨好酸球肉芽腫 eosinophilic granuloma of bone

本　態：腫瘍状病変。Langerhans細胞組織球症（histiocytosis X）の一つ

臨床所見：10歳以下（多発例；幼児），男性，大腿骨，腸骨，下顎骨（単骨性ときに多発性）
熱感，腫脹，疼痛，歯牙動揺，潰瘍形成

エックス線所見：打ち抜き像（punched-out appearance）

組織所見：組織球性細胞の増殖と好酸球の浸潤

治　療：摘出掻爬

予　後：良

関連事項：その他のLangerhans細胞組織球症（histiocytosis X）

Hand-Schüller-Christian病；幼児あるいは小児。多発性骨破壊，眼球突出，尿崩症，慢性経過，予後良

Letterer-Siwe病；幼児あるいは小児。多発性骨破壊，肝腫，脾腫，リンパ節腫大，有熱性，急性経過，生後数か月で死亡

軟部好酸球肉芽腫（木村病）とは成因を異にする

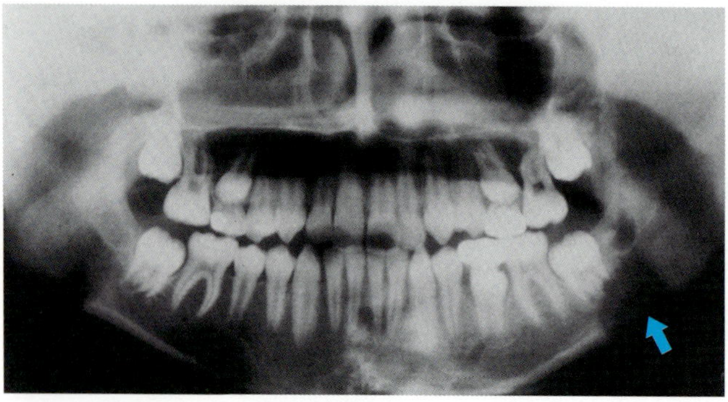

骨好酸球肉芽腫　左下顎臼歯相当部の下顎管から下縁に達する境界やや不明瞭な透過像（⬆）

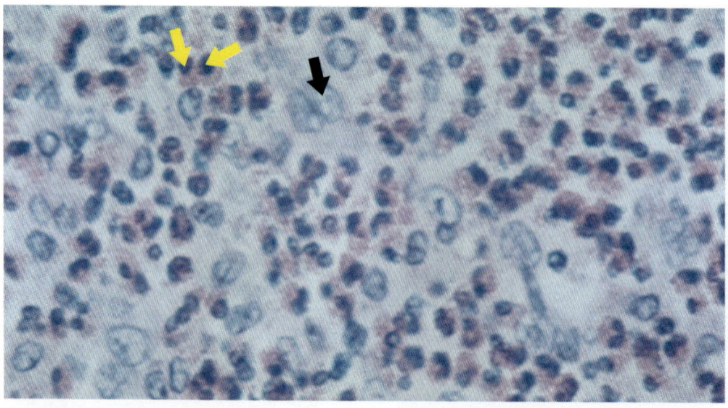

組織像　組織球様細胞（⬇）の増殖と好酸球の浸潤（⇦）を認める

巨細胞肉芽腫 giant cell granuloma

本 態：骨関連病変

原 因：外傷や出血または歯原性の間葉組織の関与

分 類：顎骨中心性，周辺性

臨床所見：20歳以下，女性。下顎，前歯部，骨膨隆

画像所見：境界明瞭な透過像

組織像：巨細胞の増殖と線維性組織（巨細胞は巨細胞腫と比べて小さく，少なく，核の数も少なく，分布が不規則）

治 療：摘出術

備 考：巨細胞腫；四肢骨に多い。顎骨に少ない。20～40歳。骨膨隆。エックス線透過性。局所浸潤性。巨細胞の増殖と線維性組織（巨細胞は大きく，多く，核の数多く，均一に分布）

ケルビズム；家族性にみられる下顎骨の対称性膨隆。多胞性透過像。線維組織の中に，多核巨細胞が散在し，毛細血管に富む

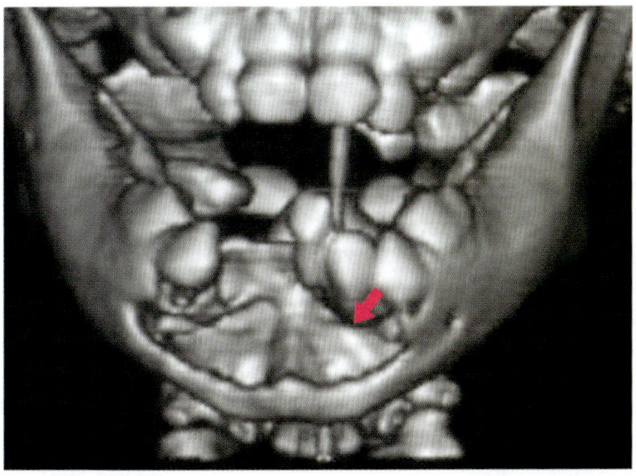

三次元CT像
下顎前歯部の広範な骨吸収（⬇）を認める

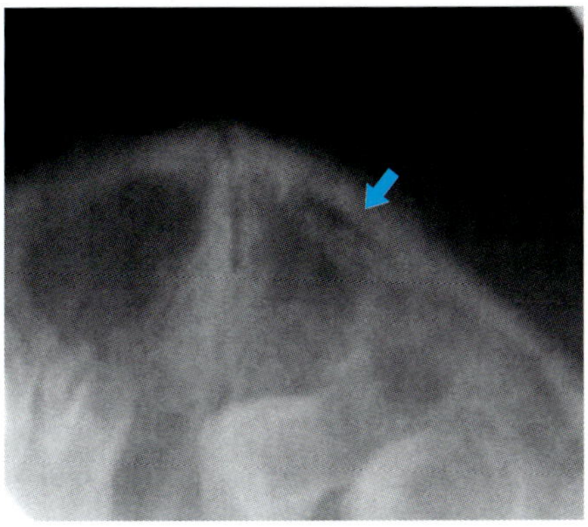

1歳児の巨細胞肉芽腫の口内法エックス線写真
多胞性を思わせる透過像（⬅）を認める

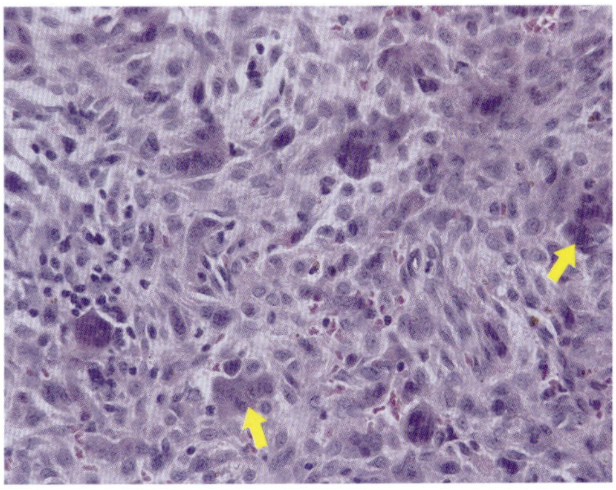

組織像
巨細胞（⬆）の増殖を認める

悪性リンパ腫 malignant lymphoma

本　態：リンパ網内系組織に由来する悪性腫瘍，Hodgkin病と非Hodgkinリンパ腫に分類される

臨床所見：50〜60歳代，男性にやや多い

無痛性のリンパ節腫脹（全身性，特に頸部，Waldeyer咽頭輪）

発熱，倦怠感，体重減少

上顎洞部，歯肉，口蓋の腫脹（節外性リンパ腫）

エックス線所見：顎骨吸収像

検　査：リンパ節生検，リンパ管造影（病期分類），ガリウム（^{67}Ga）シンチグラム，FDG-PET

組織所見：Hodgkinリンパ腫；Reed-Sternberg巨細胞，Hodgkin細胞の増殖

非Hodgkinリンパ腫；リンパ球様小細胞または大細胞の増殖。異型性の強いリンパ芽球細胞の増殖

治　療：単発性，stage Ⅰ，stage Ⅱの限局例→放射線治療。多発性→化学療法

予　後：stage Ⅰ（1つのリンパ節領域に限局するもの）良，stage Ⅱ（横隔膜の同側で多発）の限局例，stage Ⅲ（横隔膜の両側にわたるもの），stage Ⅳ（びまん性）不良

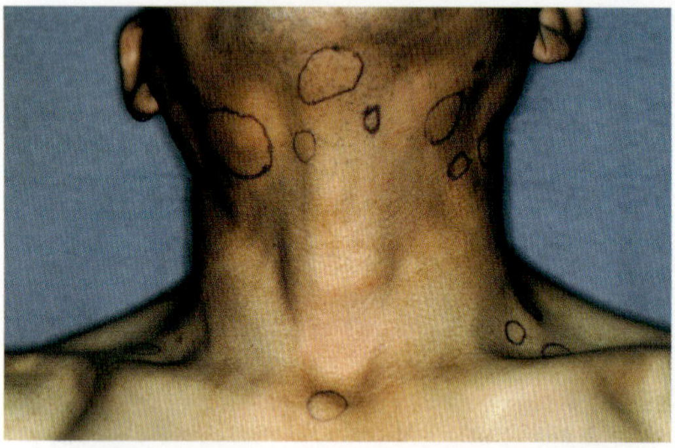

非Hodgkinリンパ腫　左右頸部に大小の多数のリンパ節腫大を認める

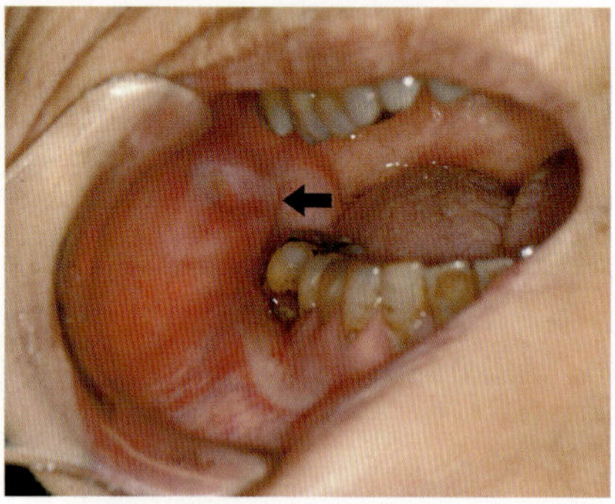

悪性リンパ腫　下顎右側臼歯部に生じた粘膜色の硬い腫脹（節外）を認める（⬆：腫脹）

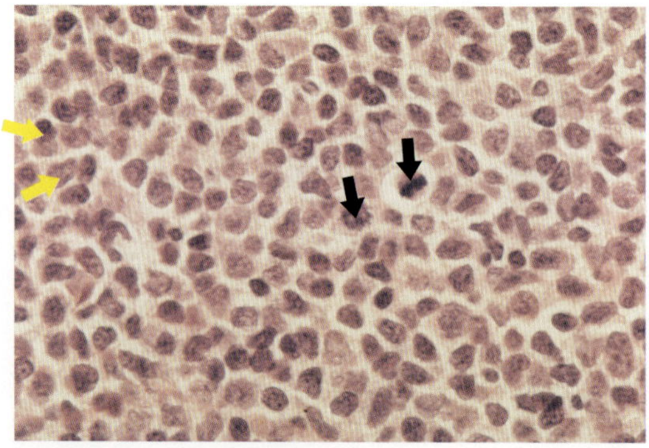

組織像　種々の程度の異型性を示すリンパ性細胞の増殖を認める（⬇：分裂像，⇨：リンパ球様細胞）

悪性黒色腫 malignant melanoma

本　態：メラノサイトに由来する癌にも肉腫にも分類されない特殊な悪性腫瘍。癌の性格ならびに肉腫の性格を有し，悪性度が高い

臨床所見：まれ，中年以降に発生，皮膚では足裏に多い
口腔では上顎歯肉，硬口蓋に多い
通常周囲にしみ出したようにみえる黒褐色斑を伴い，腫瘤形成，潰瘍形成を認める
浸潤性増殖能が高く，衛星転移（皮膚・粘膜の離れた部位の転移）を認める
リンパ行性・血行性転移の頻度は高い

組織所見：類円形ないし多角形の細胞が癌腫状の胞巣構造を示して増殖するものと紡錘形の細胞が束状に配列し，肉腫状増殖を呈し，いずれもメラニン色素を種々の程度に含む

治　療：外科手術，免疫療法，放射線療法，化学療法（ダカルバジン）

予　後：極めて不良

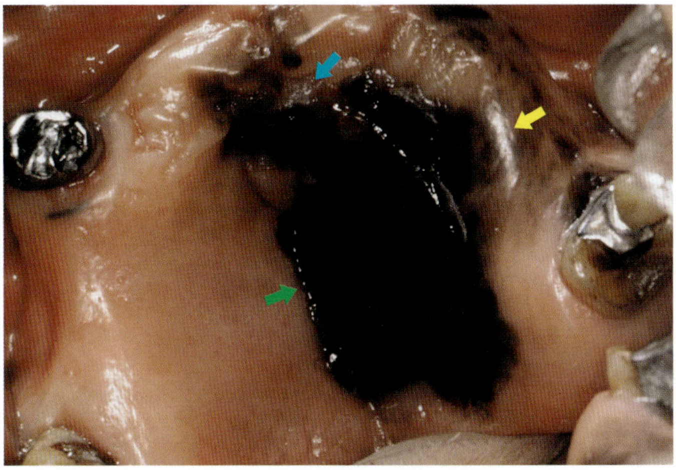

悪性黒色腫
口蓋に黒褐色の着色（➡）と一部潰瘍形成（⬇）を認める腫瘤。
腫瘍周囲にしみ出したようにみえる褐色の色素斑（⇦）

線維肉腫 fibrosarcoma

本　態：線維芽細胞様細胞の増殖からなる肉腫

臨床所見：頻度は低い，乳幼児は下肢に多く，成人は体幹に多い
頭頸部では頰部に多く，浸潤性の腫瘤形成

組織所見：紡錘形細胞（線維芽細胞様細胞）の増殖，杉綾模様（herring bone pattern）が特徴的

治　療：外科手術

予　後：比較的良

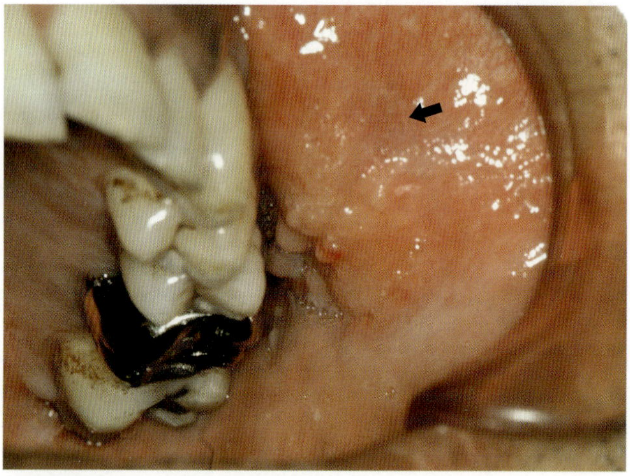

線維肉腫
左頰粘膜の弾性硬の腫瘤（⬅）

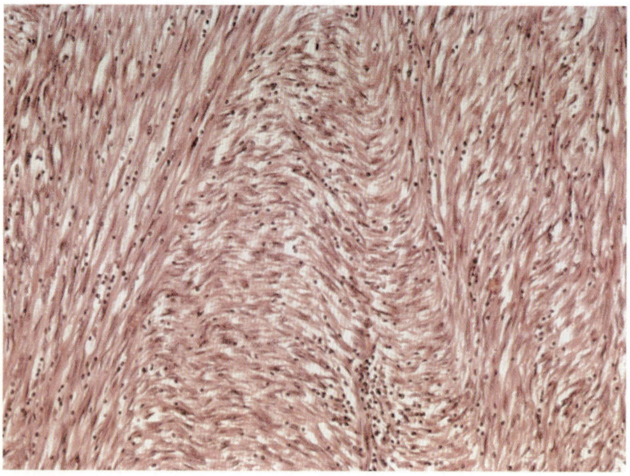

組織像
線維芽細胞様細胞が杉綾模様に配列

粘液線維肉腫 myxofibrosarcoma

本　態：線維芽細胞様細胞の増殖からなる粘液変性を特徴とする肉腫

臨床所見：中高年に好発，大腿部，上腕，頭頸部では上顎洞，無痛性，発育速度の早い腫瘤，浸潤性増殖

組織所見：線維芽細胞様細胞が粘液性基質を伴って増殖。多核巨細胞の混在

治　療：外科手術，化学療法

予　後：不良

備　考：2002年のWHO軟部腫瘍の分類で，悪性線維性組織球腫は多形型悪性線維性組織球腫と粘液線維肉腫などに分類された。多形型悪性線維性組織球腫は未分化多形肉腫と同義。50～60歳代の男性の下肢に多くみられる。充実型の腫瘤を形成し急速な増大を示す。線維芽細胞様細胞と組織球様細胞と大型の多形細胞が花むしろ状に配列。悪性度高い

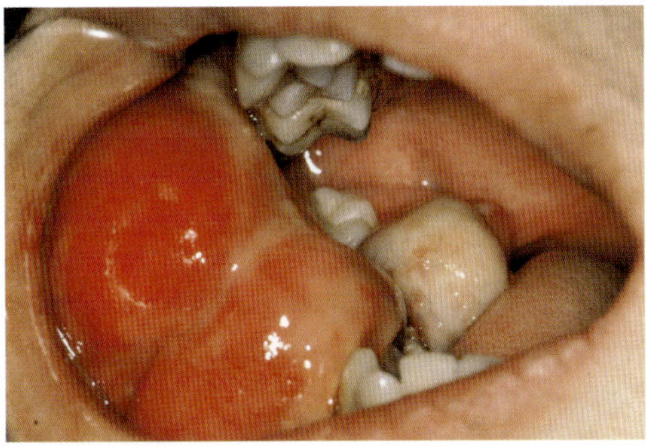

粘液線維肉腫
右下顎臼歯部の表面偽膜を有する2個の腫瘤，増大した腫瘤のため咬合不能

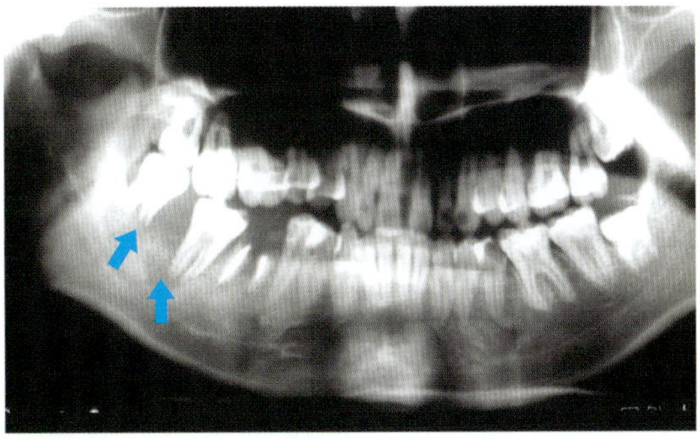

パノラマエックス線写真
病変部に虫喰い状の骨吸収（↑）を認める

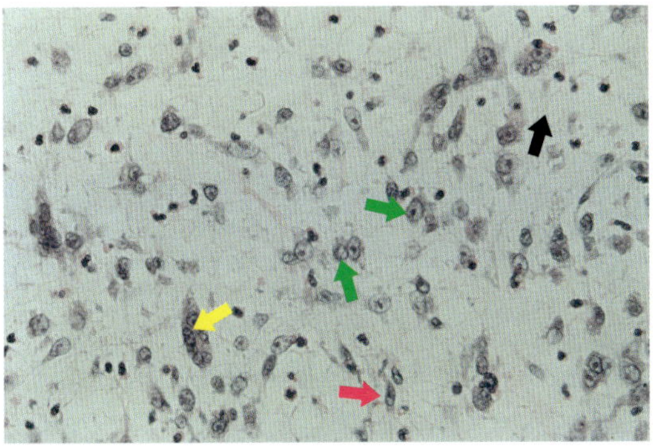

組織像
線維芽細胞様細胞と組織球様細胞を粘液様基質中に散在性に認める（⇧：巨細胞，➡：線維芽細胞様細胞，⬆：組織球様細胞，⬆：粘液様基質）

骨肉腫 osteosarcoma

特　徴：骨形成間葉組織から発生し，類骨や骨組織を形成する肉腫。骨原発性悪性腫瘍で最も多い

臨床所見：若年者，大腿骨，脛骨，上下顎臼歯部，腫脹，疼痛

エックス線所見：骨破壊像と骨新生像（sun - ray appearance, Codman 三角）

臨床検査：血清アルカリホスファターゼ値の上昇

組織所見：紡錘型細胞の増殖，類骨・骨形成

治　療：外科手術，化学療法

予　後：不良

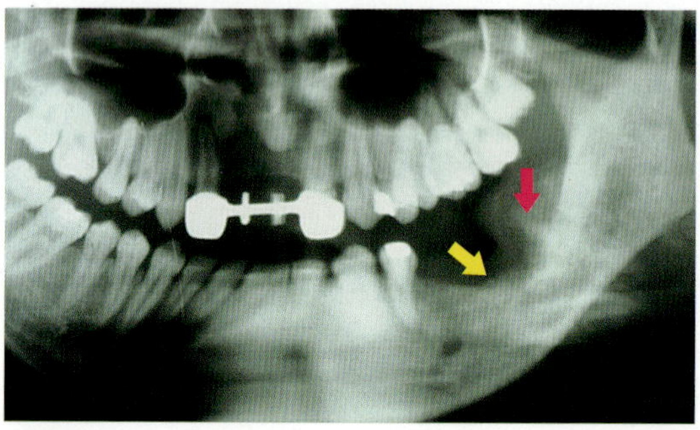

骨肉腫
左下顎臼歯部に不規則な骨吸収像（⇨）と骨形成像（⬇）を認める

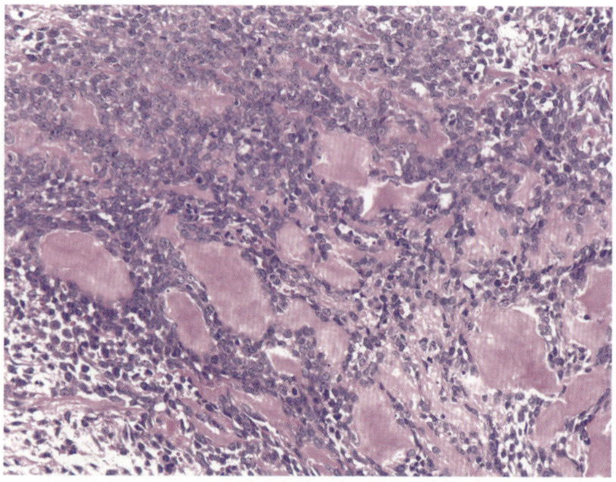

組織像
異型性を認める円形～紡錘形細胞の増殖と類骨組織の形成を認める

多発性骨髄腫 multiple myeloma

特　徴：骨髄から発生する形質細胞の増殖からなる肉腫

臨床所見：高齢者，多発性骨病変，打ち抜き像（punched-out appearance），骨痛，病的骨折

臨床検査：貧血，免疫グロブリンの増加（単クローン IgG，IgA など），Bence-Jones タンパク尿

組織所見：形質細胞に類似した細胞の増殖

治　療：化学療法

予　後：不良

関連事項：アミロイドーシス（light chain の分解産物，特異なタンパクであるアミロイドが心，腎，皮膚などに沈着。障害を起こす）

鑑　別：Langerhans 細胞組織球症（histiocytosis X）

白板症 leukoplakia

定　義：臨床的，病理学的に他の疾患の特徴を有しない白色の板状，斑状の粘膜病変。異形成の有無と関連しない（WHO・1997年分類）

原　因：慢性の物理的，化学的刺激

年齢・性：40歳以上の男性に多い

部位・病態：歯肉，舌，頬粘膜。多発例は25％弱，境界明瞭な白斑，丘状白斑。接触痛なし，刺激痛なし

分　類：均一型；平坦，しわ状，粗糙な白板
不均一型；疣贅状，結節状，潰瘍混在，紅斑混在白板（悪性化しやすい）

組織所見：過正角化または過錯角化，棘細胞層の肥厚（±），上皮性異形成（±）

治　療：切除，凍結療法

前癌病変：癌化率は3～6％

鑑　別：扁平上皮癌，乳頭腫，扁平苔癬

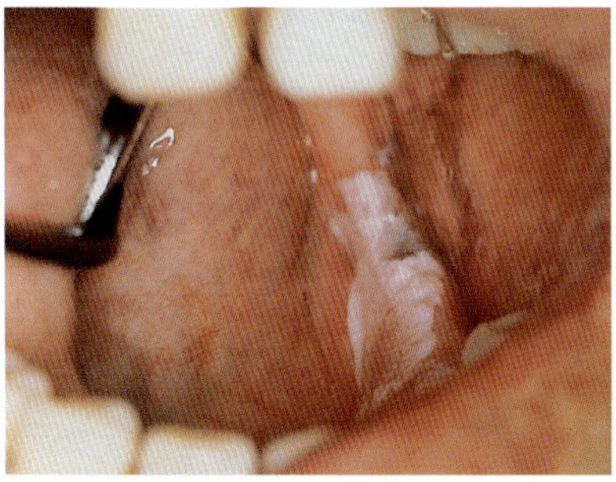

歯肉白板症
左下顎歯槽粘膜の丘状白斑

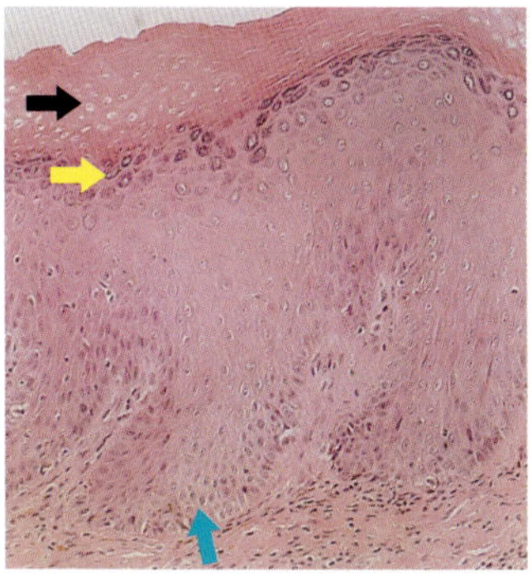

組織像
粘膜上皮は肥厚し，角化層の肥厚（➡），顆粒層（⇨），上皮突起の伸長増大を認める（⬆）（上皮異形成なし）

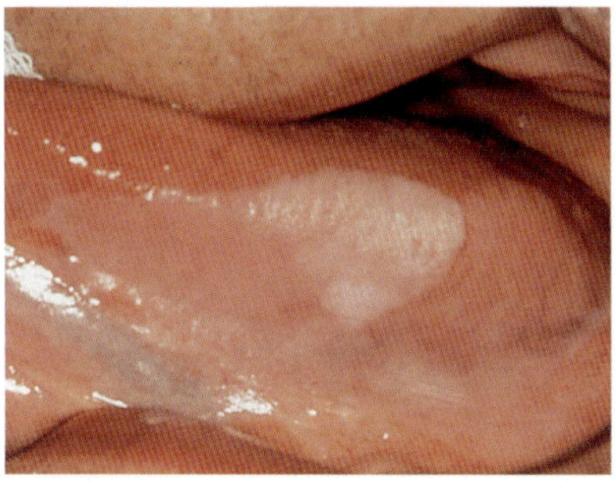

舌白板症
舌側縁に丘状の白斑に連続して前方舌下面に薄い白斑を認める

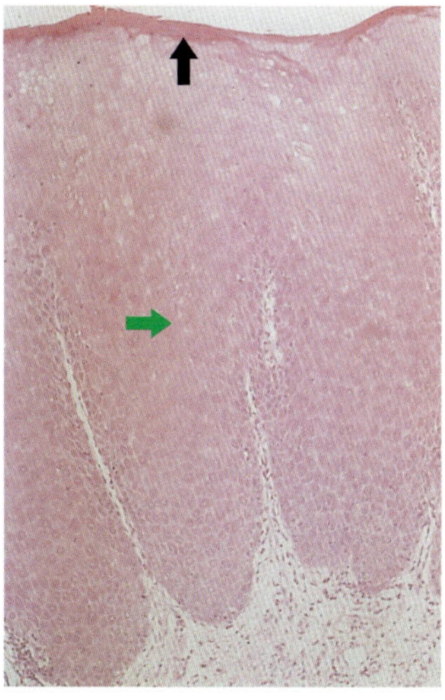

組織像
粘膜上皮は肥厚しており，薄い角化層（⬆）と厚い棘細胞層（➡）（棘細胞症）を認める

＜前癌病変と前癌状態（WHO，2005）＞

前癌病変 precancerous lesion	白板症 紅板症 口蓋角化症（タバコ逆吸いによる：地域限定）
前癌状態 precancerous condition	梅毒：間質性舌炎 鉄欠乏性嚥下困難症（Plummer-Vinson症候群）：上皮萎縮 口腔扁平苔癬：上皮萎縮（びらん，萎縮型） 口腔粘膜下線維症：上皮萎縮（タバコ常用者で上皮増殖） 円板状紅斑性狼瘡：慢性炎症持続による上皮の萎縮または増殖 先天性異角化症：上皮萎縮後肥厚

＜上皮性異形成 epithelial dysplasia（WHO，2005）＞

①基底細胞の極性の喪失
②一層以上の基底細胞様外観を有する細胞の存在
③核・細胞質比の増大
④滴状型の上皮突起
⑤不規則な上皮の重層
⑥分裂像を示す細胞の増加
⑦形態学的に異常な核分裂像
⑧上皮層の上半部における分裂像
⑨細胞ならびに核の多形性
⑩核の過染色性（クロマチン）
⑪核小体の肥大
⑫細胞間結合の減少
⑬棘細胞層における単一細胞または細胞群の角化

紅板症 erythroplakia

臨床所見：鮮紅色のビロード様の病変，まれ
50～60歳代，舌，口蓋，頬粘膜，口底。無症状，しみる

組織所見：上皮性異形成あり，角化層薄いまたはなし

治　療：切除術

前癌病変：癌化率は高い

鑑　別：扁平上皮癌，扁平苔癬

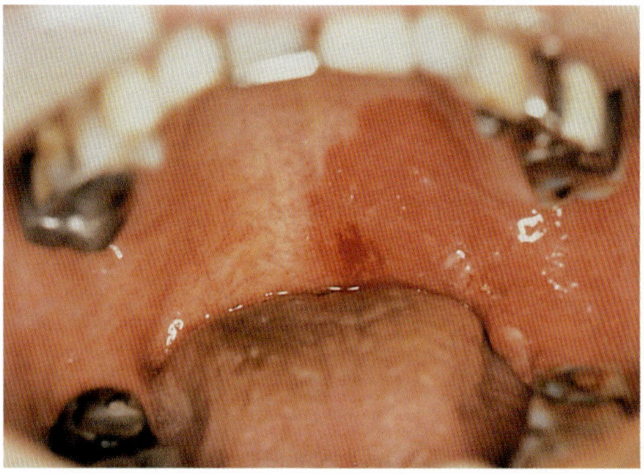

紅板症
左頬粘膜後方より軟口蓋にかけての赤いビロード様病変

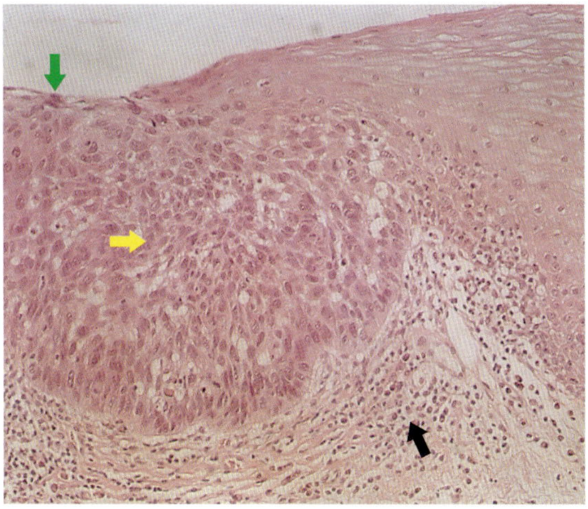

組織像
紅斑部の表層に角化層は認めず（⬇），上皮全層に異形成（⇨）を認める。上皮下には，軽度の炎症性細胞浸潤（⬆）を認める

口腔扁平苔癬 oral lichen planus

原　因：不明

年齢・性：30～50歳代，女性

部　位：頬粘膜，舌，口唇，歯肉（両側性，多発性）

病　態：レース様白斑，環状白斑，網目状白斑，発赤（紅斑），びらん，潰瘍，水疱，慢性経過（年単位）

症　状：刺激痛，接触痛

組織所見：角化（錯角化）亢進，上皮直下の帯状のリンパ球浸潤，上皮脚の鋸歯状化

治　療：ステロイド（トリアムシノロン）軟膏

皮膚病変：前腕や脚の屈側面の対称性にすみれ色の小丘疹，瘙痒感

鑑　別：扁平上皮癌，白板症，天疱瘡，カンジダ症，Fordyce斑

備　考：金属アレルギーで扁平苔癬様反応。慢性GVHD（graft versus host disease）で扁平苔癬を認める

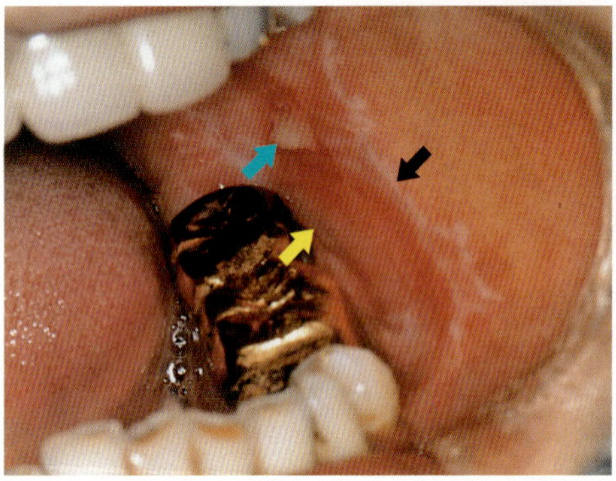

口腔扁平苔癬
頬粘膜の環状白斑とその中に発赤，びらん病変（➡：びらん，⇧：発赤，⬇：環状白斑）

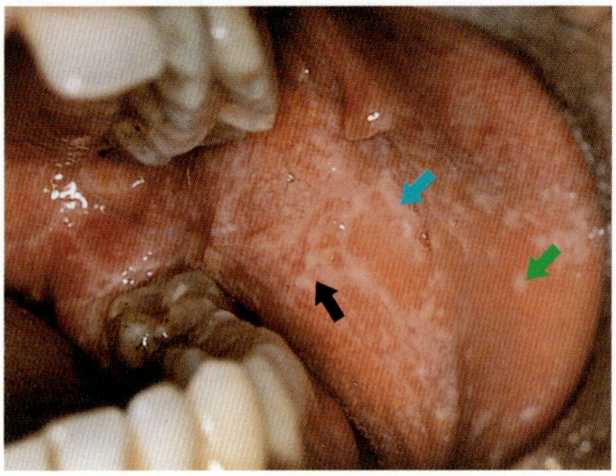

口腔扁平苔癬
（⬅：頬粘膜の白色丘疹，⬆：レース様白斑，⬅：環状白斑）

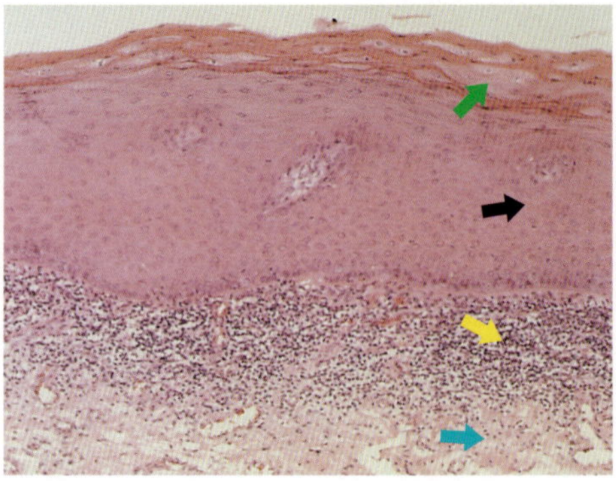

組織像
錯角化層の肥厚と上皮直下のリンパ球浸潤（⬆：過錯角化，➡：棘細胞層，⇨：リンパ球，➡：粘膜下結合組織）

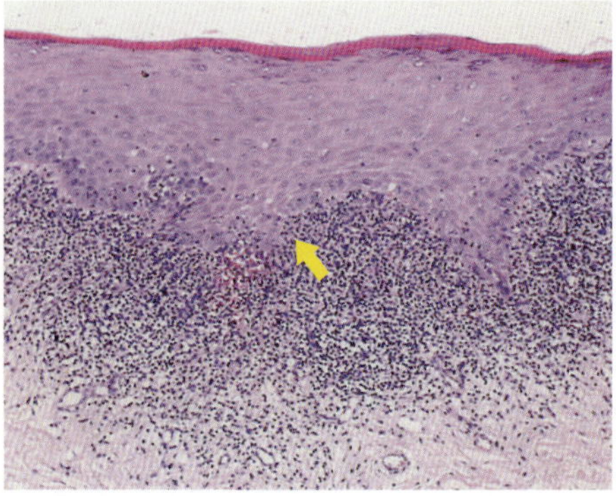

組織像
薄い錯角化層と上皮直下の帯状のリンパ球浸潤。リンパ球浸潤による基底細胞層の破壊と上皮脚の鋸歯状化（⇧）

尋常性天疱瘡 pemphigus vulgaris

原　因：表皮成分（細胞接着構造のデスモソームの構成成分であるデスモグレイン）に対する自己免疫疾患

臨床所見：中高年。口腔粘膜に初発。粘膜，皮膚に大きな水疱形成，水疱は破れてびらん。しみる，慢性経過，再発性，多発性。放置で死亡

Nikolsky現象；正常皮膚，粘膜を指でこすると表皮剥離または水疱形成

検　査：抗デスモグレイン3抗体。抗上皮抗体（直接法；生検，間接法；血清）

組織所見：上皮細胞間水腫と細胞間橋の消失（acantholysis），基底細胞と基底膜の結合良好。上皮細胞間にIgGの沈着

細胞診：Tzanck細胞（腫大した核をもつ結合を失った上皮細胞）

治　療：ステロイド薬(プレドニゾロンなど)の全身投与。免疫抑制薬(シクロスポリンなど)(皮膚科)

その他：増殖性天疱瘡，落葉性天疱瘡など

鑑　別：類天疱瘡，扁平苔癬

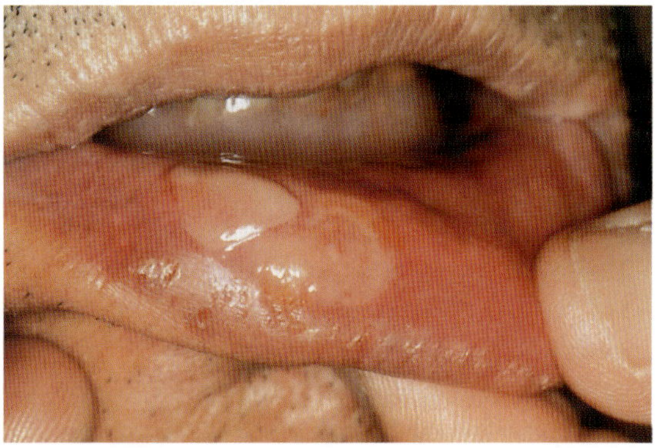

尋常性天疱瘡
下唇のびらん，偽膜性病変

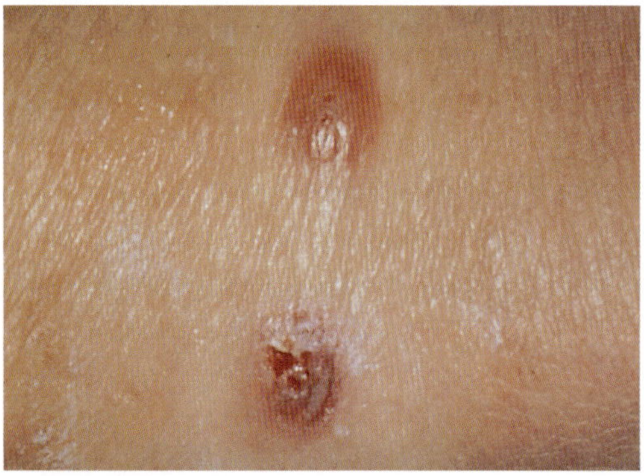

尋常性天疱瘡
前腕部の水疱

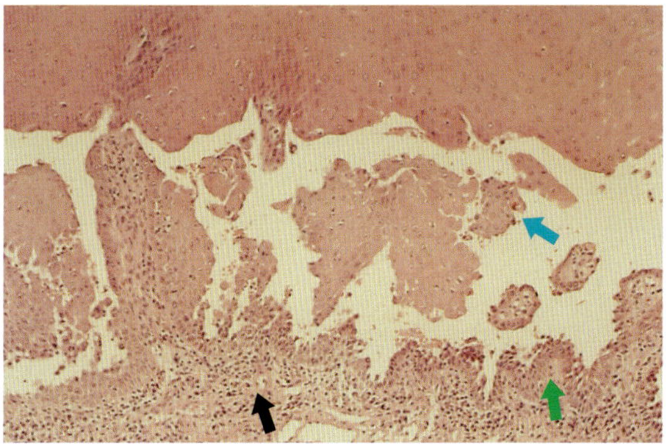

組織像
上皮細胞間水腫により遊離した上皮塊（⬅）を認める。基底細胞層は固有層（⬆）に付着。粘膜固有層に軽度の炎症性細胞浸潤（⬆）を認める

類天疱瘡 pemphigoid

原　因：基底膜構成物質（BP 180）に対する自己免疫疾患

分　類：水疱性類天疱瘡；表皮下水疱形成（腋窩，鼠径部に大きな水疱）
粘膜類天疱瘡；口腔粘膜（歯肉，口蓋，頬粘膜），結膜に水疱形成

臨床所見：高齢者。潰瘍形成；瘢痕治癒。慢性経過，予後良好，眼科では失明が問題となる
口腔内では頬部と歯肉に多い。水疱は小さいものが多く，破れて潰瘍となり，癒合する

検　査：抗BP 180抗体

組織所見：上皮下裂隙（水疱），棘融解なし，上皮欠損

治　療：ステロイド薬の全身投与。軽症ではテトラサイクリンとニコチン酸アミドの併用

鑑　別：尋常性天疱瘡

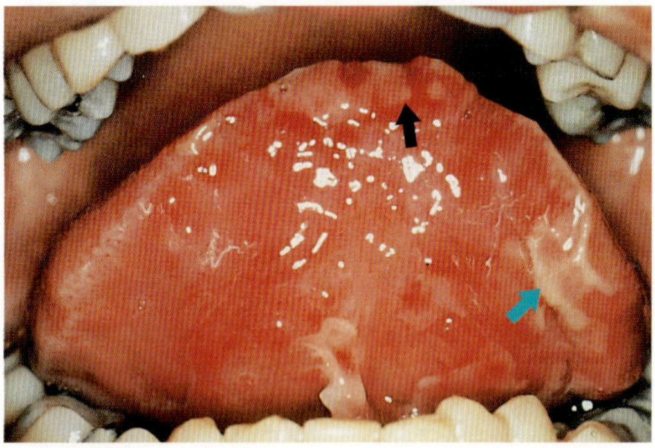

類天疱瘡
舌下面の広範な発赤と潰瘍形成（⬆），一部に偽膜形成（⬆）

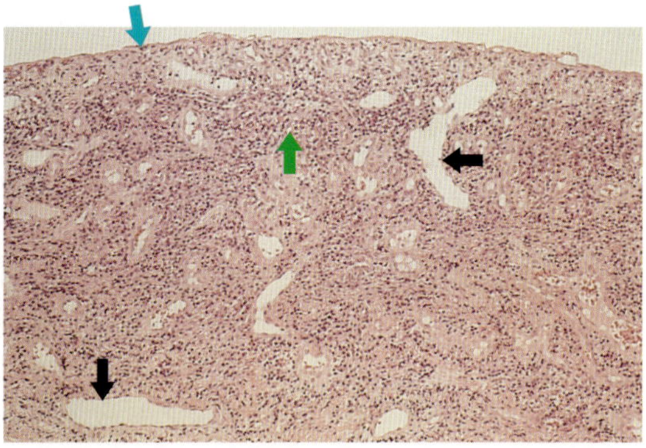

組織像
上皮欠損し（⬇），著明な炎症性細胞浸潤（⬆）と血管の拡張（⬆）を認める

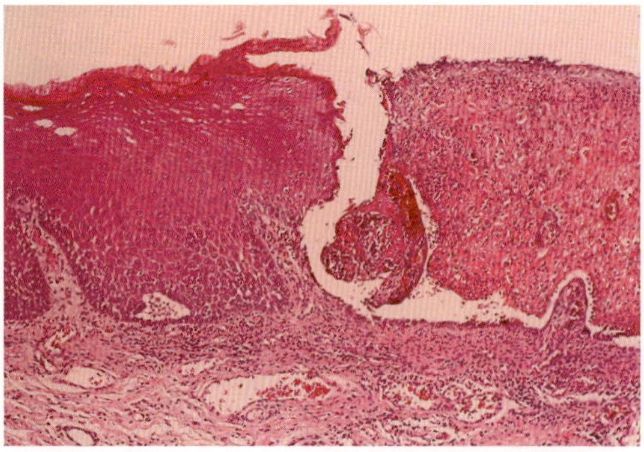

組織像
右側の上皮全体が壊死し，脱落傾向を示す

多形滲出性紅斑 erythema exsudative multiform

原　因：小児（感染アレルギー）
高齢者（薬剤アレルギー）

臨床所見：急性（1～数週間）。風邪症状，高熱，手足の紅斑性丘疹。口唇，頬粘膜，舌の紅斑・水疱・潰瘍

組織所見：上皮下水疱形成，粘膜固有層の炎症性細胞浸潤，血管周囲の炎症性細胞浸潤（生検は行わないことが多い）

治　療：副腎皮質ステロイド薬の全身投与

鑑　別：SLE，リウマチ熱

備　考：Stevens-Johnson症候群
多形滲出性紅斑の重症型。全身皮膚に滲出性紅斑，粘膜びらん，発熱，関節症状，肺炎，腎障害，肝障害を伴い，死亡例もある

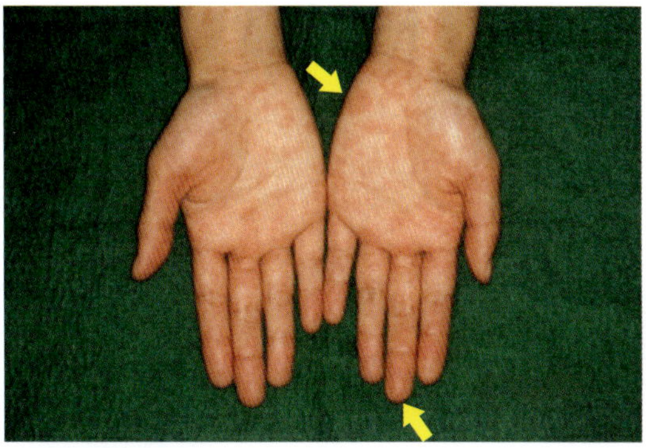

多形滲出性紅斑
ペニシリン服用後，四肢，体幹に不定型な紅斑（⇧）を認める

口腔カンジダ症 oral candidiasis

別　名：鵞口瘡，モニリア症

原　因：*Candida albicans*（真菌感染症）

分　類：1）急性偽膜性口腔カンジダ症（粘膜表層性カンジダ症）
最も多い。頬粘膜，舌，口蓋，口角。境界が明らかな乳白色斑が多数，その乳白色斑は拭うと取れて赤いびらんとなる
2）慢性肥厚性口腔カンジダ症
まれ。舌，頬粘膜の上皮の肥厚（白板症類似）の場合と，粘膜が発赤し，肉芽形成の場合がある
3）紅斑性口腔カンジダ症
まれ。舌や口蓋に紅斑性病変としてみられ，急性と慢性がある

好　発：新生児（生後2週間～1年）
高齢者；無歯顎，唾液分泌の減少
全身衰弱患者；白血病，悪性腫瘍，糖尿病，エイズ
薬剤服用患者；ステロイド薬，抗菌薬，免疫抑制薬，抗（悪性）腫瘍薬

症　状：違和感，刺激痛（しみる），味覚異常

検　査：分離培地，Sabouraudブドウ糖寒天培地
血清診断法（内臓カンジダ症；口腔カンジダ症には行わない）

組織所見：角化層に仮性菌糸（PAS染色）；普通，生検は行わない

治　療：抗真菌薬の含嗽，軟膏（アムホテリシンB，ナイスタチン，ミコナゾール），イトラコナゾール内服
新生児の偽膜性カンジダ症は治療不要

関連事項：義歯床下にみられる義歯性口内炎はカンジダが関与し，紅斑としてみられる

鑑　別：Fordyce斑，扁平苔癬

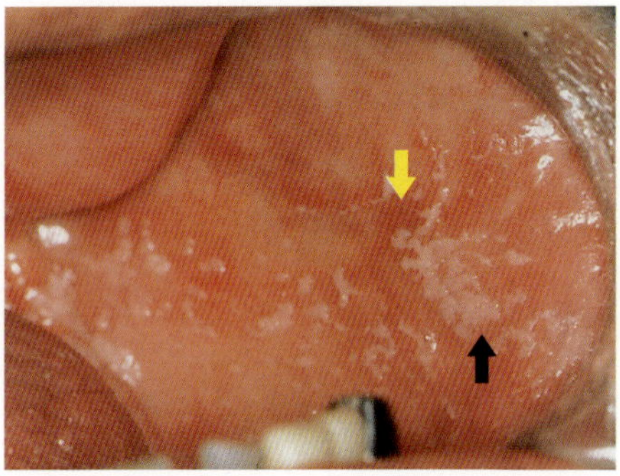

急性偽膜性口腔カンジダ症
左頬粘膜の多数の乳白色斑（⬆）と発赤（⇩）。
この白斑は拭うと取れて発赤を認める

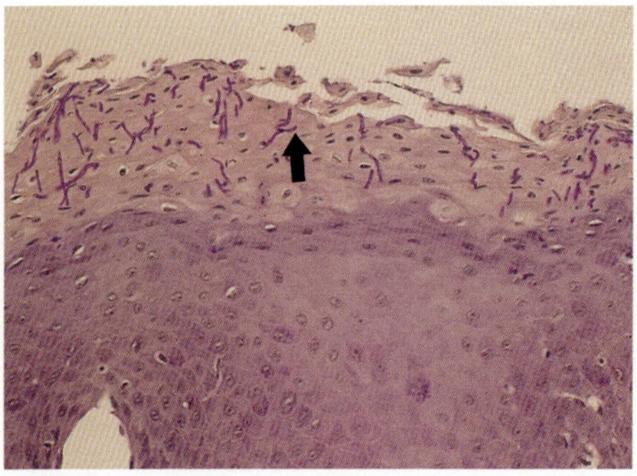

組織像（PAS染色）
角化層に仮性菌糸（⬆）を認める

慢性再発性アフタ chronic recurrent aphthae

原　因：不明

分　類：小アフタ；頻度は高い。大きさ5mm以下，2週間以内に治癒
大アフタ；大きさ10mm以上，潰瘍は深い，治癒に1か月以上，瘢痕を残す

臨床所見：女性，20歳代，1～2個，ときに数個。舌，頬粘膜，歯槽粘膜，口唇
紅暈で囲まれた輪郭の明瞭な有痛性潰瘍，強い痛み（自発痛，接触痛），1～2日で突然出現，再発性
二次感染により所属リンパ節圧痛（＋）

組織所見：偽膜；線維素析出，炎症性細胞浸潤（小アフタは生検を行わない。大アフタは癌との鑑別のため生検）

治　療：ステロイド（トリアムシノロンなど）軟膏塗布

鑑　別：Behçet病，ヘルペス性口内炎，扁平上皮癌（大アフタ）

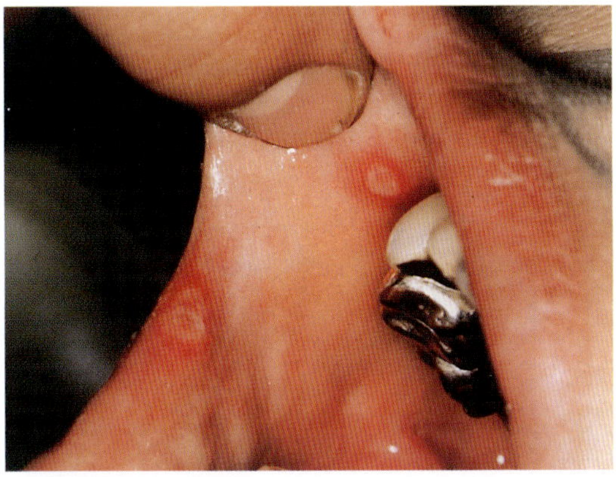

慢性再発性アフタ
右頬粘膜と下唇に類円形の偽膜に覆われた潰瘍を認める。潰瘍周囲に紅暈（発赤）を認める

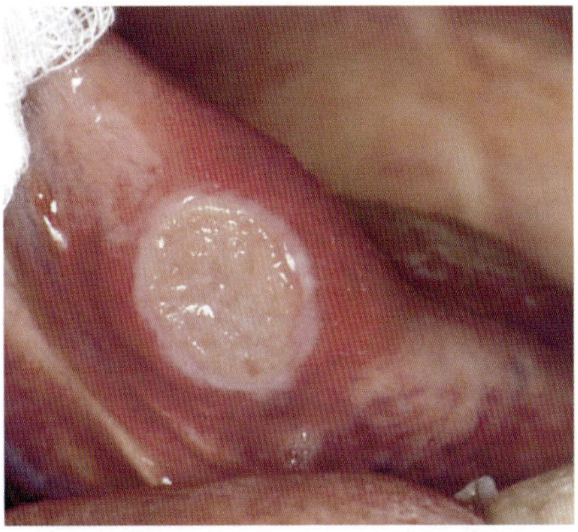

左舌側縁の大アフタ
潰瘍表面はフィブリンが付着し，その周囲に一層の白色の上皮を認め，さらにその外側には発赤を認める

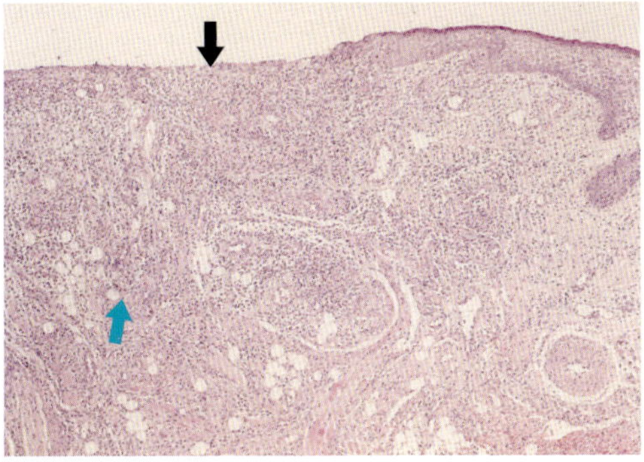

組織像
上皮の欠損（⬇）ならびに炎症性細胞浸潤（⬆）を認める

Behçet 病 Behçet's disease

原　因：不明（自己免疫疾患）。HLA－B51 陽性率が高い

年齢・性：20～30 歳代で発病，性差なし

症　状：口腔症状；口腔粘膜の再発性アフタ（初発例が多い）

皮膚症状；皮膚の結節性紅斑，皮下の血栓性静脈炎，無菌性毛嚢炎

眼症状；虹彩毛様体炎（前房蓄膿性虹彩炎），網脈絡膜炎（ブドウ膜炎；失明）

外陰部症状；外陰部潰瘍（陰嚢，陰唇；円形の深い潰瘍）

検　査：針反応，赤沈促進，CRP 陽性，高 γ－グロブリン血症，IgA・IgD の増加，免疫複合体陽性，血清補体価の増加，血漿フィブリノゲンの増加

組織所見：口腔粘膜は再発性アフタと同じ。他部位は血管炎，血栓性静脈炎

合併症状：関節炎，消化器症状

特殊病型：腸型 Behçet 病（腸粘膜潰瘍；腸管穿孔）

神経 Behçet 病（脳脊髄に病変；運動障害，精神症状，遅発性・男性）

血管 Behçet 病（動脈瘤；破裂，血栓性静脈炎，静脈閉塞；壊疽）

治　療：口腔粘膜のアフタは副腎皮質ステロイド軟膏

副腎皮質ステロイド薬，免疫抑制薬（特殊型に対しては内科）

鑑　別：慢性再発性アフタ，ヘルパンギーナ，ヘルペス性口内炎

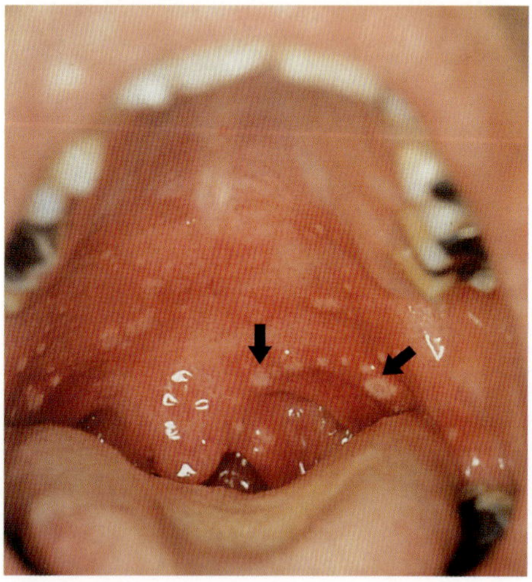

Behçet 病
軟口蓋に多発性のアフタ性潰瘍（⬇）を認める

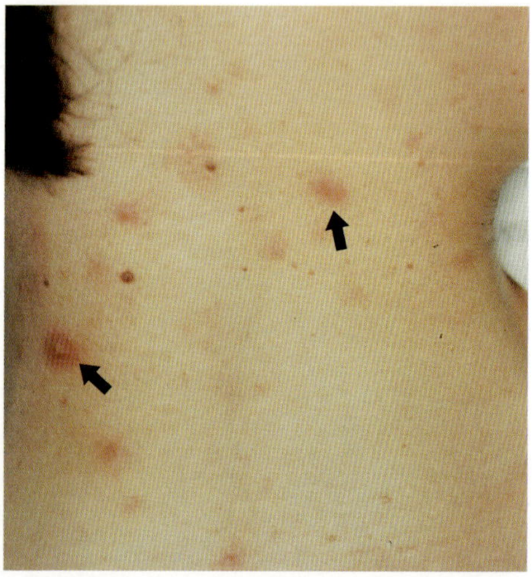

Behçet 病
頸部に多数の結節性紅斑様皮疹（⬆）を認める

肉芽腫性口唇炎 cheilitis granulomatosa

原　因：不明（根尖病巣や辺縁性歯周炎の病巣感染）

症　状：口唇の無痛性持続性腫脹，やや発赤，亀裂

組織所見：粘膜固有層に散在性，肉芽腫や炎症性細胞浸潤や水腫性変化

治　療：原因歯があればその治療

関連疾患：Melkersson-Rosenthal症候群（顔面神経麻痺，溝舌，肉芽腫性口唇炎）

鑑　別：Quincke浮腫

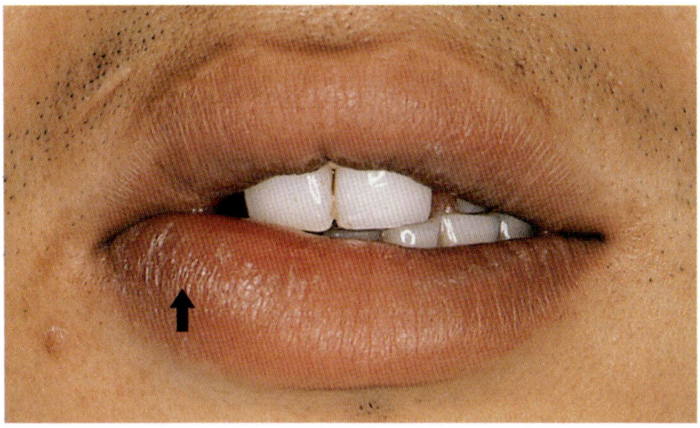

肉芽腫性口唇炎
右下唇の持続性，無痛性，やや発赤を有する浮腫性病変（⬆）

Quincke浮腫（血管浮腫）Quincke's disease

原　因：不明，遺伝によるもの，アンジオテンシン変換酵素（ACE）阻害薬の副作用

臨床所見：皮膚，粘膜に突然浮腫が出現し，数時間～1日で消退。顔面，口腔に好発，再発性。喉頭に出現すると呼吸困難

検　査：遺伝性のものは，C1インヒビター欠如

治　療：副腎皮質ステロイド薬，抗ヒスタミン薬，気管切開（喉頭浮腫）

鑑　別：薬物アレルギー

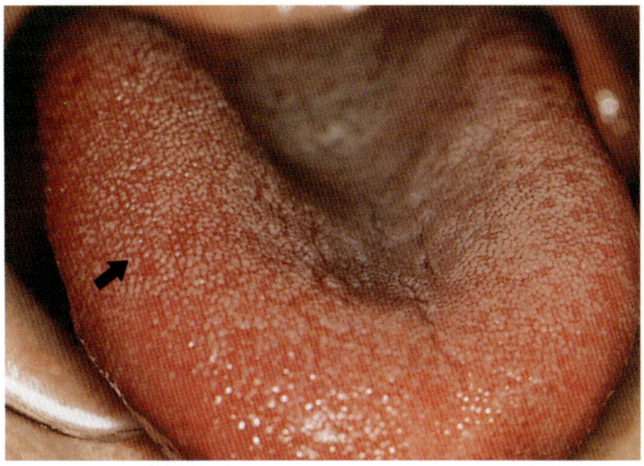

Quincke浮腫
数時間前に発症した，右舌の浮腫性，やや硬い腫脹（⬆）

全身性エリテマトーデス　SLE（systemic lupus erythematosus）

原　因：自己免疫疾患

年齢・性：20～40歳代で発病，女性：男性＝9：1

症　状：顔面の蝶形紅斑，円板状発疹，口腔潰瘍（口蓋），発熱，倦怠感，体重減少，関節痛，胸膜炎，心嚢炎，関節炎，ループス腎炎（免疫複合体），Raynaud現象（四肢蒼白，冷感，疼痛，動脈けいれん）

検　査：LE現象（LE細胞；好中球封入体，ロゼット形成，LE体），タンパク尿，Wassermann反応（＋），溶血性貧血，赤沈促進，CRP陽性，膠質反応陽性，抗核抗体，抗DNA抗体，LE因子

組織所見：血管周囲の炎症性細胞浸潤，フィブリノイド変性

治　療：副腎皮質ステロイド薬，免疫抑制薬（内科）

予　後：10年生存率80～90％

関連事項：他の膠原病との合併症

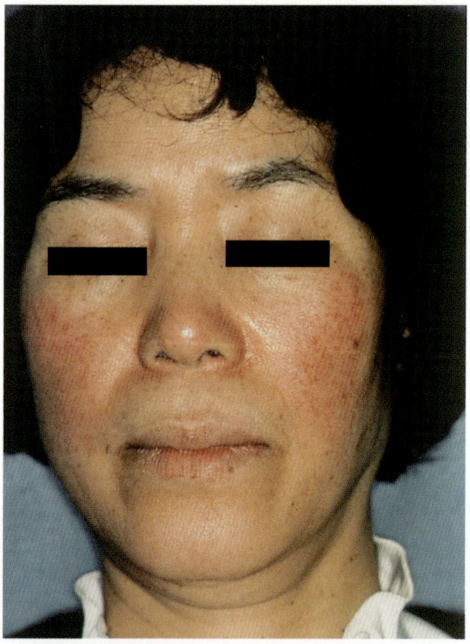

全身性エリテマトーデス
両側頬部の蝶形紅斑

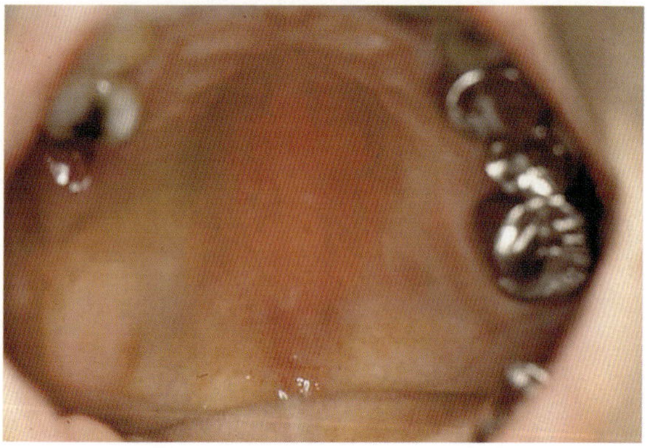

全身性エリテマトーデス
口蓋正中部は境界ほぼ明瞭な発赤を認める

正中菱形舌炎 median rhomboid glossitis

原　因：先天異常（無対舌結節沈下不全），慢性カンジダ症

臨床所見：有郭乳頭前方舌背正中の菱形，円形の乳頭欠損，紅色～白色の平坦～隆起状。症状なし

治　療：治療不要

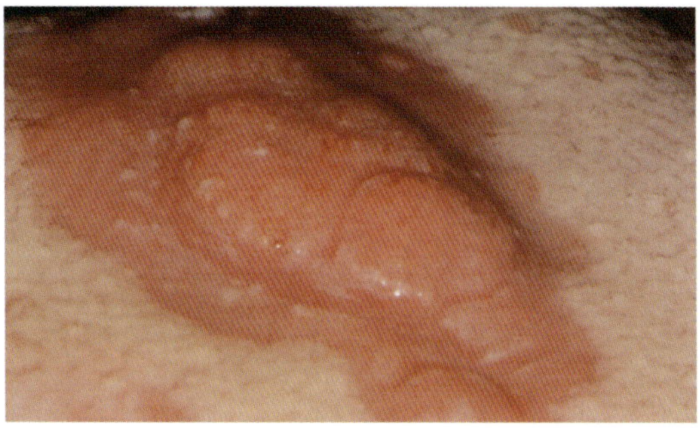

正中菱形舌炎
舌背正中後方部の類楕円形の糸状乳頭の消失と，発赤ならびにその中央部の隆起

地図状舌 geographic tongue

原　因：先天異常

臨床所見：幼児。舌背～舌側縁の地図様紅斑，地図模様は日毎に変化。症状なし（ときにしみる）紅斑部は乳頭扁平化

治　療：治療不要

合併症：溝舌を合併することがある

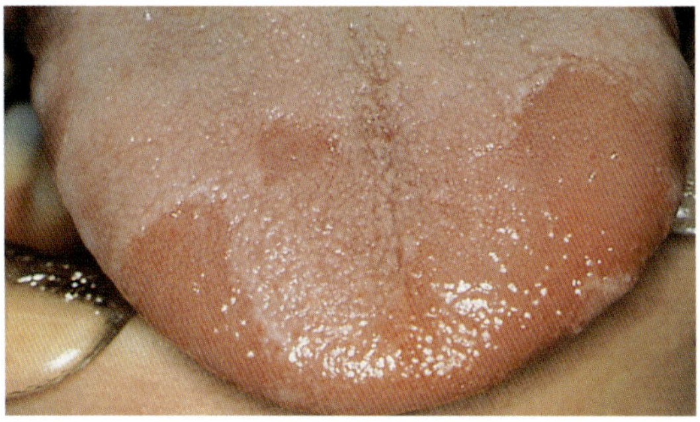

地図状舌
舌背前方部の境界明瞭な糸状乳頭の消失による粘膜色斑

溝（状）舌 fissured tongue

原　因：先天異常

臨床所見：舌背～舌側縁の不規則な溝形成，溝部乳頭消失。症状なし（ときに溝部がしみる）

治　療：治療不要

関連疾患：Melkersson-Rosenthal症候群でみられる

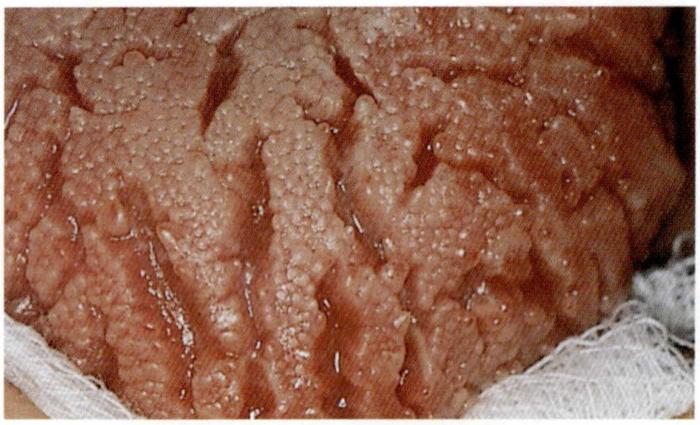

溝（状）舌
舌背に不規則に走る多数の溝

Hunter舌炎 Hunter glossitis

原　因：悪性貧血

臨床所見：舌背平滑，糸状乳頭萎縮，灼熱感

治　療：ビタミンB_{12}投与（注射）

鑑　別：鉄欠乏性貧血でみられる平滑舌との鑑別困難（血液検査）

参　考：胃切除後のビタミンB_{12}欠乏性貧血ならびに葉酸欠乏性大球性貧血ともにHunter舌炎様の平滑舌を認める

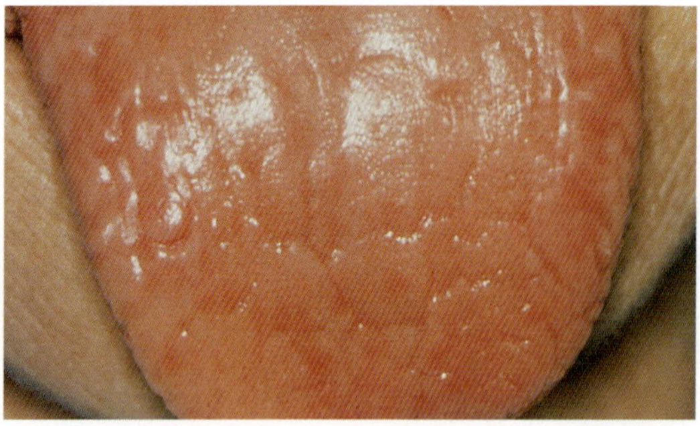

Hunter舌炎
糸状乳頭が萎縮し，舌表面は赤く平滑

平滑舌 smooth-red tongue

原　因：鉄欠乏性貧血でみられる

臨床所見：舌背平滑，糸状乳頭萎縮，灼熱感

治　療：鉄剤投与

鑑　別：Hunter舌炎

関連事項：Plummer-Vinson症候群に関連

備　考：糸状乳頭が萎縮し，舌背表面が平滑となり光沢を呈するものを平滑舌といい，広義では貧血，口腔乾燥，ビタミンB欠乏，高齢者の粘膜萎縮としてみられ，狭義では鉄欠乏性貧血患者にみられる平滑舌をいう

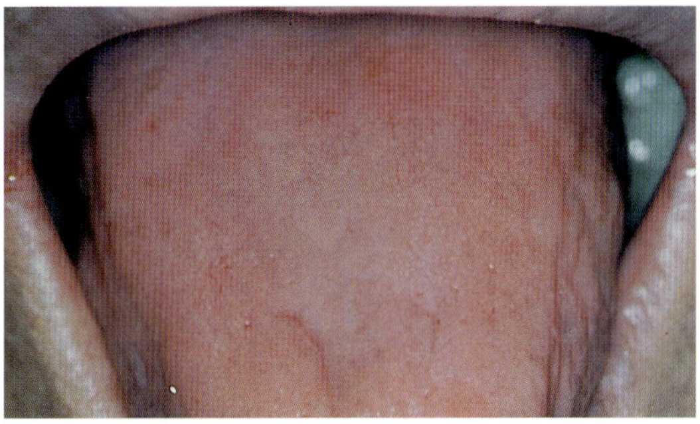

平滑舌
糸状乳頭が部分的に萎縮し，平滑となっている左右口角びらん合併

黒毛舌 black hairy tongue

原　因：抗菌薬や他の薬物の服用による乳頭の角化突起の延長と着色（細菌）

臨床所見：舌背中央の黒色～褐色毛状病変

治　療：薬物の変更または中止，口腔清掃，舌ブラシで物理的除去

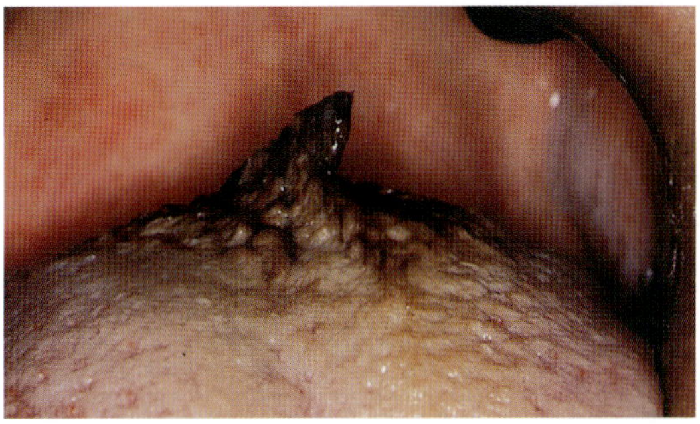

黒毛舌
舌背後方部に黒褐色の毛状に伸びた糸状乳頭

舌扁桃肥大 hypertrophy of the lingual tonsils (papilla foliate)

本　態：有郭乳頭の後方に存在する舌扁桃が舌側に出現し，肥大したもの

臨床所見：舌根両側縁部の分葉状のやや硬い腫瘤（葉状乳頭部），ときに発赤や疼痛を認める。経過により大きさが変化

治　療：経過観察，含嗽，臼歯歯牙鋭縁削合

鑑　別：癌との鑑別（癌恐怖症で来院する。片側性）

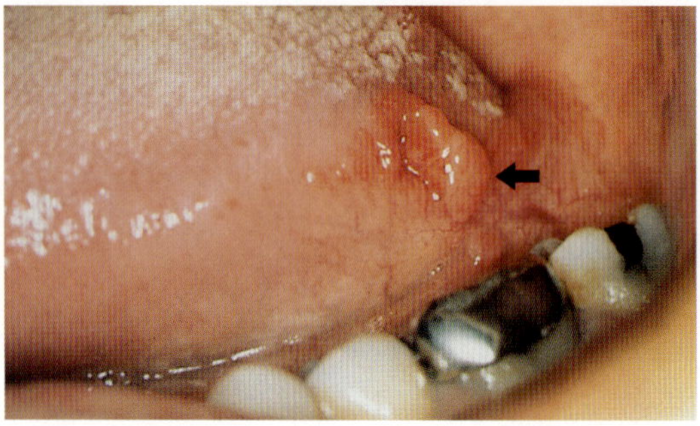

舌扁桃肥大
舌根側縁部に発赤と凹凸を有するやや硬い腫瘤（⬅）を認める

口角炎 angular cheilitis

別　名：口角びらん

原　因：ビタミンB欠乏症，鉄欠乏性貧血，唾液過多，低位咬合

病　態：片側あるいは両側の口角に生じる発赤，落屑，びらん，潰瘍性病変で亀裂や出血を伴うこともある。開口時に疼痛がある。しみるなどの刺激痛を認める

治　療：原因的事項の改善（ビタミンB投与，鉄剤投与，唾液分泌抑制，低位咬合の改善）

備　考：単純疱疹（口唇疱疹），カンジダ症による口角炎がある

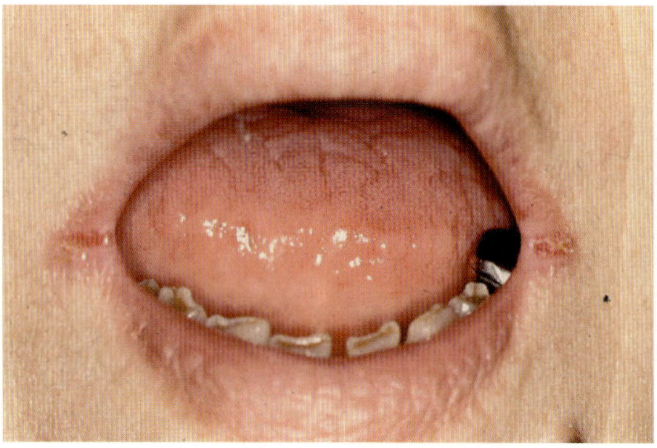

口角炎
左右口角の皮膚粘膜部に亀裂状のびらんを認める

メラニン色素沈着症 melanin pigmentation

原　因：不明

症　状：前歯部歯肉，頬粘膜，口蓋にびまん性または帯状の褐色～淡褐色色素沈着

組織像：粘膜上皮基底細胞層のメラノサイトの増加

治　療：経過観察またはレーザー蒸散

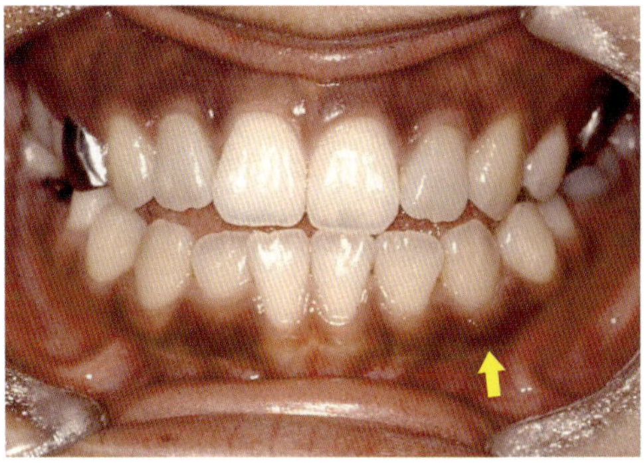

上下顎前歯部歯肉メラニン色素沈着症
上下顎前歯部歯肉に帯状の褐色の色素斑（⇧）を認める

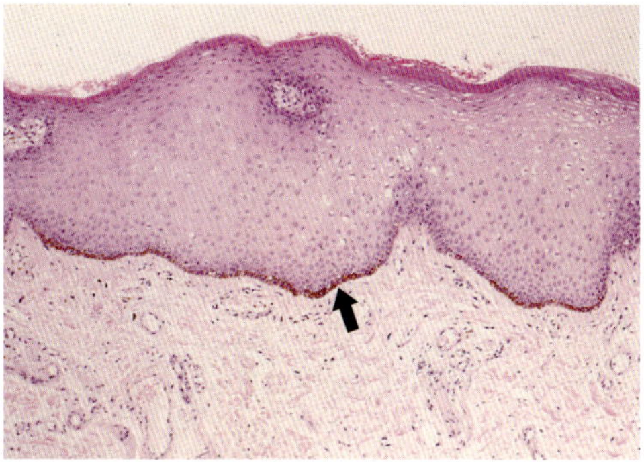

組織像
基底細胞層に多数のメラノサイト（⬆）を認める

色素性母斑 pigmented nevus

原　因：母斑細胞の過誤腫的増殖物

臨床所見：口蓋，頬粘膜。扁平～隆起状，淡褐色～黒褐色の10mm以下の病変
上皮基底層から固有層の中にメラニン色素を含む（ときに含まない）母斑細胞の増殖

治　療：切除

鑑　別：悪性黒色腫（色素性母斑は悪性黒色腫の前癌病変の扱い）

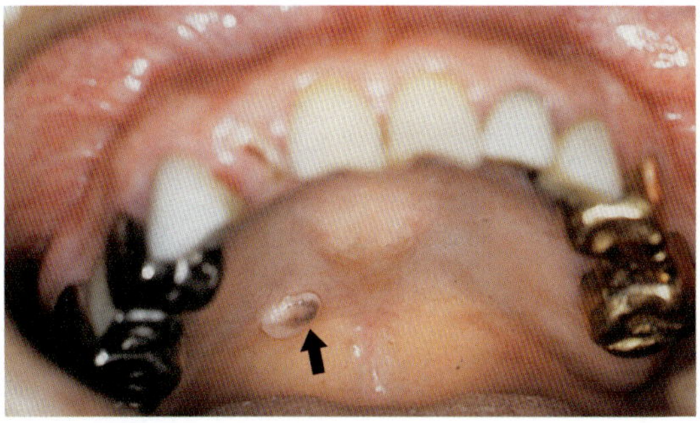

色素性母斑
褐色の色素沈着を認める腫瘤（⬆）

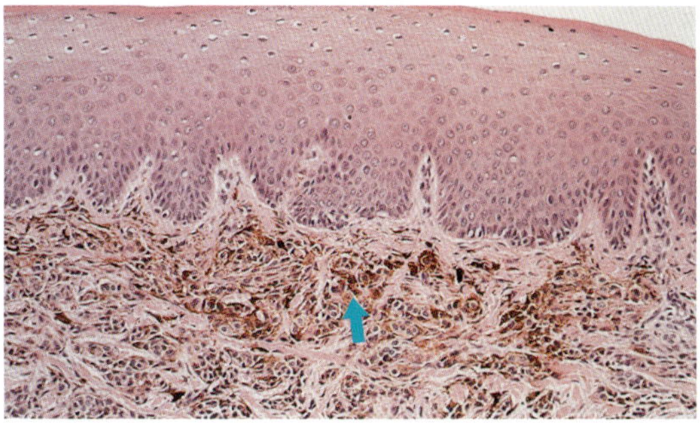

組織像
粘膜固有層にメラニン色素を含む母斑細胞の増殖（⬆）を認める

アマルガム刺青 amalgam tattoo

病　態：外因性色素沈着

原　因：アマルガム小片の歯肉混入

臨床所見：単発性の辺縁不明瞭な青黒色斑。アマルガム微細顆粒が粘膜固有層に沈着

治　療：治療不要（金属アレルギーで切除）

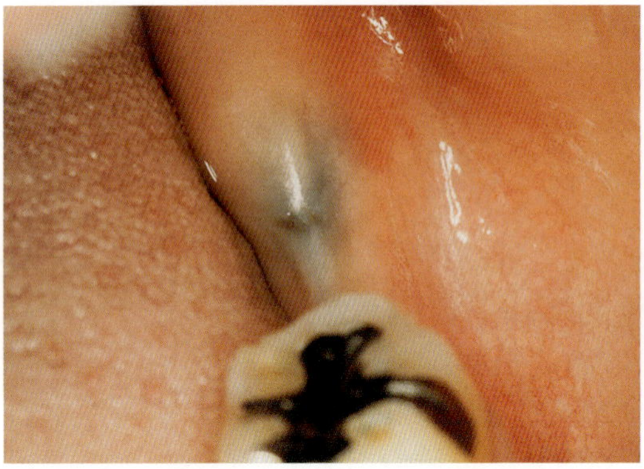

アマルガム刺青
左下顎臼歯部歯肉の辺縁不明瞭な青黒色斑

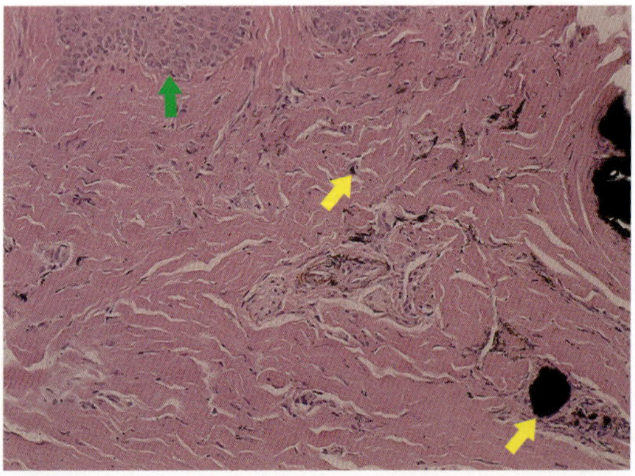

組織像
上皮下に大小の金属粒子を認める（緑矢印：上皮，黄矢印：金属粒子）

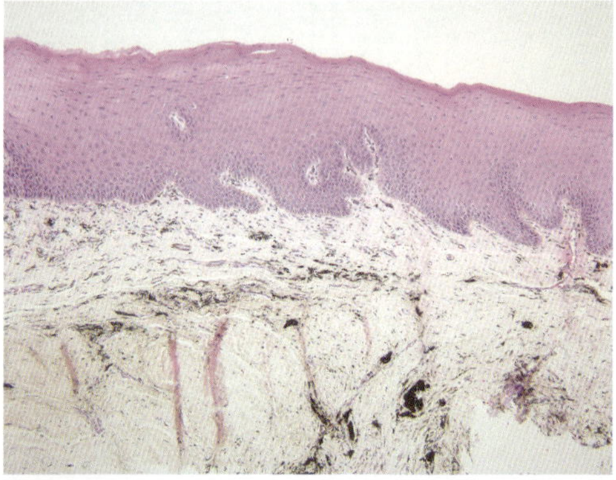

組織像
上皮下に大小の金属粒子を認める

疱疹性口内炎（ヘルペス性口内炎） acute herpetic gingivostomatitis

原　因：herpes simplex virus Ⅰ型初感染（飛沫，接触感染）
臨床所見：幼児，学童（最近は青年も）。発熱，倦怠感
歯肉・口唇・舌・頰粘膜小水疱, アフタ性潰瘍形成
接触痛，刺激痛，摂食困難
経　過：2週間で治癒
検　査：単純ヘルペスウイルスⅠ型抗体価
治　療：安静，栄養改善，二次感染予防（抗菌薬），重症例にアシクロビルなどの抗ウイルス薬
鑑　別：壊死性潰瘍性口内炎，帯状疱疹，ヘルパンギーナ，手足口病

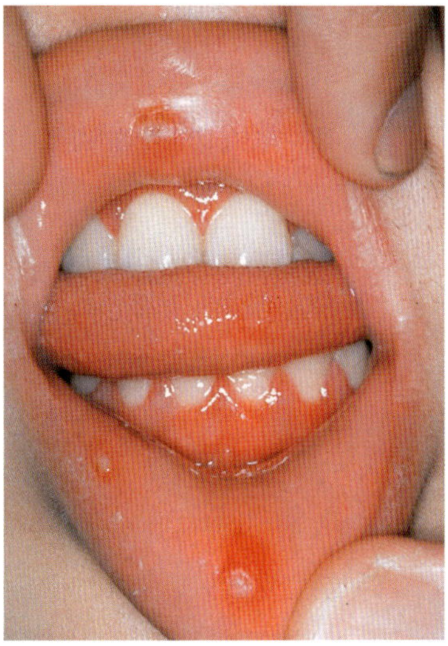

疱疹性口内炎
口唇，舌，歯肉に多数の小アフタを認める

単純疱疹（口唇疱疹・口唇ヘルペス） herpes simplex (recurrent herpes labialis)

本　態：herpes simplex virus Ⅰ型の再燃
臨床所見：成人に好発。皮膚粘膜移行部に小水疱群生。破れてびらん
灼熱感，疼痛
口腔粘膜にアフタ様病変を合併することもある
風邪など抵抗力減弱時に再発性に発症（herpes simplex virus Ⅰ型抗体があっても）
約1～2週間で瘢痕形成なく治癒
治　療：アシクロビル軟膏または経過観察
備　考：口唇部では三叉神経節内の神経細胞にウイルス存在

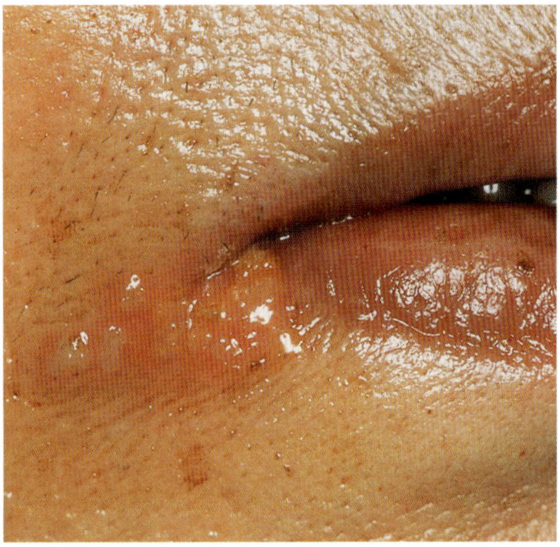

単純疱疹
右口角部皮膚部に小水疱の集合を認める

帯状疱疹 herpes zoster

原　因：varicella zoster virus（VZV）再燃。神経細胞内のウイルス（潜伏感染）が再活性化（回帰感染・回帰発症）

年　齢：成人（免疫機能低下患者）

症　状：知覚神経領域に小水疱，潰瘍，びらん，痂皮（皮膚），灼熱感，前駆症状として神経痛様疼痛，三叉神経領域では，第1，第2，第3の順に罹患率が高い

検　査：Tzanck試験（水疱中にウイルス性巨細胞の証明），VZV IgG抗体価の上昇

経　過：2～3週で治癒，ときに神経痛後遺

治　療：アシクロビル，バラシクロビル塩酸塩，ビダラビン（DNA合成阻害）の内服または注射，安静，栄養改善，二次感染予防（抗菌薬），免疫グロブリン投与

関連事項：水痘が初感染，Ramsay Hunt症候群

参　考：帯状疱疹後の神経痛

病態：帯状疱疹治癒後に病変の神経領域に疼痛が残存

原因：帯状疱疹による神経変性，神経再生過程で機能異常（中枢性，末梢性）

好発：高齢者（70歳以上50％），皮膚症状重篤，急性時の痛みが強い，免疫力の低下

症状：ピリピリした痛み，触ると痛み，眠れないほどの痛み，長期の痛み

治療：薬物療法；抗うつ薬，精神安定薬，抗痙攣薬，プレガバリン
神経ブロック，レーザー治療

予防：神経痛に移行させない早期治療
水痘ワクチン（50歳以上の成人）

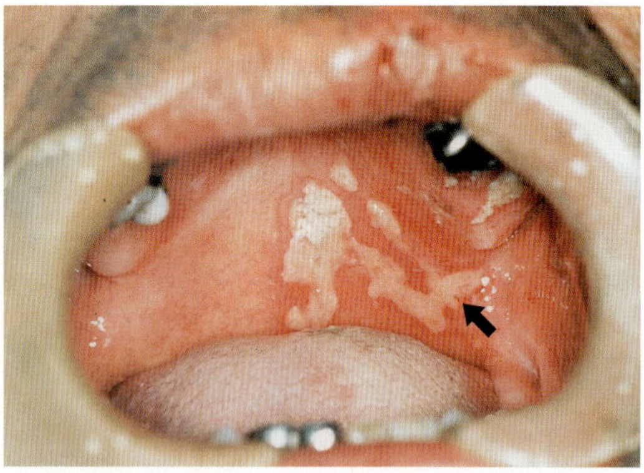

帯状疱疹　左上唇，口蓋に発赤，びらん，潰瘍，偽膜（⬆）を認める

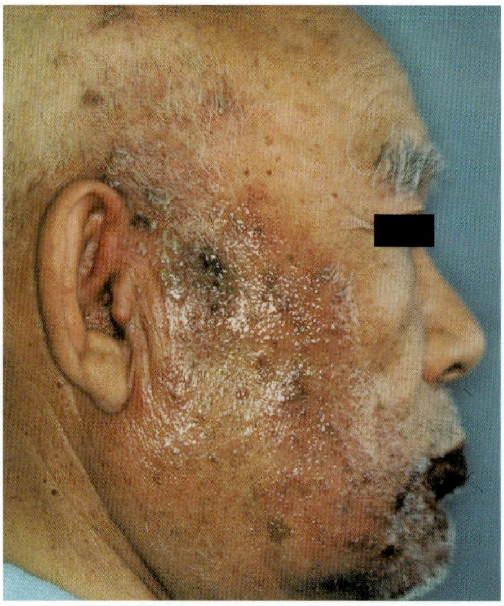

帯状疱疹　右耳下腺咬筋部より下唇にかけて水疱形成を認め，一部びらん，痂皮形成を認める

手足口病 hand-foot and mouth disease

原　因：coxsackie virus A16（まれにA10）とentero virus 71が交互に流行（経口，飛沫，接触感染）

臨床所見：幼児（1～3歳）に多い。夏に多い。軽度の発熱
手掌，手背，足蹠に小水疱形成
口蓋，頬粘膜，舌に小水疱，破れて潰瘍形成（アフタ）
約1～2週間で瘢痕形成なく治癒

治　療：特に要しない。感染力が強いので集団から離す

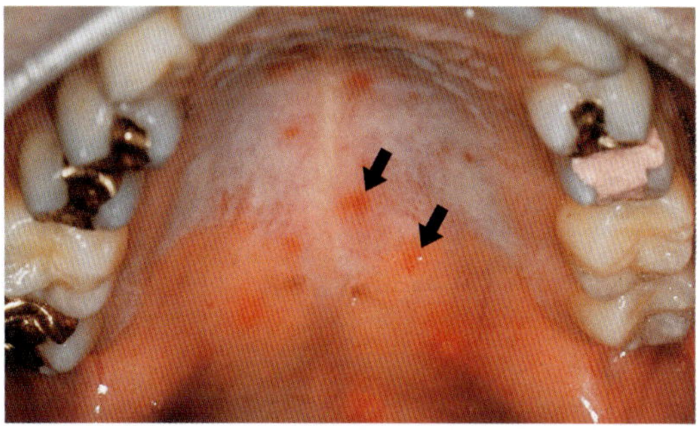
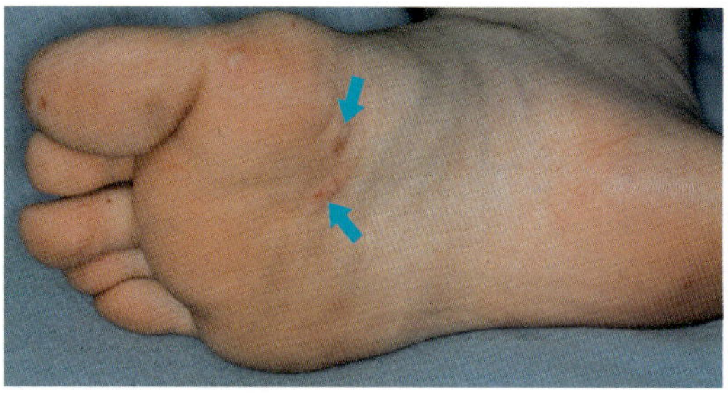

手足口病
口腔内に小アフタ（⬇），足蹠に小水疱形成（⬆）を認める

ヘルパンギーナ herpangina

原　因：coxsackie virus A群（A4，A6，A5，A2）（RNA）（接触，経口，飛沫感染）

臨床所見：幼児に多い。潜伏期2～9日
発熱，口峡部（軟口蓋，口蓋垂，口蓋弓，咽頭壁）の小水疱，びらん，潰瘍形成（アフタ），咽頭痛
口腔の前方部や歯肉には病変はみられない
手足の皮膚に病変はみられない

治　療：栄養，脱水改善

経　過：約1週間で治癒

壊死性潰瘍性歯肉口内炎 acute necrotizing ulcerative stomatitis gangrenous ulcerative (gingivo) stomatitis

原　因：紡錘菌（*Fusobacterium*，*Prevotella*）とスピロヘータの混合感染

別　名：水癌，壊死性潰瘍性歯肉炎（初期）

症　状：発熱，倦怠感，食欲不振，自発痛，刺激痛，口臭
初めに歯肉炎，次いで口内炎に拡大，歯肉壊死，口腔粘膜壊死（黄色）
重症例；広範な軟組織の壊疽，皮膚に穿孔，壊疽部黒色

臨床所見：全身衰弱患者，無顆粒球症患者，白血病患者に多い

経　過：瘢痕治癒，ときに死亡

検査所見：白血球増加，赤沈促進

治　療：安静，栄養補給，抗菌薬

関連事項：口峡部に生じたもの（プラウト・ワンサンアンギーナ）

鑑　別：ヘルペス性口内炎，ヘルパンギーナ

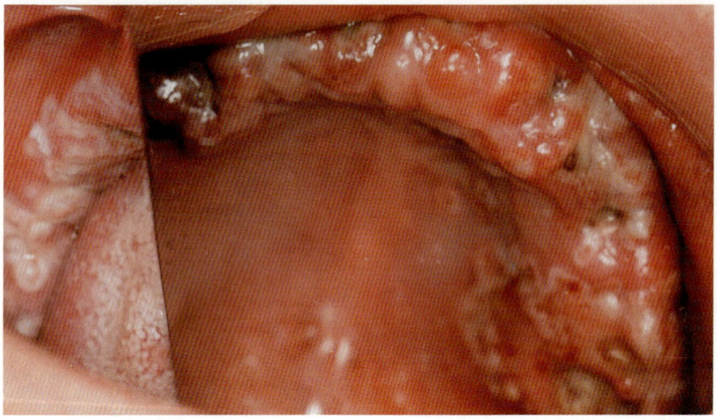

壊死性潰瘍性歯肉口内炎
上下顎歯槽粘膜に潰瘍性・壊死性病変を認める

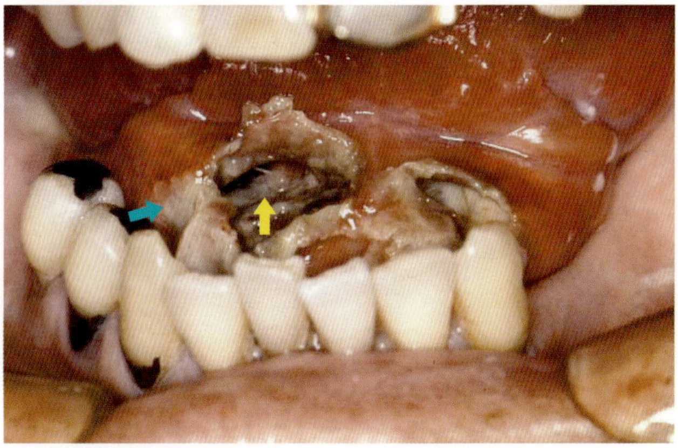

口底部の壊疽性口内炎
口底に壊死（⬆），壊疽性変化（⬆）を認める

ニコチン性口内炎　nicotinic stomatitis

原　因：過剰の喫煙による口蓋粘膜上皮の角化亢進

臨床所見：口蓋粘膜のびまん性灰白色病変（白板症様）の中に口蓋腺開口部の点状発赤。ときに白色部は小丘疹状，しわ状を呈する
舌背，頬粘膜にも白色病変を認めることもある。癌化することはまれ

治　療：禁煙により軽快（消失はしない）

鑑　別：白板症，扁平苔癬

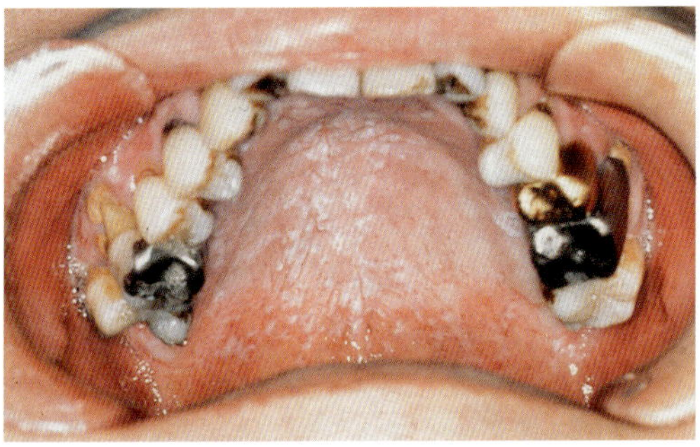

ニコチン性口内炎
硬口蓋にびまん性白斑の中にしわ状白斑と，開口部の点状発赤を認める

義歯性口内炎　denture stomatitis

本　態：不適合な義歯の使用により義歯床下に生じる炎症性反応，カンジダ関連病変

臨床所見：硬口蓋の紅斑，疼痛，灼熱感，不快感

組織所見：上皮層は薄く，上皮下に炎症性細胞の浸潤

治　療：義歯除去，義歯清掃。抗真菌薬による含嗽，軟膏塗布

経　過：良好

鑑　別：金属アレルギー，扁平苔癬

備　考：乳頭状過形成に移行することもある

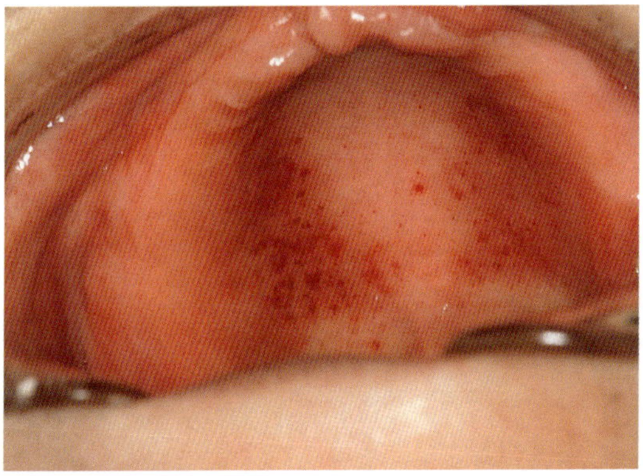

義歯性口内炎
口蓋義歯床下に紅斑を認める

フェニトイン歯肉増殖症（抗てんかん薬歯肉増殖症） gingival hyperplasia caused by phenytoin (anticonvulsant drug)

別　名：ダイランチン歯肉増殖症

病　態：抗てんかん薬のヒダントイン系薬剤の服用による歯肉増殖

原　因：薬剤のコラーゲンの合成促進と歯周組織の慢性炎症刺激

臨床所見：小児および青年に多い。薬剤服用2週で歯肉の発赤，腫脹。2～3か月で粘膜色の歯肉増殖。歯間乳頭部より腫脹し，高度になると歯冠を覆い隠す

組織所見：結合組織の著明な増殖。上皮の肥厚と上皮脚の延長

治　療：薬剤の変更，歯肉切除術，口腔衛生指導

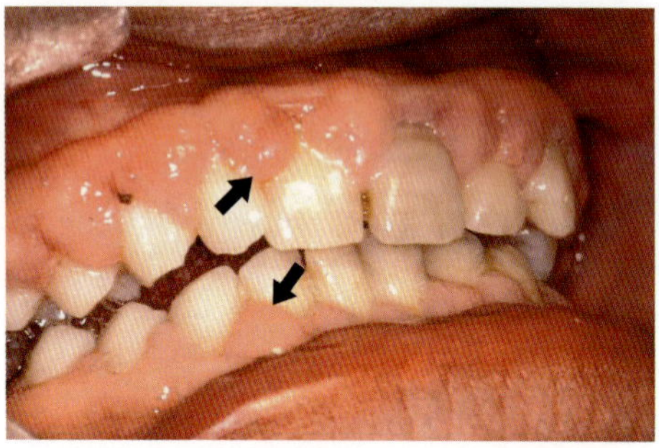

フェニトイン歯肉増殖症
上下顎歯間乳頭部を中心とする粘膜色の歯肉の腫脹（⬆）を認める

組織像
結合組織（➡）の増殖を認め，部位により炎症性細胞（⇦）浸潤を認める

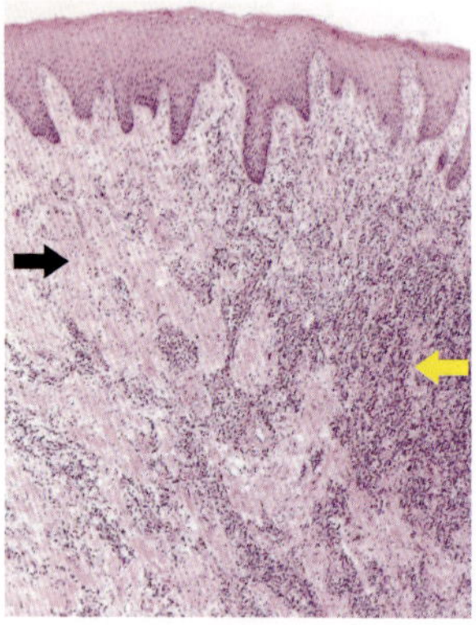

ニフェジピン歯肉増殖症（Ca拮抗薬歯肉増殖症） gingival hyperplasia caused by nifedipine (calcium antagonists)

Ca拮抗薬：Caイオンの細胞内流入を阻害することにより，血管平滑筋，心筋に作用し，降圧薬，抗狭心症薬，抗不整脈薬，脳血流障害改善薬として使用される

成　因：ニフェジピン6か月～1年服用で，歯肉増殖。口腔衛生不良例に多い。エプーリス様増殖もある

組織所見：コラーゲン線維増殖

治　療：薬剤変更（内科），口腔清掃指導，歯肉切除術

関連事項：フェニトイン歯肉増殖症，シクロスポリン（免疫抑制薬）による歯肉増殖症もある

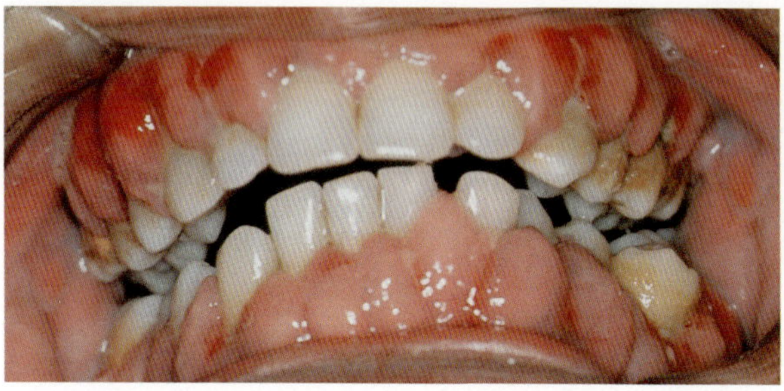

ニフェジピン歯肉増殖症
上下顎歯肉，歯槽粘膜に一部発赤がみられる歯肉の肥大を認める

乳頭状過形成 papillary hyperplasia

本　態：不適合な義歯床下に生じる炎症性増殖物，カンジダ関連病変

臨床所見：硬口蓋の広範囲の乳頭状病変，粘膜色～やや紅色，無痛

組織所見：上皮過形成，上皮下に炎症性細胞の浸潤を伴う線維組織の増殖

治　療：外科的切除術，凍結療法，レーザー焼灼

経　過：良好

鑑　別：扁平上皮癌

備　考：乳頭腫症として扱われることもある

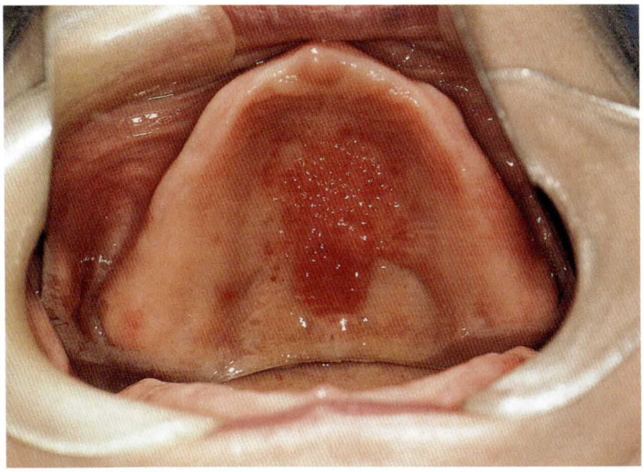

乳頭状過形成
義歯床下口蓋中央部に発赤を伴う結節状，顆粒状病変を認める

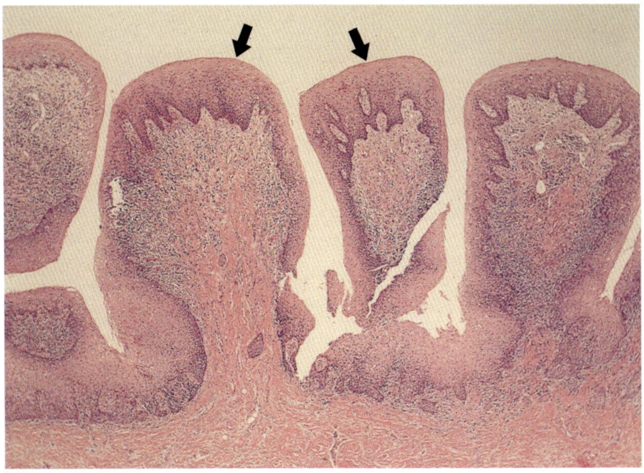

組織像
上皮，上皮下組織の増殖による乳頭状突起（⬇）を認める

歯科金属アレルギー　metal allergy

本　態：インレー，クラウン，金属床義歯に関連してⅣ型アレルギーによる病変

臨床所見：金属アレルギーの既往
原因金属に接触する部位の口腔粘膜に，紅斑，びらんなどを認める。接触痛，刺激痛
原因金属と離れた部位に扁平苔癬様病変（白斑，紅斑，びらん）

検　査：パッチテスト，歯科金属イオンのリンパ球刺激（幼弱化反応をみる）試験（LST）

治　療：原因金属（水銀，クロム，ニッケル，コバルトなどが多い）の除去，ステロイド軟膏塗布

備　考：掌蹠膿疱症

鑑　別：義歯性口内炎

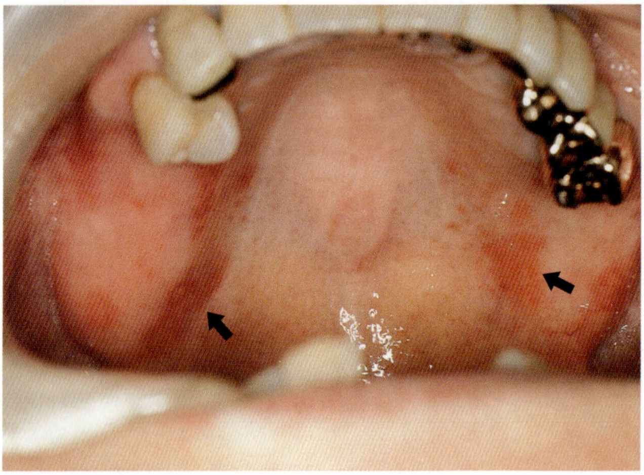

歯科金属アレルギー
口蓋金属床下に紅斑（⬆）を認める

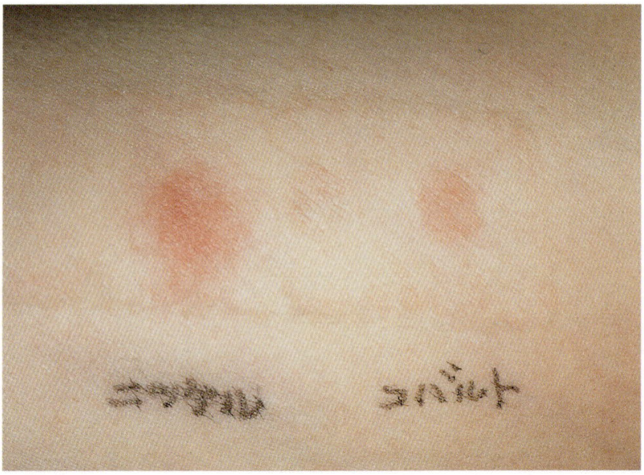

歯科金属アレルギー
パッチテストでニッケル，コバルトに陽性反応を認める

掌蹠膿疱症 palmoplantar pustulosis

原　因：根尖病巣，扁桃炎など病巣感染によるアレルギー，歯科金属アレルギー

症　状：慢性（数年）に経過する手掌，足蹠の無菌性小膿疱。手掌，足蹠の鱗屑形成，痂皮形成，瘙痒感

病　理：表皮内の多核白血球を含む膿疱形成

検　査：歯科金属パッチテスト（48時間後・72時間後判定）
歯科金属イオンのリンパ球刺激（幼弱化）試験（LST）

治　療：慢性病巣の除去，原因金属の除去，ステロイド外用薬塗布（皮膚科）

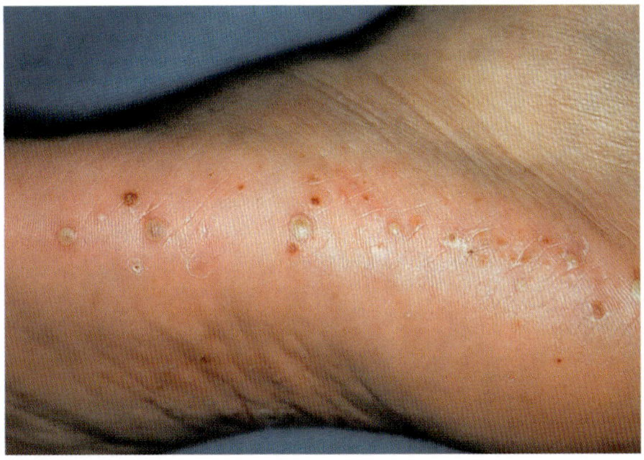

掌蹠膿疱症
足蹠・足蹠外側部に無菌性の小膿疱を多数認める

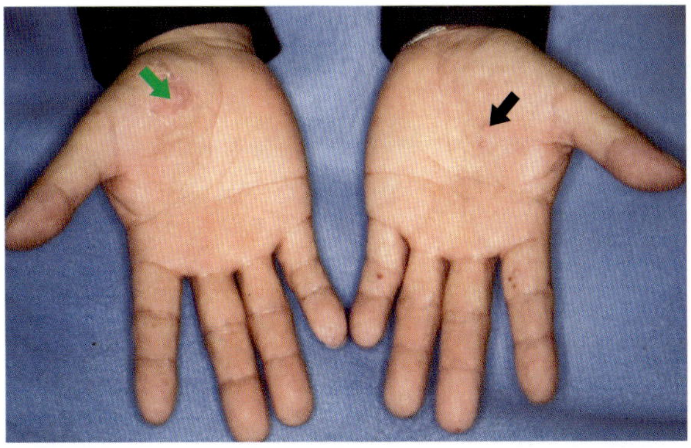

掌蹠膿疱症
右手には小膿疱（⬇）の散在を認め，左手にはそれが癒合し，上皮の一部剥離（⬇）した状態である

薬疹（薬物アレルギー）drug eruption（drug allergy）

本　態：薬物服用によるⅠ～Ⅳ型アレルギーによる病変

臨床所見：皮膚粘膜に播種状紅斑，多形滲出性紅斑，じんま疹，固定薬疹，光線過敏症などを認める。瘙痒感

検　査：皮内テスト，リンパ球刺激試験（LST）

治　療：原因薬物（抗菌薬，合成系抗炎症薬が多い）の中止，ステロイド薬投与

備　考：重症型にStevens-Johnson症候群，中毒性表皮壊死融解（TEN）があり，予後不良例もある

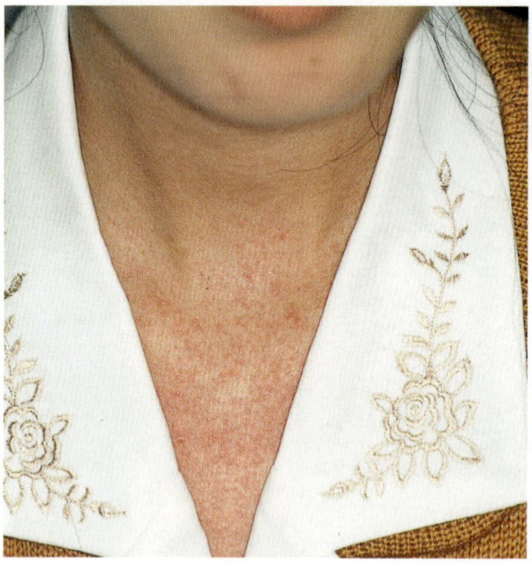

薬疹
アモキシシリン服用3日目に胸部に麻疹様発疹を認める

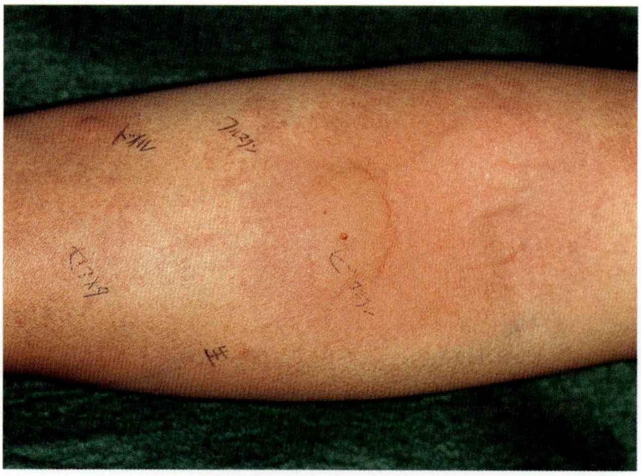

薬疹
ペニシリン皮内反応で陽性（腫脹と広範囲の発赤）

顎関節強直症 temporomandibular joint ankylosis

症　状：開口障害，開口不能，咬合不全，鳥貌・小下顎症（小児期発症）

エックス線所見：関節癒着，角前切痕（下顎角前方部の陥凹）

原　因：先天性，後天性（鉗子分娩，関節突起骨折，下顎骨骨髄炎，中耳炎，麻疹）

分　類：線維性（可動性あり，関節面に透過像），骨性（非可動性，関節部不透過像）
片側性（後天性のものに多い），両側性（先天性のものに多い）

治　療：顎関節授動術，関節形成術，開口練習

関連事項：小下顎症

鑑　別：顎関節症，筋突起肥大症

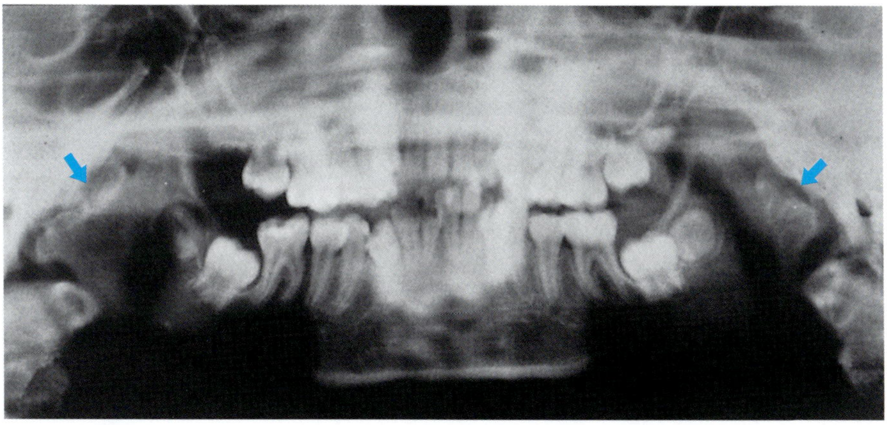

顎関節強直症
左右の関節突起が消失し，幅広い関節の線維性癒着（⬇）を認める

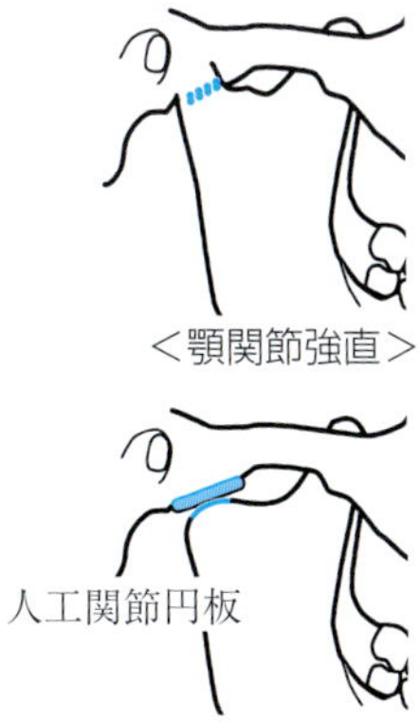

＜顎関節強直＞

＜顎関節授動術＞
癒着部を切離し，下顎頭，下顎窩を形成する（癒着防止の目的で人工関節円板を一時的に挿入することもある）

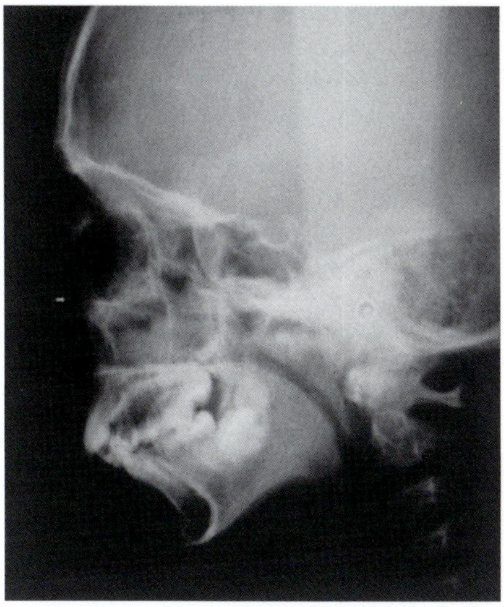

顎関節強直症（小児期発症）
小下顎症を認める

顎関節前方脱臼 dislocation of the TMJ

原　因：大開口，あくび，歯科治療

症　状：両側性；下顎の前方突出，閉口不能，流涎，耳前部陥凹，発音障害
片側性；健側偏位，閉口不能

エックス線所見：下顎頭が関節結節前方で固定

治　療：徒手整復法；関節結節前方で固定された下顎頭を関節結節より下方に押し下げた後，後方に誘導（新鮮例）
・Hippocrates法（患者の前方より）
・Borchers法（患者の後方より）
オトガイ帽，顎間固定（整復後に開口抑制）
陳旧性脱臼は観血的整復法，習慣性脱臼はHerrmann法，Leclerc法，Dantray法

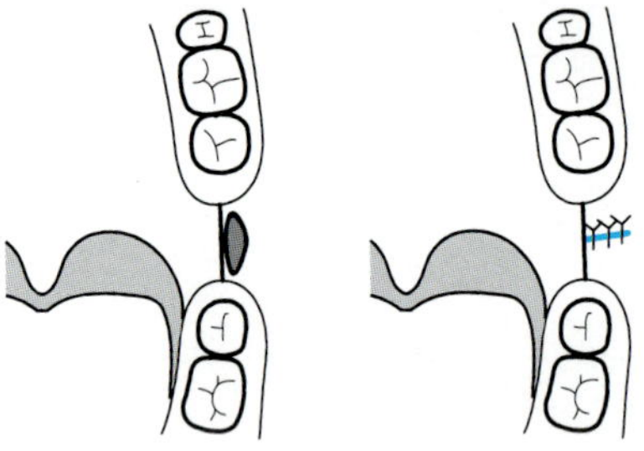

＜Herrmann法＞
頬粘膜後方部を円形に切除し，水平に縫合する（瘢痕形成による開口抑制）

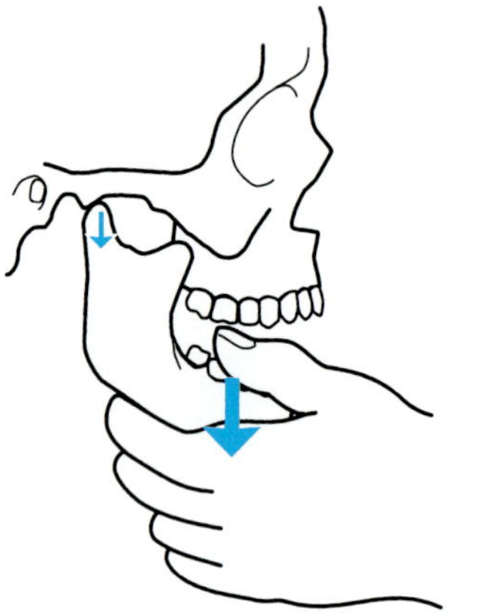

＜脱臼整復法＞
下顎骨を下方へ押し下げることにより，関節結節前方に固定された下顎頭を結節下方に下げ，後方に誘導し，整復する

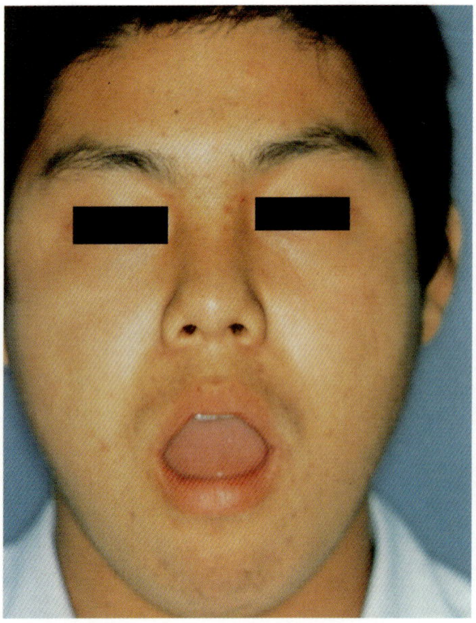

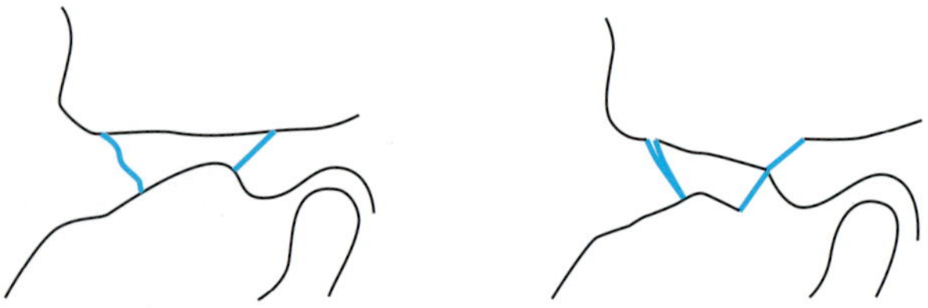

＜Leclerc法＞
頬骨弓を骨切りし，下方へ下げ，下顎頭の前方滑走を制限する

顎関節脱臼
閉口不能，鼻唇溝の消失，顔面の面長感

顎関節症

temporomandibular joint disorders
temporomandibular joint arthrosis
internal derangements of temporomandibular joint

別　名：顎関節内障（円板転位を認める）。筋筋膜疼痛機能異常症候群（筋症状が主体）

原　因：内在性外傷（咬合干渉，早期接触），外来性外傷（大開口，歯科治療），ストレス，関節円板前方転位

症　状：関節痛（運動時痛，圧痛），関節雑音（クリッキング，クレピタス），顎運動異常（下顎の偏位，ひっかかり），筋肉痛（運動時痛，圧痛）

臨床所見：片側性＞両側性，女性＞男性，20歳代に多い

エックス線所見：下顎頭の位置異常（滑走運動障害または過可動性），骨構成体に異常は認めない

MRI所見：関節円板前方（側方）転位・開口時復位（クリッキング）・開口時非復位（ひっかかり）

造影エックス線所見：関節円板前方（側方）転位，円板癒着，円板穿孔

内視鏡所見：円板癒着，円板穿孔

治　療：薬物療法（合成系抗炎症薬，筋弛緩薬，精神安定薬），バイトプレート，咬合調整，マニピュレーション（徒手的円板整位術），関節腔洗浄療法，外科療法（円板復位術，円板切除術，関節鏡視下剝離術）

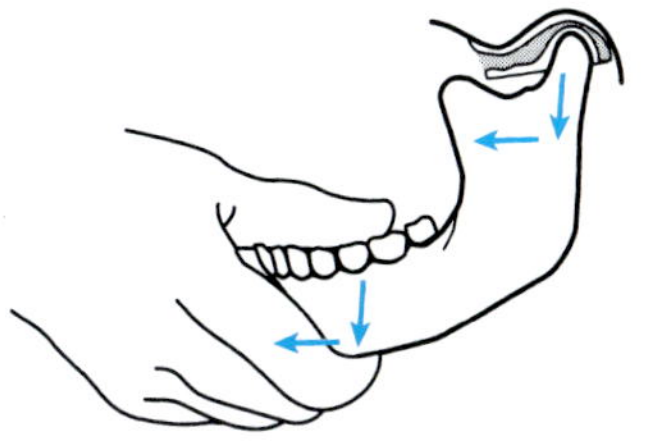

< manipulation technique >
下顎骨を下方へ押し下げた後，前方へ誘導することにより，下顎頭を前方に位置する関節円板の正常部位に戻す

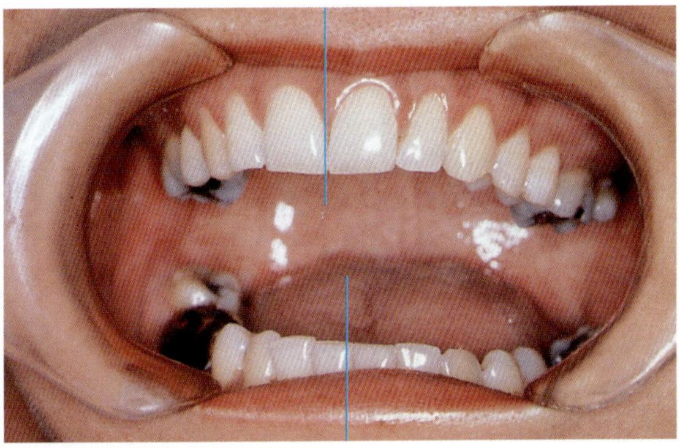

左顎関節症
開口度の低下と，開口時の下顎正中の左側偏位

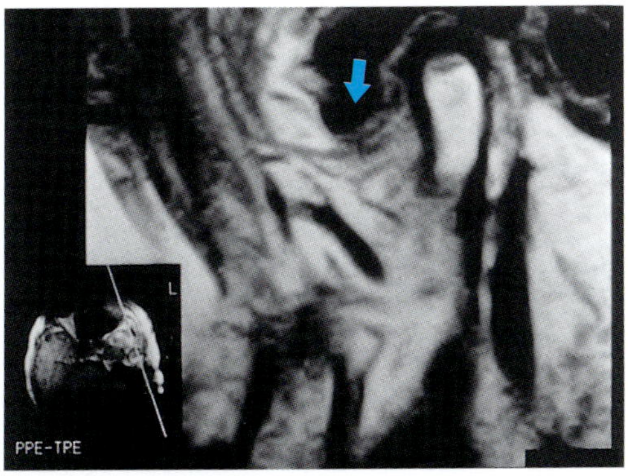

顎関節内障MR像
咬合時関節円板前方転位（⬇）

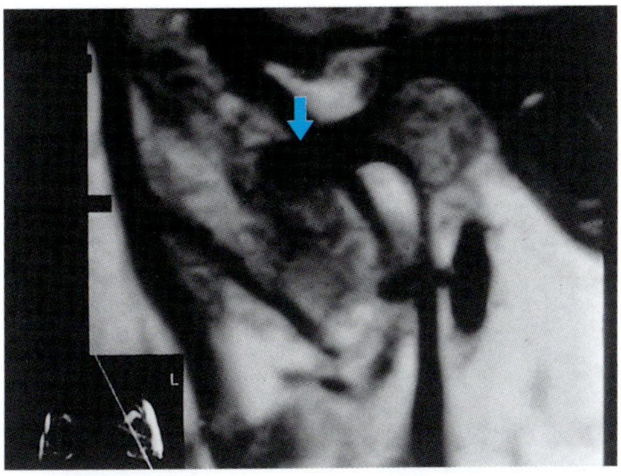

開口時関節円板（⬇）は下顎頭の前方に位置し，復位が得られない

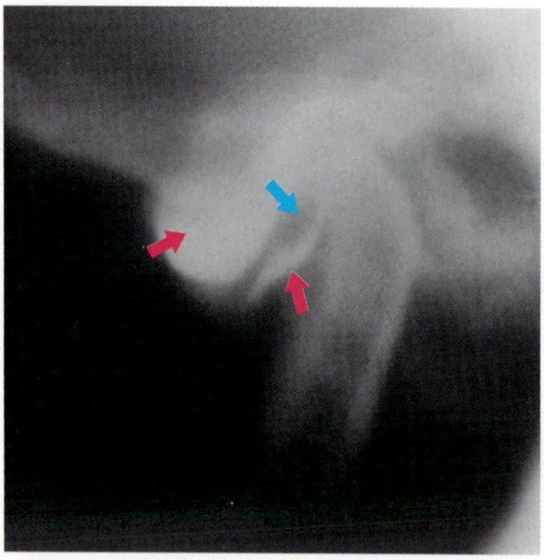

顎関節内障造影像
関節円板（⬆）前方転位，上下関節腔（⬆）に造影剤充満

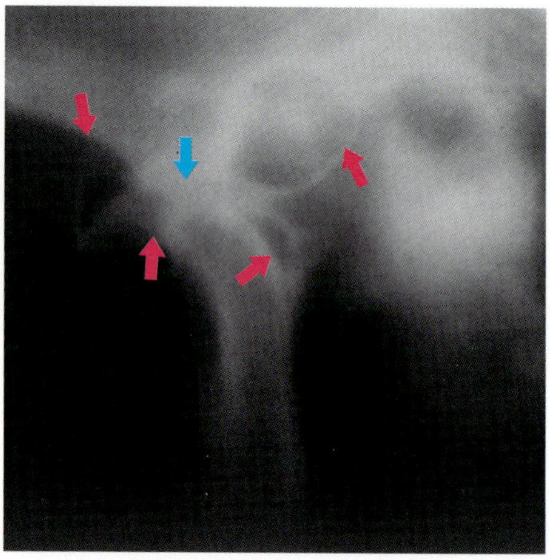

顎関節内障二重造影像
復位を認める関節円板転位（⬆）上下関節腔に空気充満（⬆），開口時下顎頭と関節円板は正常位に復する

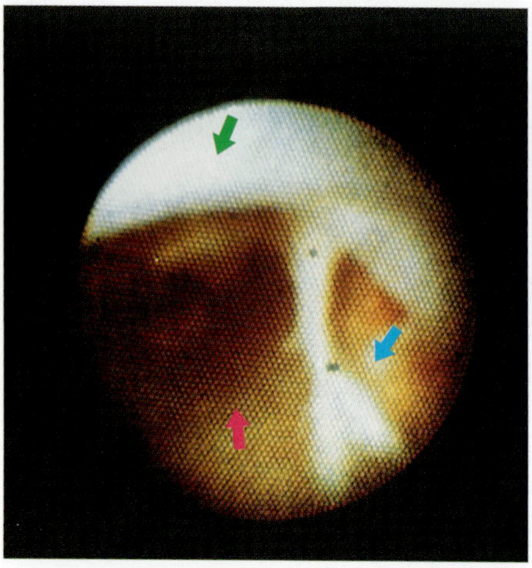

顎関節内障上関節腔内視鏡像
関節結節（⬇）と転位円板（⬆）間に線維性癒着（⬅）を認める

変形性顎関節症 arthrosis deformance of the TMJ (osteoarthrosis of the TMJ)

成　因：内在性外傷，退行性変性

臨床所見：高齢者，顎関節部の疼痛，顎運動障害，摩擦音（クレピタス）

エックス線所見：下顎頭びらん，骨棘形成，骨硬化，萎縮，円板穿孔

組織所見：関節軟骨部に増殖性変化と退行性変化

治　療：薬物療法（非ステロイド性合成系抗炎症薬，筋弛緩薬，精神安定薬），バイトプレート，咬合調整，外科療法（下顎頭形成術，下顎頭切除術），円板切除術

鑑　別：リウマチ性顎関節炎

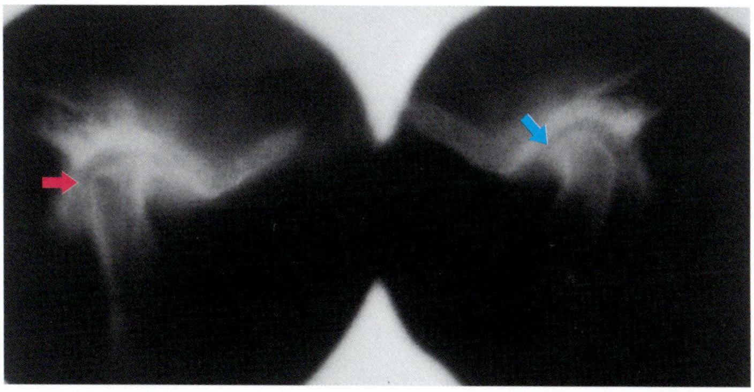

断層エックス線像
下顎頭の萎縮（➡），骨棘形成（⬆）を認める

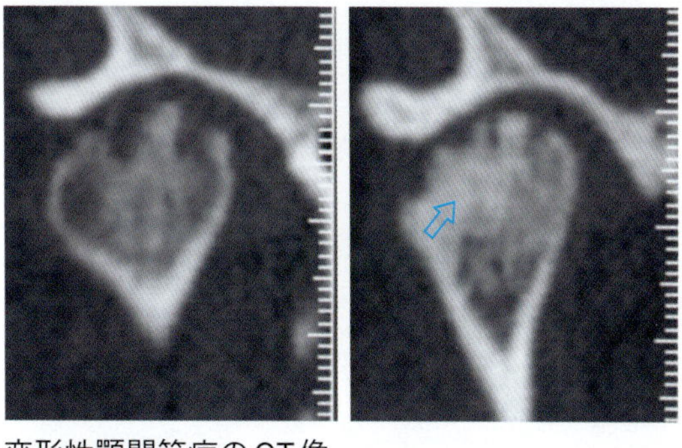

変形性顎関節症のCT像
下顎頭の表層から深部にかけてでこぼこ状の骨吸収を認め，一部に骨硬化像（⇧）を認める

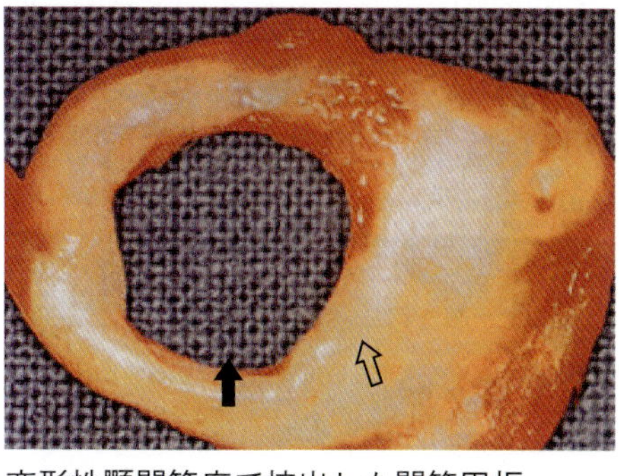

変形性顎関節症で摘出した関節円板
関節円板（⇧）の中央部に大きな穿孔（⬆）を認める

リウマチ性顎関節炎 rheumatoid arthritis of the TMJ

成　因：自己免疫疾患

臨床所見：中年以降女性。顎関節部の疼痛，腫脹，顎運動障害，手・足指関節の腫脹・変形

エックス線所見：下顎頭びらん，変形，骨棘形成

検査所見：リウマトイド因子（RF）（＋），Rose 反応（＋），赤沈促進，CRP（＋），γ-グロブリン↑

組織所見：関節滑膜炎，パンヌス形成，軟骨，骨退行性変化

治　療：ステロイド系・非ステロイド系抗炎症薬，免疫抑制薬

鑑　別：変形性顎関節症

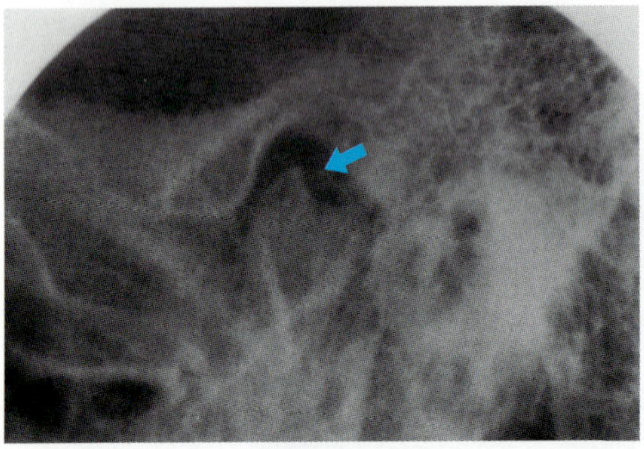

Schüler 法エックス線写真
左下顎頭の陥凹（⬆）を認める

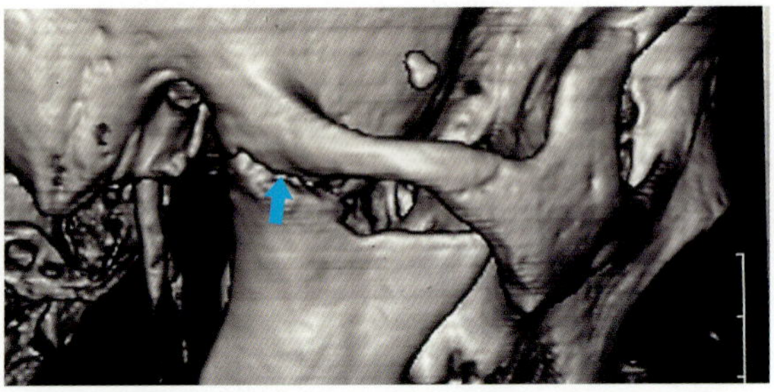

三次元 CT 像　下顎頭の変形が著明で前方に偏位し，関節面は凹凸不整である（⬆：関節面）

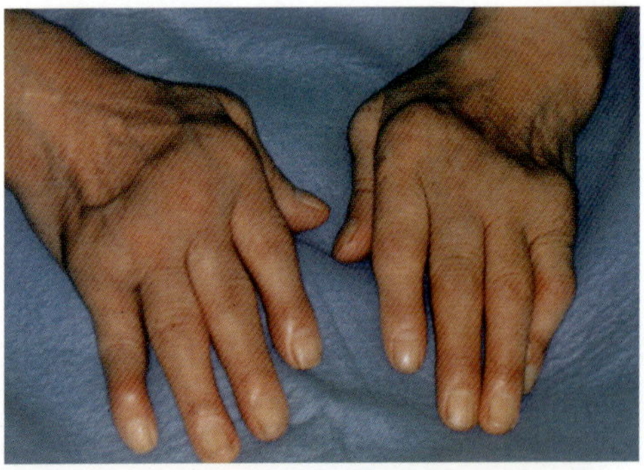

関節リウマチ
手指関節部の腫脹と変形，強直を認める

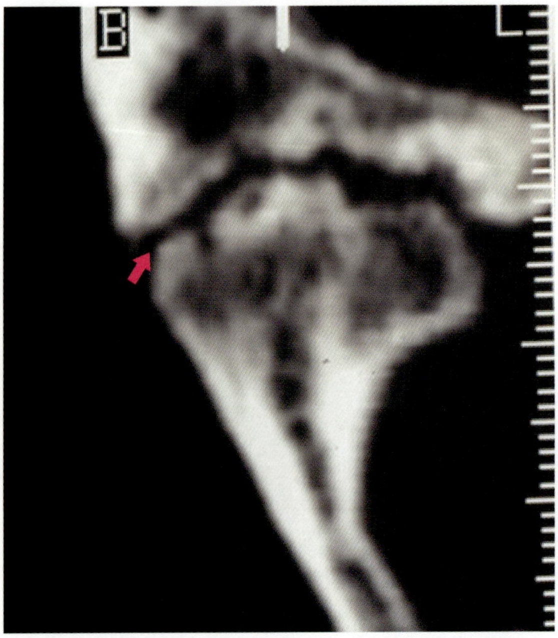

冠状断 CT 像　関節面は凹凸不整で，狭くなっている（⬆：関節面）

化膿性顎関節炎 suppurative arthritis of TMJ

原　因：歯性感染症の波及，顎関節部の外傷後の感染，血行感染（ブドウ球菌，レンサ球菌）

症　状：顎関節部の腫脹，圧痛，波動，開口障害，下顎の偏位，咬合不全（交叉咬合），臼歯部開咬

エックス線所見：骨構成体に異常を認めない。下顎頭前方移動

MR像：関節腔内に滲出液の貯留

治　療：抗菌薬の投与，関節腔内の洗浄，切開排膿

備　考：開口障害後遺の可能性あり，開口練習必要

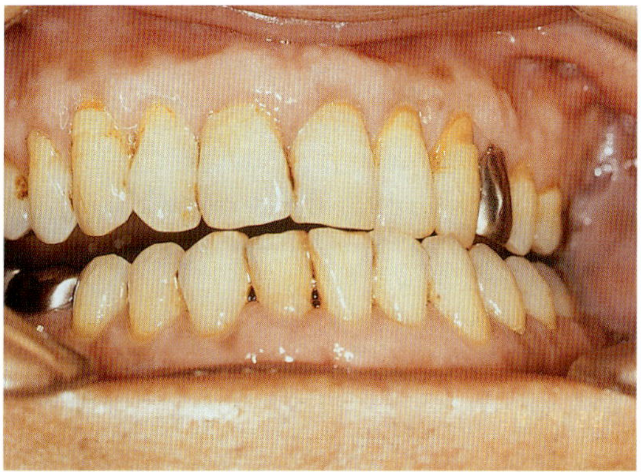

口腔内所見
右下顎頭前方移動による右臼歯離開・交叉咬合

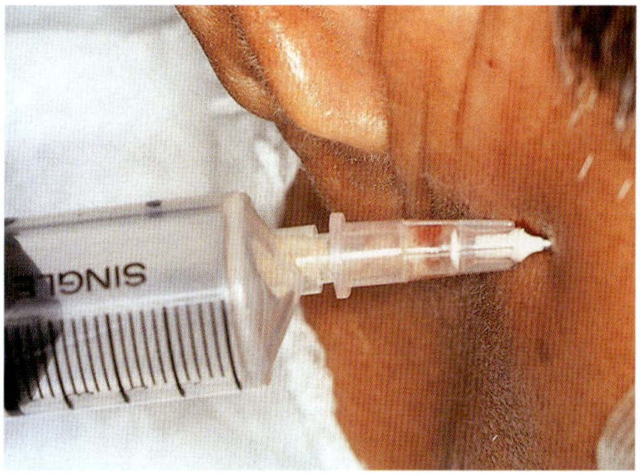

関節穿刺時
上関節腔穿刺により膿を認める

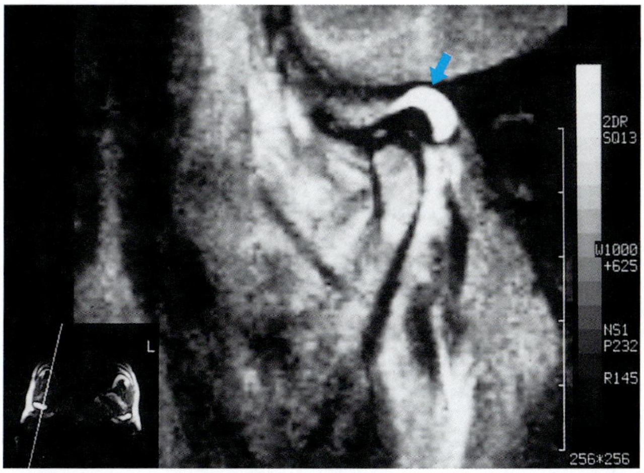

MRI像
上関節腔に液体（膿）の貯留（⬇）を認める

下顎頭肥大　hypertrophy of the mandibular condyle

原　因：発育異常

臨床所見：片側性，顎関節部膨隆，顔面非対称，交叉咬合

エックス線所見：下顎頭肥大，下顎枝延長

治　療：下顎頭切除術，矯正治療，下顎変形症の手術

関連事項：下顎頭骨腫との鑑別困難，滑膜性軟骨腫症との鑑別

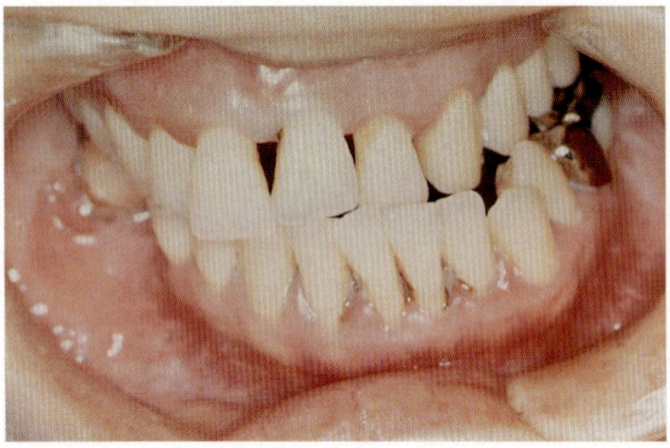

口腔内所見　交叉咬合を認める。下顎正中左側偏位

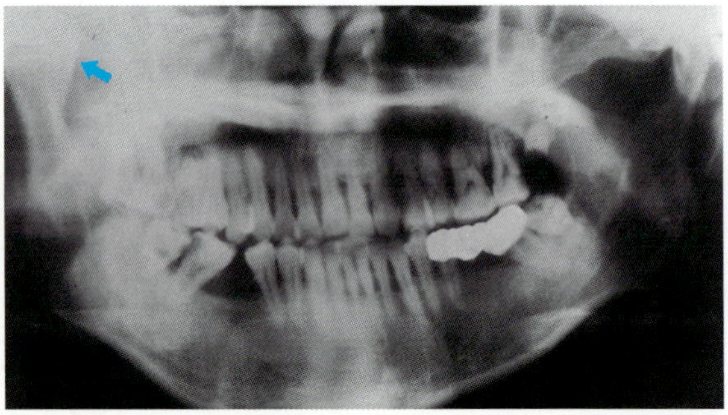

パノラマエックス線像　右下顎頭の肥大（⬅）によるオトガイの左側偏位を認める

下顎頭骨腫　osteoma of condyle

分　類：良性腫瘍

臨床所見：まれな腫瘍

顔面変形，咬合不全，交叉咬合，下顎の健側偏位，運動障害

画像所見：下顎頭の隆起または腫瘤形成

組織像：層板骨増殖

治　療：骨腫切除または下顎頭切除術

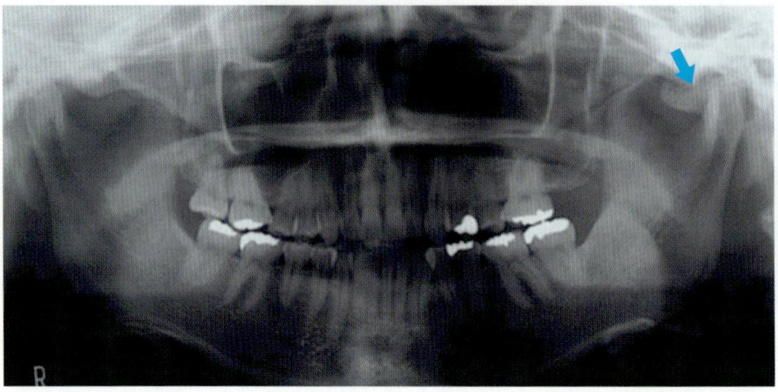

左側下顎頭骨腫のパノラマエックス線写真　左側下顎頭に付着する突起様不透過像を認める（⬇）

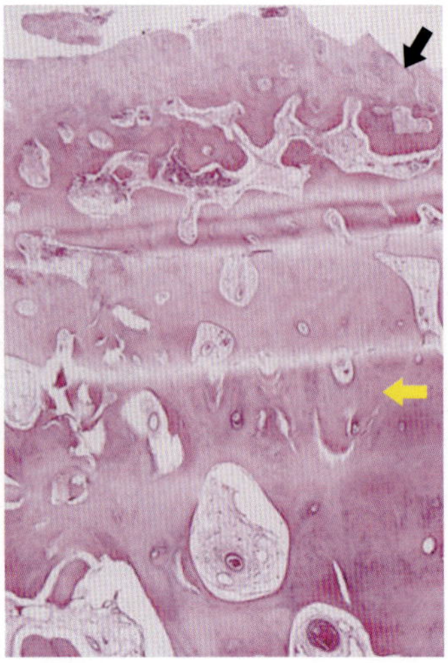

組織像　表層は軟骨（⬇）で被覆された骨組織（⇦）の増大を認める

滑膜性骨軟骨症 synovial（osteo）chondromatosis

本　態：関節滑膜組織の化生（滑膜組織内に軟骨組織形成），関節遊離体の形成，腫瘍状病変

臨床所見：中高年に好発

関節部の疼痛，腫脹，運動制限，関節雑音

エックス線所見：軟骨のみでは異常を認めないこともある（骨が形成されると不透過像）

造影エックス線所見：関節遊離体を証明

病理組織所見：滑膜から軟骨組織形成，さらには骨形成

治　療：関節遊離体の摘出，滑膜内軟骨組織病変の切除

鑑　別：顎関節症

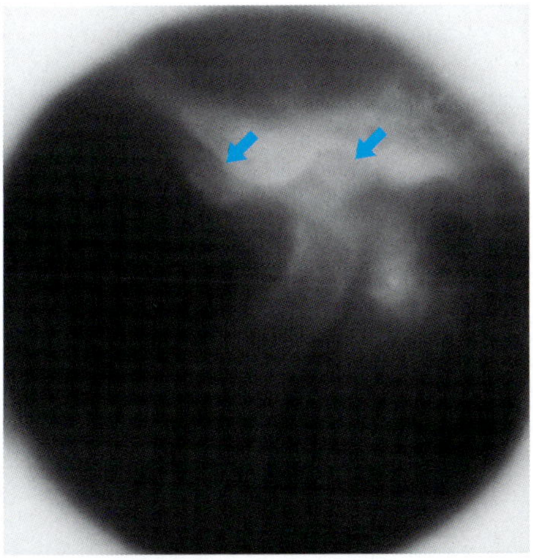

滑膜性骨軟骨症
断層エックス線写真で関節結節前方，下顎窩に腫瘤（⬅）を認める

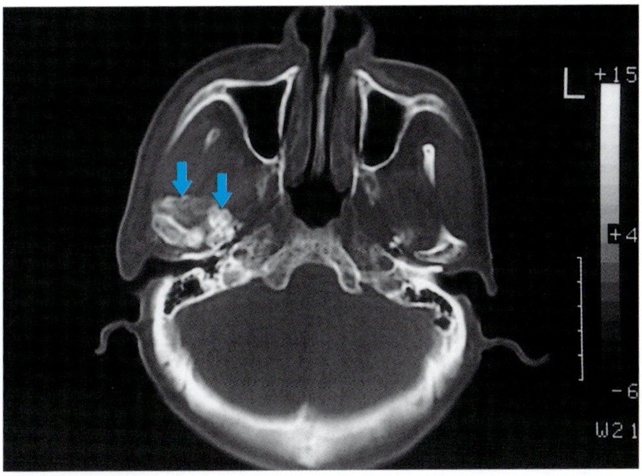

滑膜性骨軟骨症
CT像で下顎頭周囲に腫瘤の散在（⬇）を認める

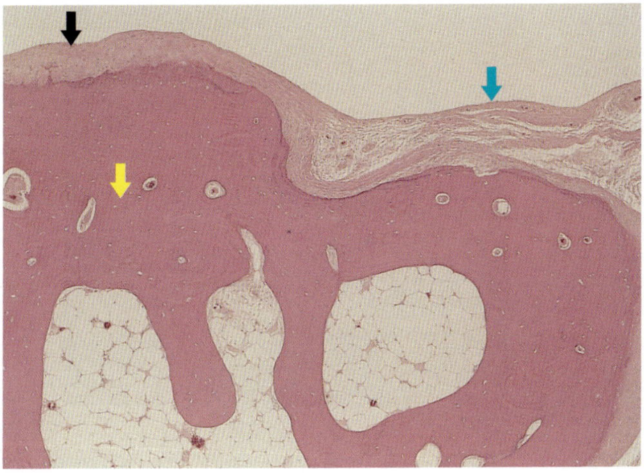

組織像
滑膜組織（⬇）で覆われた骨（⬇），軟骨組織（⬇）を認める

唾石症 sialolithiasis

症　状：摂食時の痛み（唾仙痛），摂食時の顎下部の腫脹（1〜2時間）
口底の発赤・腫脹，嚥下痛（二次感染）

年　齢：あらゆる年代，特に壮年に多い

部　位：顎下腺管内＞顎下腺体内＞耳下腺管内

数：1個が多い。複数個の場合も

エックス線写真：咬合法，パノラマ法（移行部唾石）で楕円形不透過像。顎下腺造影で唾石の位置を確認

組　織：層状構造

治　療：顎下腺管内唾石は口腔内より唾石のみ摘出し，顎下腺体内唾石は顎下腺摘出術を行う

備　考：口唇腺（小唾液腺）にも唾石が形成されることがある

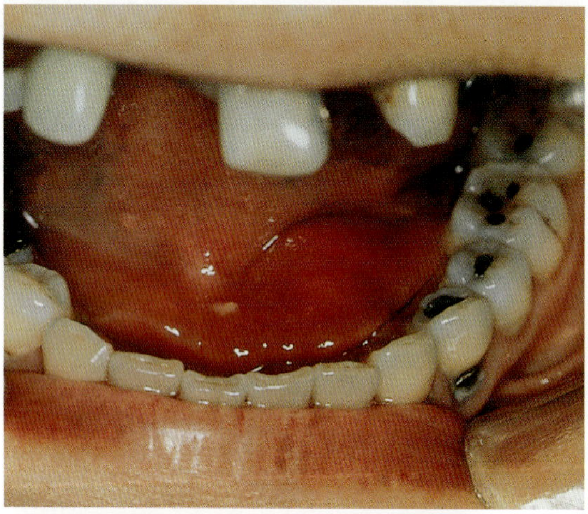

口腔内所見
左口底の発赤，腫脹を認め，その中に骨様硬の腫瘤を認める。左舌下小丘よりわずかな排膿を認める

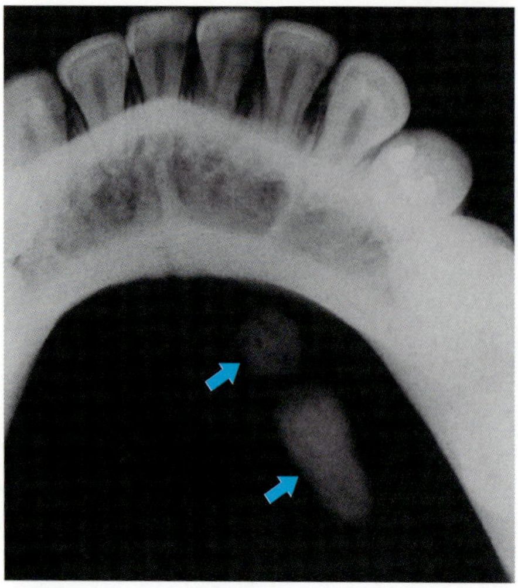

咬合法エックス線写真
口底に2個の境界明瞭な不透過像（⬆）を認める

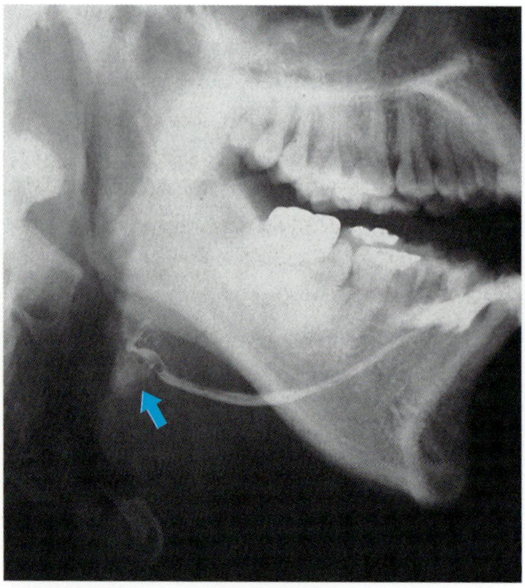

顎下腺造影エックス線写真
顎下腺造影にて移行部に唾石（⬆）の位置を確認

Küttner腫瘍（慢性硬化性顎下腺炎）Küttner tumor (chronic sclerosing sialadenitis of the submandibular gland)

本　態：IgG 4関連疾患

症　状：片側顎下腺の腫脹，硬結，圧痛（－～±）

臨床所見：成人，男性，ゆっくり腫脹（年単位）

エックス線写真：造影エックス線写真で導管拡張

組織所見：腺房萎縮，炎症性細胞の浸潤，線維化

治　療：顎下腺摘出術

鑑　別：顎下腺腫瘍，結核性リンパ節炎

＜IgG 4関連疾患（Küttner腫瘍・Mikulicz病）＞

疾患概念：血清IgG 4の高値を特徴とし，病変部へのリンパ球ならびにIgG 4陽性形質細胞の浸潤と線維性硬化をきたす疾患

原　因：不明

好発年齢・性：中高年男性

症　状：線維性硬化は全身のあらゆる臓器に複数個所で生じる
自己免疫性膵炎，間質性腎炎，後腹膜線維症，甲状腺機能低下症など
頭頸部領域では涙腺や耳下腺・顎下腺などの大唾液腺の腫脹として現れ，慢性硬化性唾液腺炎（Küttner腫瘍）やMikulicz病とされていた症例の多くは本疾患である可能性が高い

検　査：血清IgG 4高値，抗核抗体陽性

組織像：組織の線維化，リンパ球，形質細胞浸潤

治　療：副腎皮質ステロイド薬。ステロイド投与により，腫瘤の縮小と血清IgG 4の低下をみる

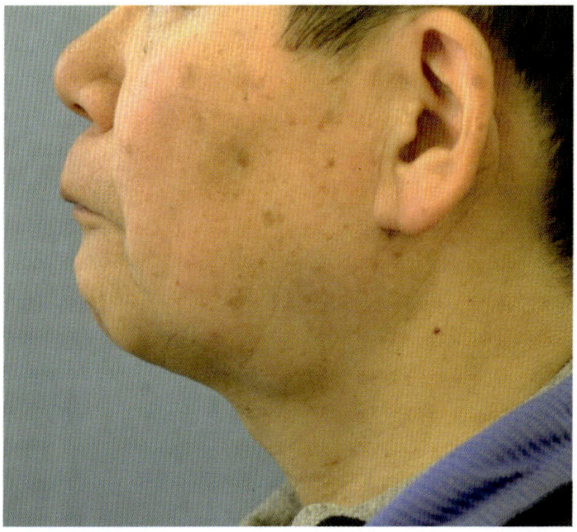

Küttner腫瘍
左側顎下部にくるみ大の硬結を有する腫瘤を認める

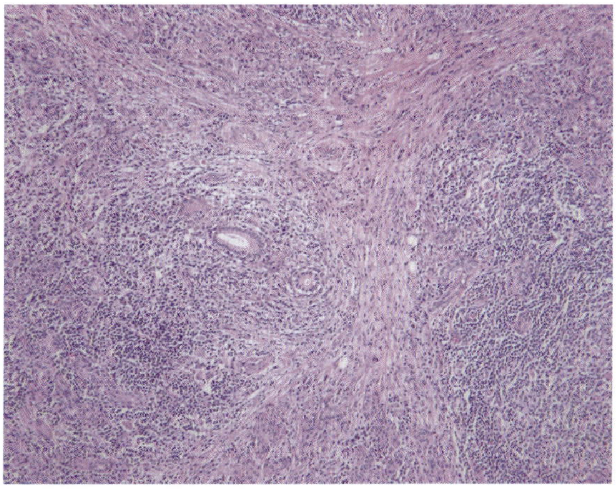

組織像
導管の残存を認めるが，腺房は萎縮消失し，著明なリンパ球浸潤と線維組織の増殖を認める

流行性耳下腺炎 mumps（epidemic parotitis）

症　状：悪寒，発熱，全身倦怠。両側耳下腺，顎下腺の腫脹（腫脹期間1～2週間），腫脹時は唾液分泌減少

年　齢：小児に好発（85％）

原　因：ムンプスウイルス（paramyxovirus）

感染様式：飛沫感染

潜伏期：2～3週

不顕性感染：2～3割

検　査：白血球数は増加しない。血中アミラーゼの上昇。ムンプスウイルスIgM抗体価は1週間以内に上昇。IgGは2～3週間後に上昇

合併症：小児；髄膜炎，内耳炎
成人；精巣炎（両側性の場合は不妊），卵巣炎

治　療：安静，二次感染予防（抗菌薬）

鑑　別：再発性耳下腺炎，下顎骨骨膜炎

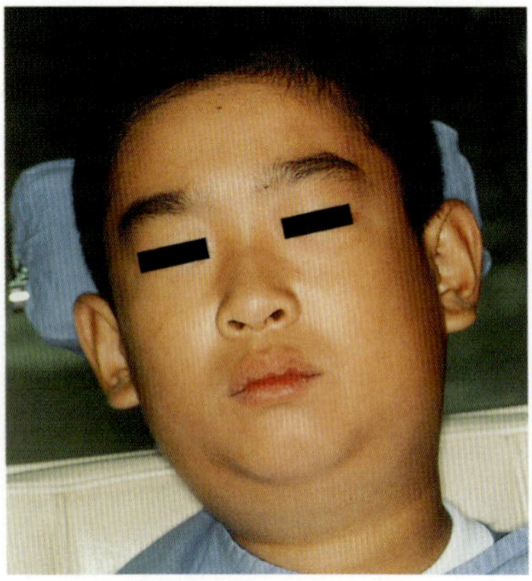

流行性耳下腺炎
両側耳下腺・顎下腺のやや硬い痛みを伴う腫脹を認める

慢性再発性耳下腺炎（導管拡張症） chronic recurrent parotitis

本　態：反復性に耳下腺の腫脹を繰り返す慢性炎症性疾患。原因は不明

臨床所見：3～4歳の男児と中年女性に多い。再発性に片側耳下腺が腫脹。腫脹時は唾液分泌が減少し，開口部より膿汁を認めることがある

画像所見：造影検査にて導管拡張像，数珠玉状の導管（拡張と狭窄を繰り返す）

治　療：急性時に抗菌薬投与

鑑　別：流行性耳下腺炎，Sjögren症候群

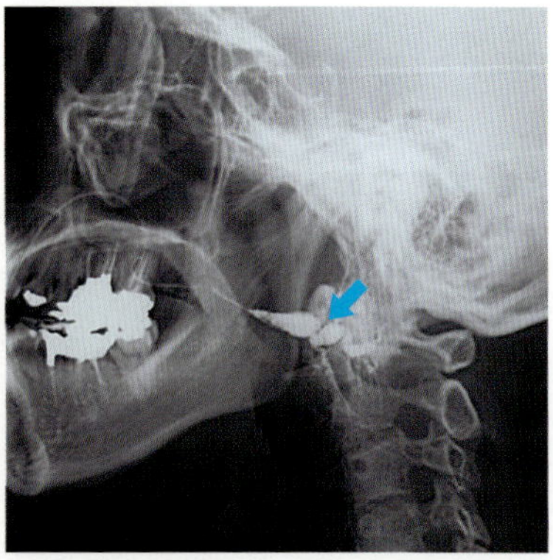

耳下腺造影像
耳下腺導管がソーセージ状に拡大している（⬅）

壊死性唾液腺化生 necrotizing sialometaplasia

本　態：口蓋腺の虚血性，梗塞性変化後の反応性の上皮の増殖

臨床所見：中年の男性に多い
片側口蓋の腫脹，数日で潰瘍形成，悪性腫瘍に類似
治癒に時間がかかる

組織所見：導管上皮が扁平上皮化生して胞巣状に増殖。腺房細胞の壊死

治　療：洗浄，経過観察

鑑　別：口蓋癌

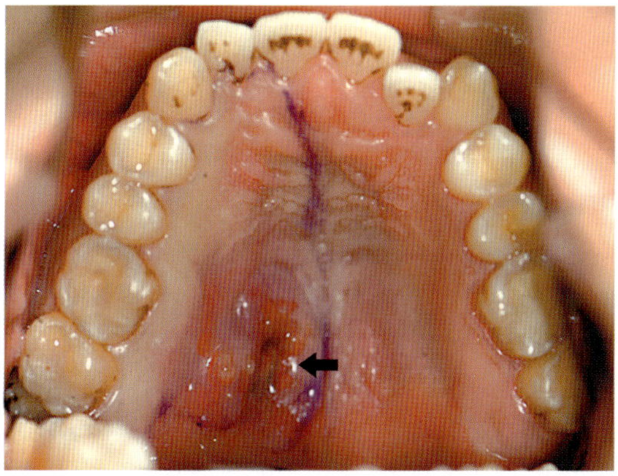

壊死性唾液腺化生　口蓋に一部隆起を認める辺縁不整な潰瘍形成を認める。紫色の線は知覚異常の範囲を示す（⬅：潰瘍）

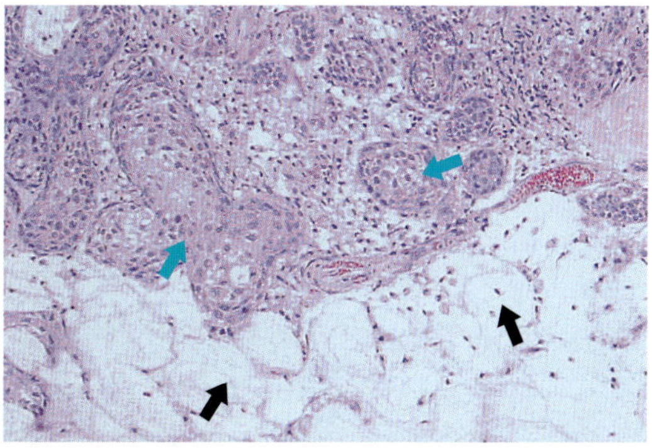

組織像　扁平上皮様細胞の胞巣状増殖（⬆）と腺房細胞の壊死（⬆）を認める

Mikulicz病 Mikulicz's disease

原　因：IgG 4関連疾患

好　発：中年以降の女性

症　状：涙腺と耳下腺の両側性腫脹，口腔乾燥症

検　査：IgG 4高値

治　療：副腎皮質ステロイド薬

備　考：Mikulicz症候群は基礎疾患（白血病，悪性リンパ腫，結核）が存在するものをいう。唾液腺の腫脹，口腔乾燥症を認める

参　考：Küttner腫瘍

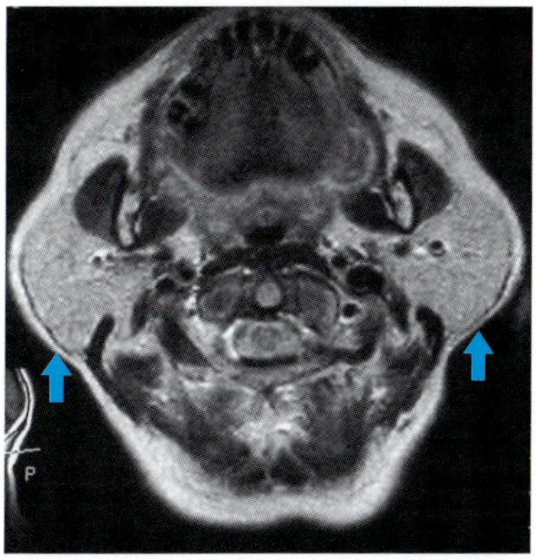

Mikulicz病　MR像で両側耳下腺の腫大（⬆）を認める

Sjögren 症候群 Sjögren's syndrome

原　因：自己免疫疾患

症　状：口腔乾燥症，口腔粘膜萎縮，耳下腺腫脹，乾燥性角結膜炎，リウマチ性関節炎（25%），SLE（10%）

分　類：一次性；他の膠原病の合併がないもの
　腺型；涙腺と唾液腺だけに症状があるもの
　腺外型；全身諸臓器に病変が及ぶもの（発熱，リンパ節腫脹，関節炎）
二次性；関節リウマチ，SLE などの他の膠原病に合併するもの

年齢・性：中年以降に発病，女性（9割以上）

検　査：①ガム試験（10分間のガム咬み時の唾液量10 m*l* 以下），サクソンテスト（2分間で2 g以下の唾液量）
②耳下腺造影（点状，斑状陰影像）
③口唇腺の生検（腺房の退行性病変とリンパ球浸潤）
④涙腺機能検査（Schirmer 試験），乾燥性角結膜炎の検査（rose bengal 試験，蛍光色素試験）
⑤γ-グロブリン↑，RF（+），抗核抗体，抗唾液腺管抗体，抗SS-A抗体，抗SS-B抗体
⑥唾液腺シンチグラム（$^{99m}TcO_4^-$：テクネシウムパーテクネテート）で唾液腺の集積低下

治　療：人工唾液，点眼薬。セベメリン塩酸塩，アネトールトリチオン，ピロカルピン塩酸塩

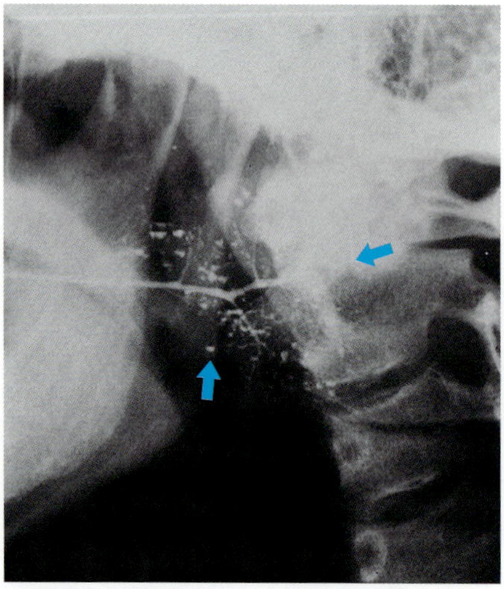

Sjögren 症候群
耳下腺造影で点状・斑状陰影（↑）を認める

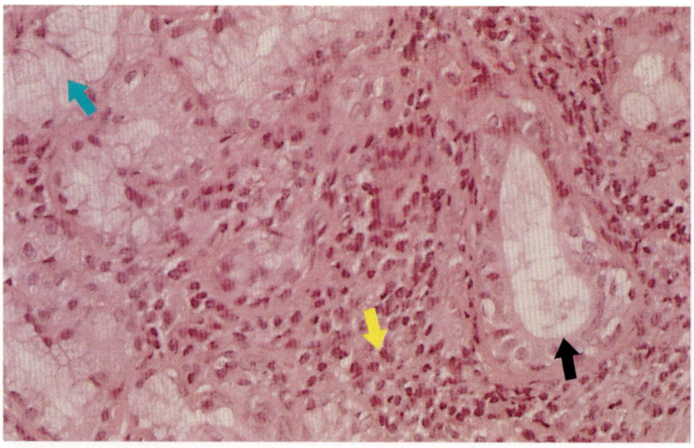

下唇腺の組織像
小葉内導管周囲のリンパ球浸潤と腺房細胞の萎縮・消失を認める（↑：腺房細胞，⇩：リンパ球，↑：導管）

多形腺腫 pleomorphic adenoma

症　状：耳下腺（下極）の腫瘤，顎下腺の腫大，片側口蓋（硬，軟）の腫瘤，潰瘍形成なし，無痛

臨床所見：唾液腺腫瘍の60～65％を占め，唾液腺腫瘍で最多
30歳以上の女性。表面平滑，弾性硬，発育緩慢で膨張性増大

発生部位：耳下腺，顎下腺，小唾液腺（口蓋），8：1：1の割合

造影所見：耳下腺，顎下腺とも圧排像。造影剤の漏洩所見はない

組織所見：被膜に包まれた腫瘍
①上皮成分は腺管状，充実様，索状配列
②間質成分は線維性，粘液腫様，軟骨腫様。間質に筋上皮細胞が様々な形態で増殖
部位により上皮成分，間質成分の混在に差があり多様な像

治　療：正常組織を一部含めて切除，顎下腺では顎下腺摘出術，耳下腺では耳下腺（浅葉）切除術

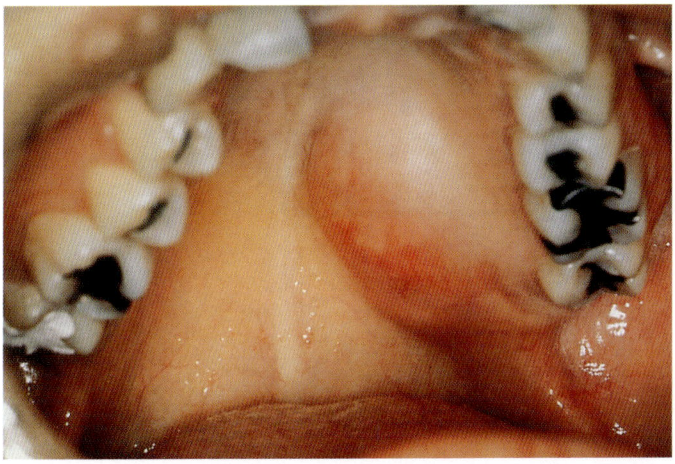

多形腺腫
左口蓋の粘膜色，表面平滑，弾性硬の腫脹を認める

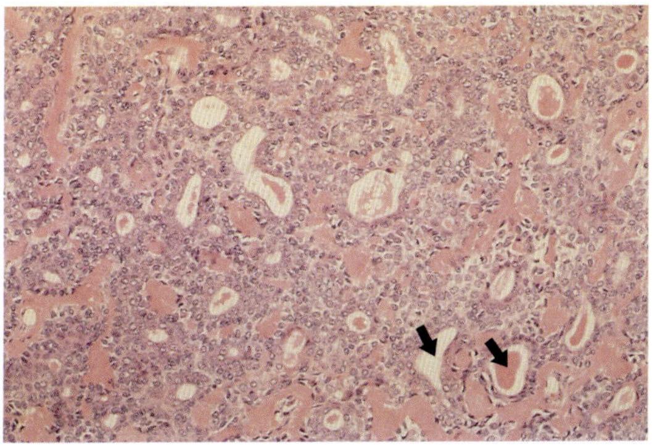

組織像
充実性に増殖した上皮細胞中に腺管状構造（⬇）を認める

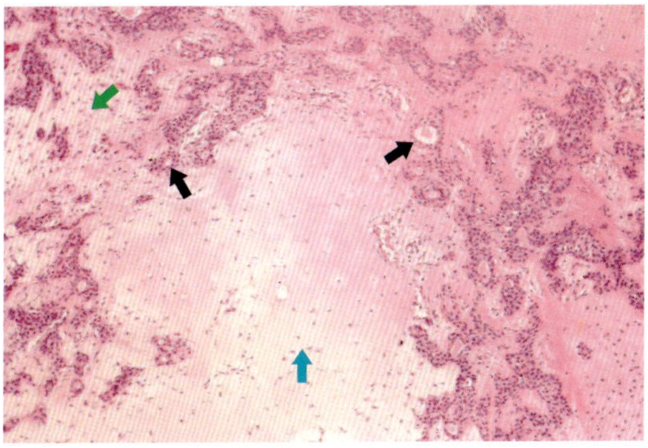

組織像
腺管状構造を示す，上皮成分（⬆）と軟骨腫様組織（⬆）と粘液腫構造（⬅）を認める

腺リンパ腫（Warthin 腫瘍）　adenolymphoma (Warthin's tumor)

臨床所見：50～60歳代，男性。片側耳下腺の境界明瞭な腫瘤，両側性，多発性もある。発育緩慢

検　査：耳下腺造影で圧排像。CTで耳下腺内の腫瘤，唾液腺シンチグラムで集積像

組織所見：嚢胞様の管腔構造。腫瘍実質は乳頭状増殖，上皮細胞は高円柱状と多角形の細胞からなり，二層性配列。上皮下にはリンパ球の増殖

治　療：摘出術

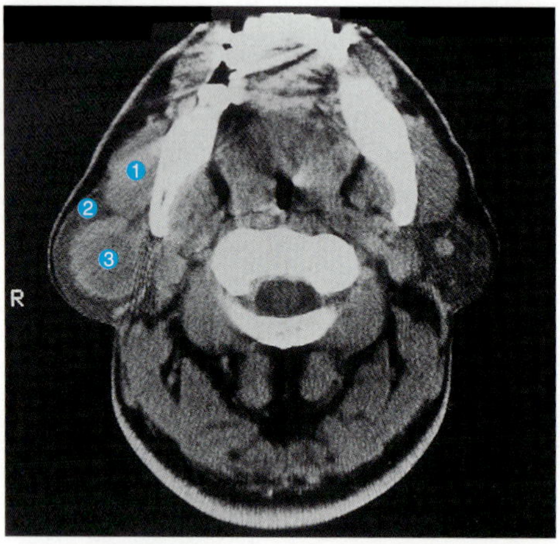

腺リンパ腫CT像
右耳下腺中央部に円形の腫瘤を認める。
❶咬筋，❷耳下腺，❸腫瘍

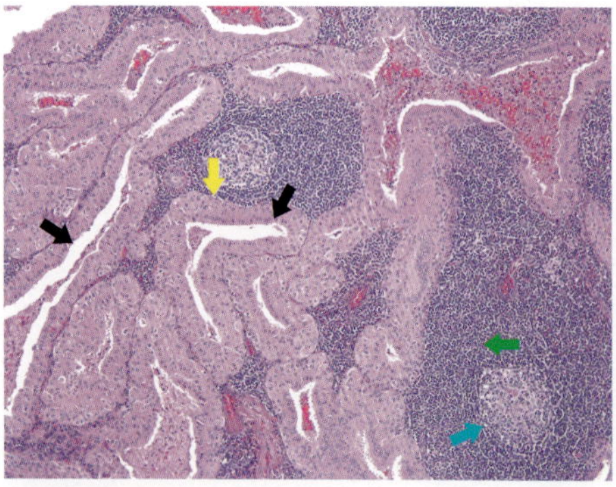

組織像（低倍）
上皮組織が嚢胞腔（⬇）を形成し，円柱状細胞（⇩）が二層に配列して管腔を囲み，その直下にリンパ組織（⬅）の密な増殖を認め，さらにリンパ濾胞形成（➡）を認める

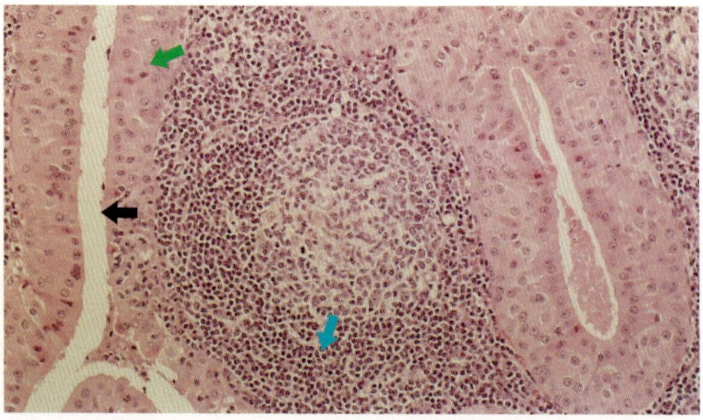

組織像（高倍）
上皮組織が嚢胞腔を形成し，高円柱状細胞と多角形の細胞が二層に配列し，管腔を囲み，その直下にはリンパ性組織の密な増殖を認める（⬅：高円柱細胞；上皮成分，⬅：嚢胞腔，⬇：リンパ性組織）

腺様嚢胞癌 adenoid cystic carcinoma

症　状：耳下腺部の腫瘤と，ときに顔面神経麻痺。顎下腺部の腫瘤，疼痛。口蓋部の腫瘤，潰瘍形成，疼痛

臨床所見：顎下腺腫瘍における頻度は高い。小唾液腺でも好発

年齢・性：40～70歳代，女性にやや多い

組織所見：被包不完全，浸潤性発育，神経周囲への浸潤性。立方形または多角形の腫瘍細胞が小嚢胞状の腔を含む篩《し》状の胞巣形成。間質は線維性，硝子様あるいは粘液性

治　療：耳下腺切除術＋（頸部郭清術），顎骨切除術＋（頸部郭清術）

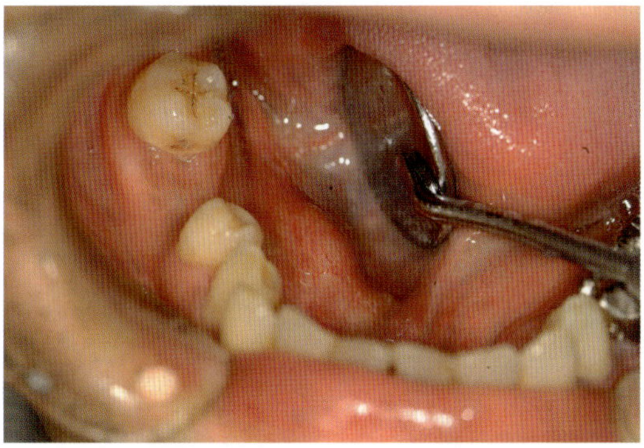

口底の腺様嚢胞癌
口底に腫瘤を触知する

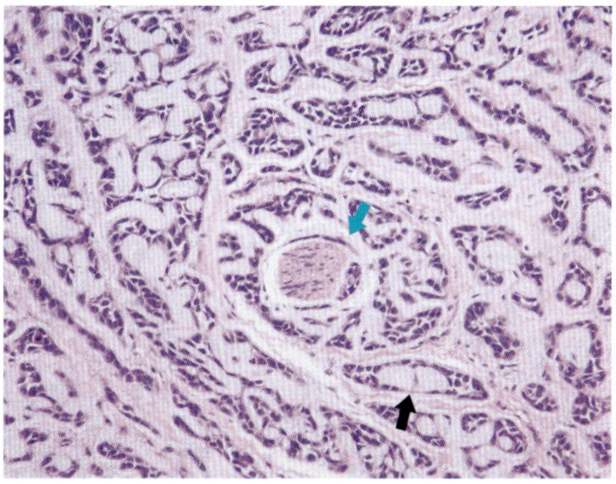

組織像
中央の神経組織（⬇）周囲に小嚢胞様の腔（⬆）を形成する上皮胞巣を認める

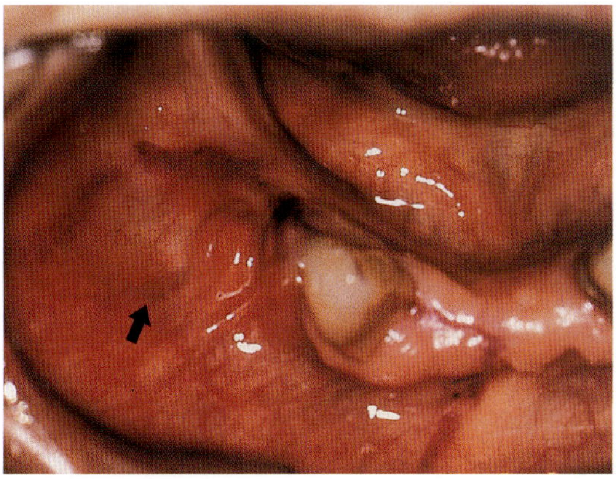

下顎骨の腺様嚢胞癌
右下顎臼歯部頬舌側に弾性硬の腫脹（⬆）を認める

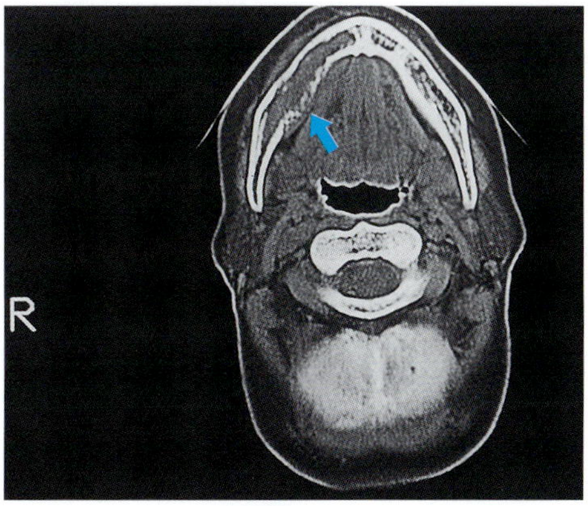

CT像
右下顎臼歯部舌側皮質骨，骨髄部の骨の破壊（⬆）を認める

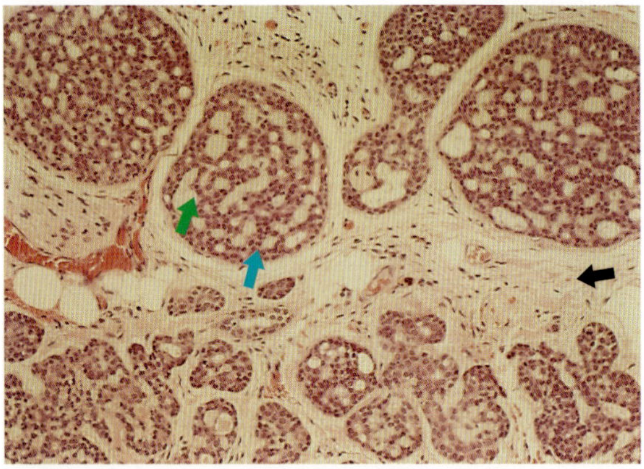

組織像
篩《し》状の小嚢胞様腔を認める上皮胞巣を認める（↑：小嚢胞様腔，↑：腫瘍実質の篩状の胞巣，↑：線維性結合組織）

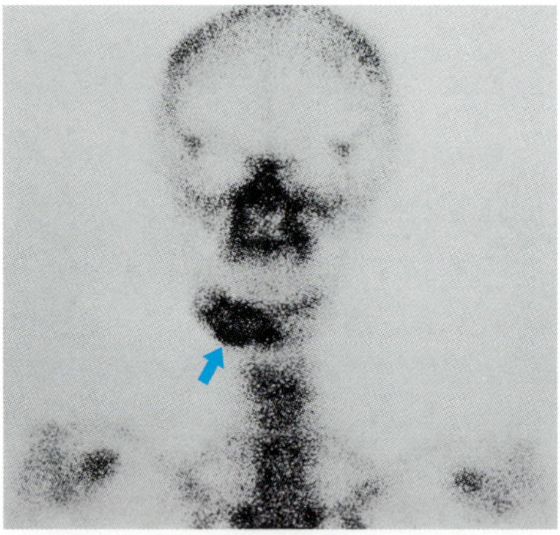

テクネシウム骨シンチグラム（^{99m}Tc−MDP：テクネシウム標識リン酸化合物）
右下顎臼歯部に集積像（↑）を認める

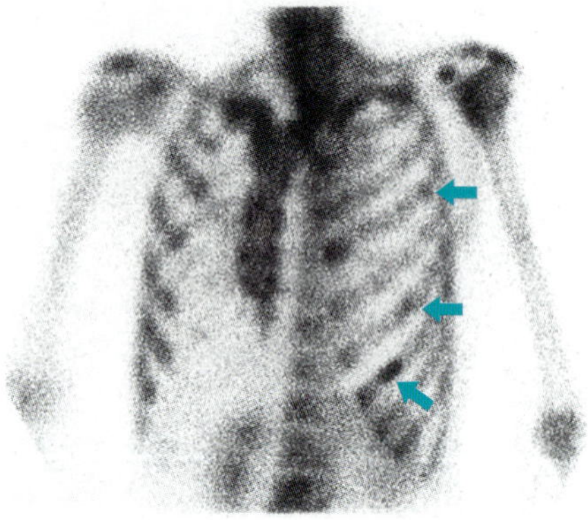

テクネシウム骨シンチグラム
左肩甲骨と肋骨に多発性の集積像（腺様嚢胞癌の骨転移）（←）を認める

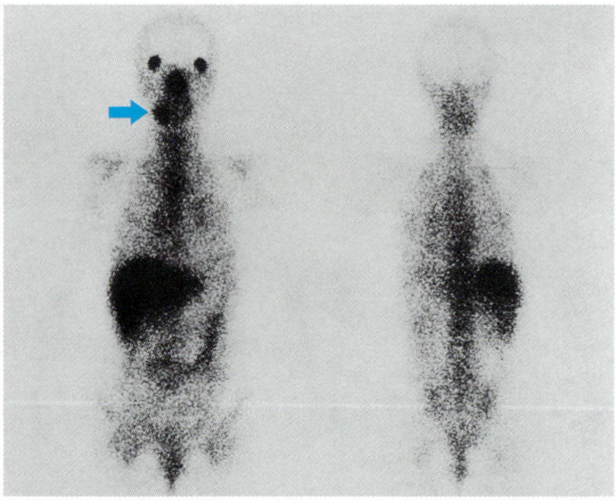

ガリウム腫瘍シンチグラム（^{67}Ga−citrate：クエン酸ガリウム）
右下顎臼歯部に集積像を認める（↑）が，全身軟組織に集積像（遠隔転移）は認めない

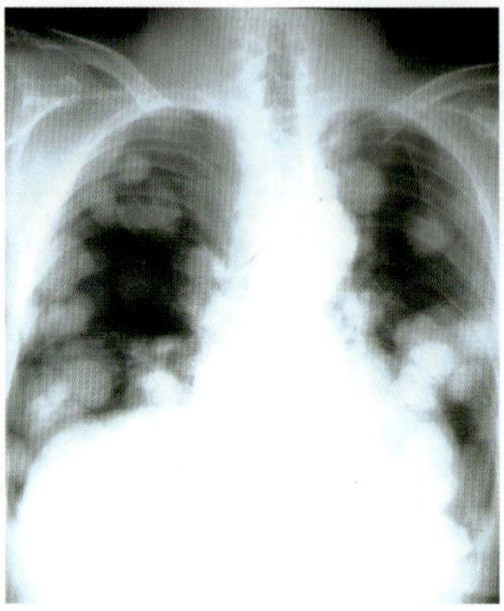

腺様嚢胞癌の肺転移
肺に大小の境界明瞭な円形不透過像を認める

粘表皮癌 mucoepidermoid carcinoma

頻　度：全唾液腺腫瘍の3～15％。悪性唾液腺腫瘍で最も多い

好発部位：耳下腺80％，顎下腺10％，小唾液腺（口蓋）
顎骨中心性もある

好発年齢・性：30～40歳，小児や青年期にもみられる，やや女性に多い

症　状：腫瘤形成，潰瘍形成（口蓋），骨破壊（口蓋）

組織像：被胞不完全
類表皮細胞；多角形の細胞が敷石状配列
粘液細胞；細胞質明るい，ムチカルミン陽性。大小の細胞
中間細胞；クロマチンに富んだ核を有する小型の細胞
間質；線維性結合組織

＜悪性度分類（WHO 2005年）＞

高分化型（低悪性度）	嚢胞様構造，粘液産生細胞50%以上
中分化型（中悪性度）	扁平上皮細胞や中間細胞からなる
低分化型（高悪性度）	境界不明瞭，充実性腫瘍 低分化な扁平上皮と中間細胞が充実性，びまん性に増殖 細胞異型性，核分裂像がみられ，粘液産生細胞は10%以下

治　療：口蓋の粘表皮癌；腫瘍から1cm離して上顎切除，浸潤に応じて拡大手術
耳下腺の粘表皮癌；耳下腺全摘出術
顔面神経切断→顔面神経再建術：神経吻合術，移植術
転移の有無により頸部郭清術
悪性度に応じて顔面神経保存

生存率：5年で90％，高悪性では40％以下

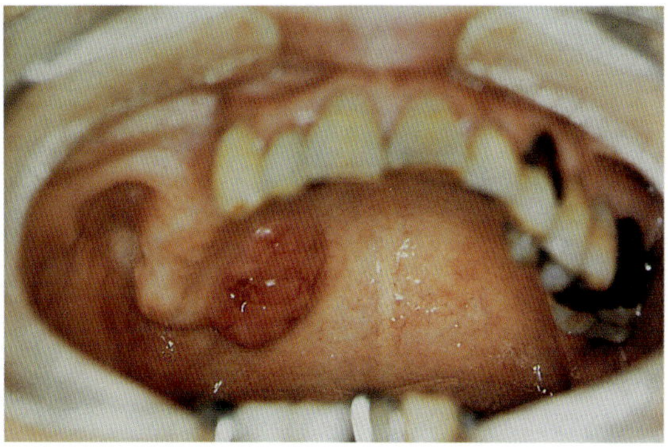

粘表皮癌　右口蓋に一部潰瘍形成を伴う分葉状，境界明瞭，やや発赤を有する腫瘤を認める

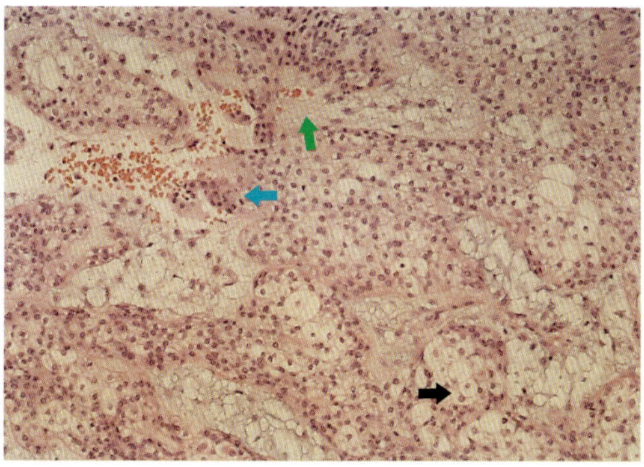

組織像　腫瘍実質は類表皮細胞，粘液産生細胞，中間細胞からなる胞巣を形成し，間質は粘液の貯留がみられる線維性結合織を認める（⬆：線維性結合織，⬅：類表皮細胞，➡：粘液産生細胞）

腺房細胞癌 acinic cell carcinoma

頻　度：唾液腺悪性腫瘍の7～17%

好発部位：耳下腺80%

好発年齢・性：30～40歳。女性

症　状：徐々に大きくなる腫瘤形成

組織像：漿液性腺房細胞様細胞の増殖。間質成分は少ない

治　療：浅葉を含めて切除

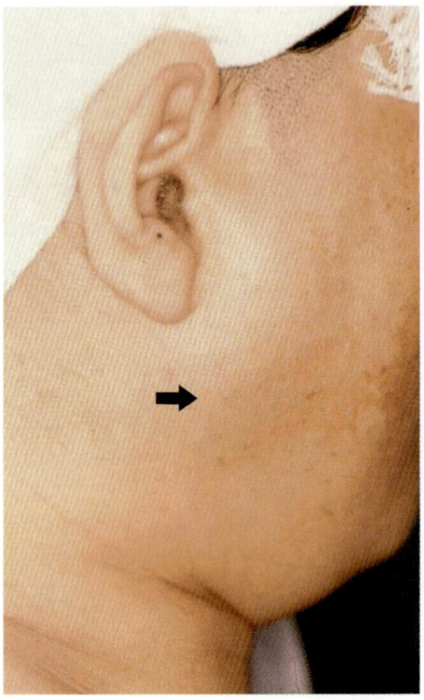

右側耳下腺部の腺房細胞癌
右側耳下腺部の腫脹（➡）を認める

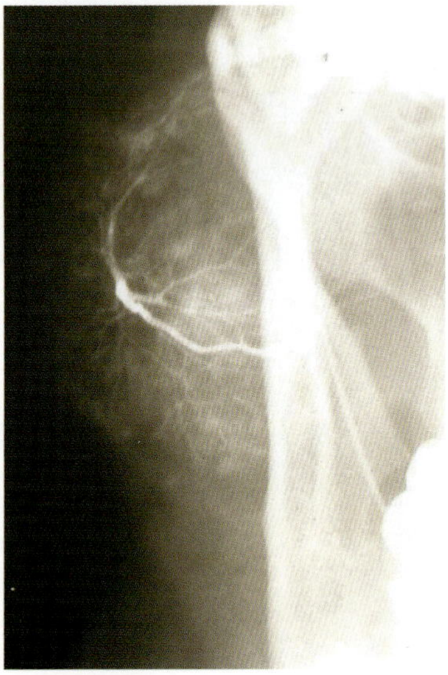

耳下腺造影
ボールインハンドの所見

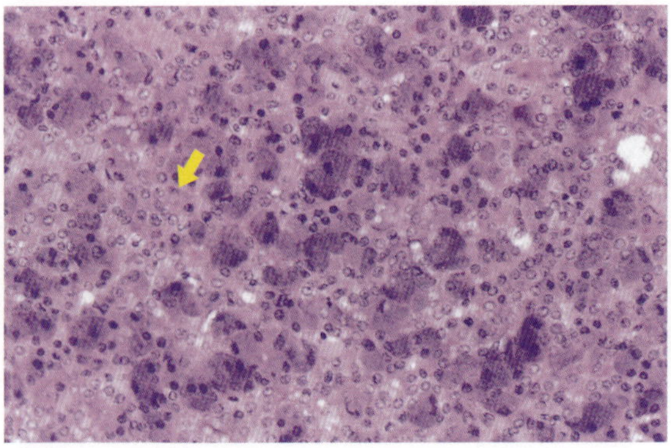

組織像
漿液性腺房細胞様細胞の増殖（⇦）を認める。間質は乏しい

急性骨髄性白血病 acute myelocytic leukemia

原　因：造血幹細胞が骨髄の中で腫瘍化

臨床所見：経過は短い（数週）。頻度は高い（白血病の50％）

①発熱

②貧血（顔面蒼白，倦怠感，動悸，息切れ）

③出血傾向（皮膚，粘膜の点状出血斑，歯肉出血，鼻出血）

④易感染性（扁桃炎，口内炎，発熱）

検査所見：①貧血，血小板数の著明減少

②白血球数（著明減少～著明増加）

③白血球像（核の左方移動；骨髄球など未熟好中球の増加）

④白血球像（骨髄芽球や前骨髄球の著明増加，後骨髄球や桿状核球の減少；白血病裂孔）

⑤Auer小体（骨髄芽球；Giemsa染色で細胞質内に針状の小体として認める）

⑥ペルオキシダーゼ反応陽性

⑦骨髄像（骨髄芽球，前骨髄球の著明増加，成熟球少数）

治　療：アルキル化薬，代謝拮抗薬，植物アルカロイド，ステロイド薬，抗癌抗生物質

鑑　別：再生不良性貧血，無顆粒球症

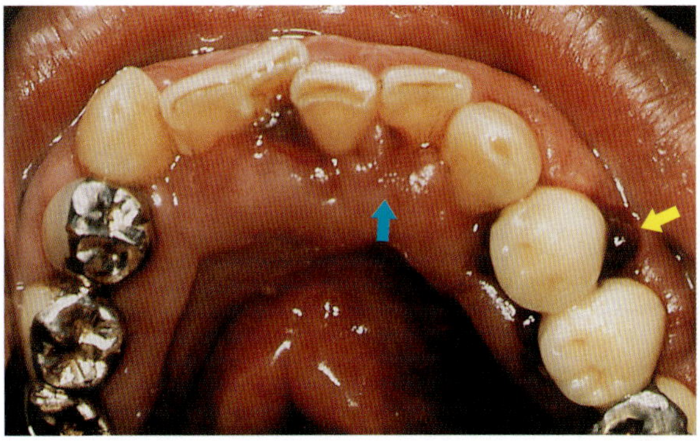

急性骨髄性白血病
歯肉の腫脹（⬆）と小臼歯部歯肉出血（⇦）

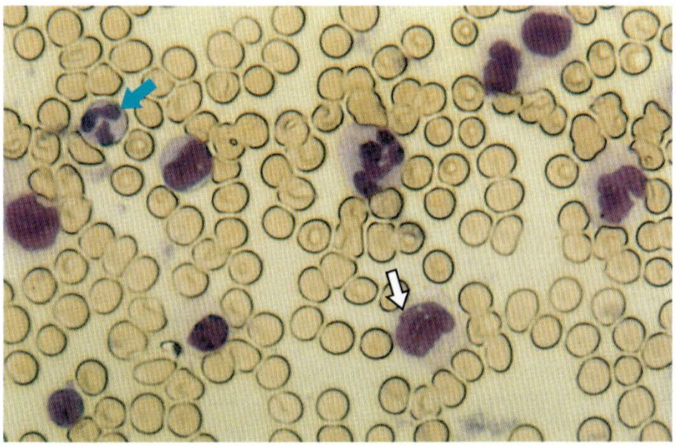

末梢血塗抹像
好中球に比べて大型の異型の幼若白血球を認める（⬅：好中球，⇩：幼若球；白血病細胞）

慢性骨髄性白血病　chronic myelocytic leukemia

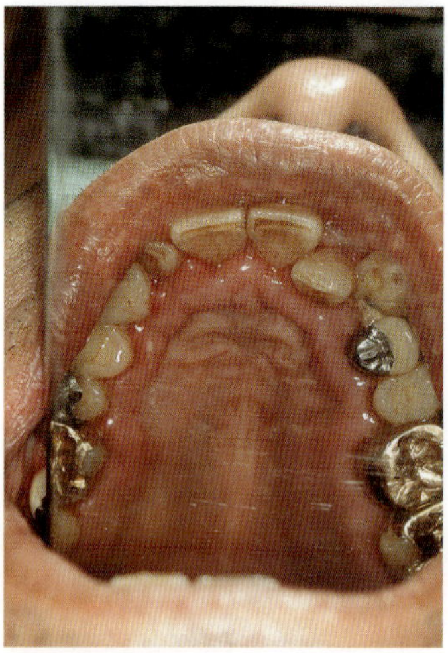

慢性骨髄性白血病
歯肉腫脹と歯肉出血を認める

原　因：フィラデルフィア（Ph[1]）染色体（G22染色体長腕欠損，第9染色体と第22染色体の長腕間の相互転座）

経　過：数年

症　状：倦怠感，体重減少，微熱，左上腹部不快感（脾腫），急性転化

検　査：成熟球（顆粒球）の増加著明（10万～100万/m*l*），幼弱球出現
白血病裂孔はみられない
好中球アルカリホスファターゼスコア減少

骨髄像：成熟球（顆粒球）の増加著明（末梢血類似）

治　療：チロシンキナーゼ阻害薬（イマチニブ），アルキル化薬（急性白血病に準じた薬剤）

急性リンパ性白血病　acute lymphocytic leukemia

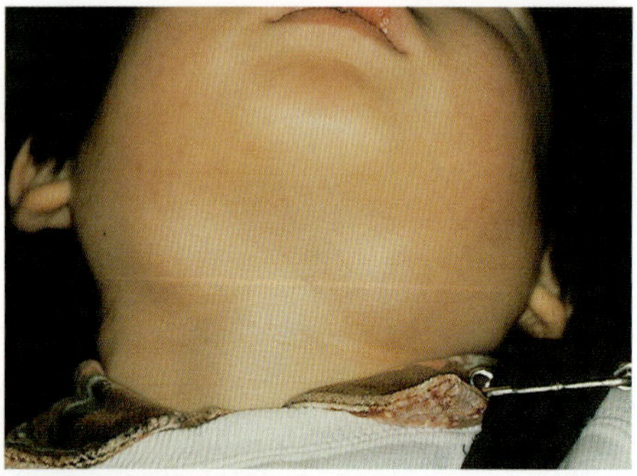

急性リンパ性白血病
左右顎下リンパ節の著明な腫脹を認める

原　因：リンパ系の造血細胞の腫瘍化。フィラデルフィア染色体異常（成人）

経　過：数週～1年

臨床所見：乳児～幼児に多い。高熱，リンパ節腫大が著明
倦怠感，食欲不振，出血症状
B細胞型が多い

検　査：貧血，血小板減少，白血球数の減少～増加，リンパ芽球の増加（ペルオキシダーゼ陰性，PAS反応陽性）

骨髄像：リンパ芽球の増加

治　療：アルキル化薬，代謝拮抗薬，植物アルカロイド，ステロイド薬など
多剤併用療法

予　後：白血病の中では予後良好

特発性血小板減少性紫斑病 idiopathic thrombocytopenic purpura（ITP）

分　類：急性；ウイルス（麻疹，風疹，水痘）感染後
慢性；不明（血小板に対する自己抗体）

臨床所見：急性；小児（2～6歳），ウイルス感染先行，血小板減少著明，出血症状軽度，自然寛解
慢性；成人（20～40歳），女性に多い
①経過は長い（数年～10数年）
②自然寛解はまれ，増悪，軽快を繰り返す
③血小板数 5万/ml以上のときは異常出血はない
④皮膚，粘膜に点状，斑状出血（紫斑）（前胸部，下肢，口腔に好発，顔面皮膚にはまれ）
⑤歯肉出血，鼻出血，月経過多，消化器出血（下血）
⑥抜歯後出血が最初の症状であることがある

検査所見：血小板数の減少，血小板の形態異常（巨大化）
出血時間の延長，毛細血管抵抗性の減弱，血餅退縮の不良

治　療：小児の急性型は治療せずに寛解
慢性型は副腎皮質ステロイド薬，免疫抑制薬，脾臓摘出，*H. pylori*の除菌
出血の応急的処置；免疫グロブリン（IgG）静注（血小板の増加），血小板輸血

鑑　別：von Willebrand病，再生不良性貧血

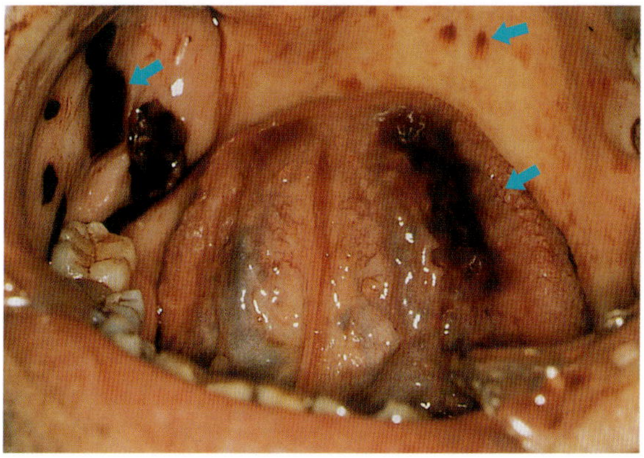

特発性血小板減少性紫斑病
舌，頬粘膜，口蓋粘膜の大小の斑状出血斑（紫斑）（⬅）

血友病A　hemophilia A

原　因：第Ⅷ因子欠乏

遺　伝：伴性劣性遺伝（X連鎖劣性遺伝），女性保因者，突然変異例もある

頻　度：1万人に1人。血友病患者の85%を占める。男性に多い

分　類：軽症（Ⅷ因子5～25%）；成人後，抜歯後などで発見
中等症（Ⅷ因子1～5%）；時々，関節出血
重症（Ⅷ因子1%以下）；2歳以下で異常出血（関節内出血→関節拘縮）

出血の特徴：自然出血はない。深部出血（関節内出血，筋肉内出血，頭蓋内出血），抜歯後は出血がいったん止血して再出血し，血腫形成

検　査：凝固時間，活性部分トロンボプラスチン時間（APTT）延長，第Ⅷ因子低下
出血時間，プロトロンビン時間（PT），血小板数いずれも正常

関連事項：血友病A患者の抜歯；第Ⅷ因子補充，軽症例は抗利尿ホルモン合成剤（デスモプレシン）注射。我が国では，AIDS患者のうち血友病患者の割合が高い

鑑　別：血友病B，von Willebrand病

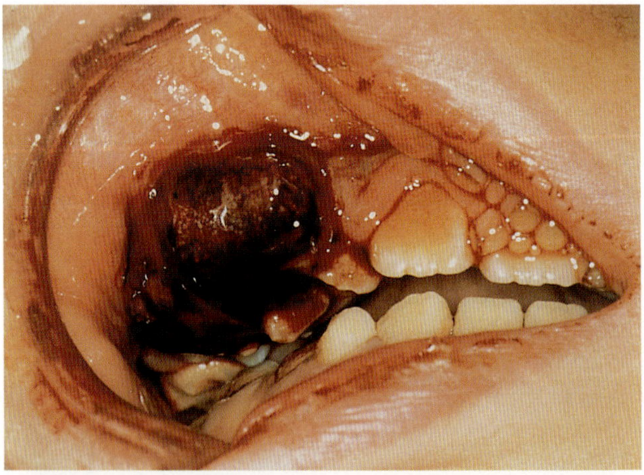

血友病A
男児，乳歯抜歯後の血腫形成

von Willebrand病 von Willebrand's disease

原　因：常染色体性遺伝（男女に出現），von Willebrand因子の欠乏（血小板の粘着に関与，第Ⅷ因子と結合）

頻　度：血友病A，Bに次ぐ

症　状：外傷後出血，鼻出血，歯肉出血，下血，血尿。点状出血や関節内出血はまれ

検　査：出血時間延長，凝固時間延長，APTT延長，ristocetin添加血小板凝集能低下，血小板数正常，Ⅷ因子活性低下（変動大）

関連事項：手術時に第Ⅷ因子の補充，デスモプレシン注射（Type 1, 2）

鑑別診断：血友病A，血小板減少性紫斑病

分　類：Type 1；von Willebrand因子の量的欠乏
Type 2；von Willebrand因子の質的異常
Type 3；von Willebrand因子の量的欠如

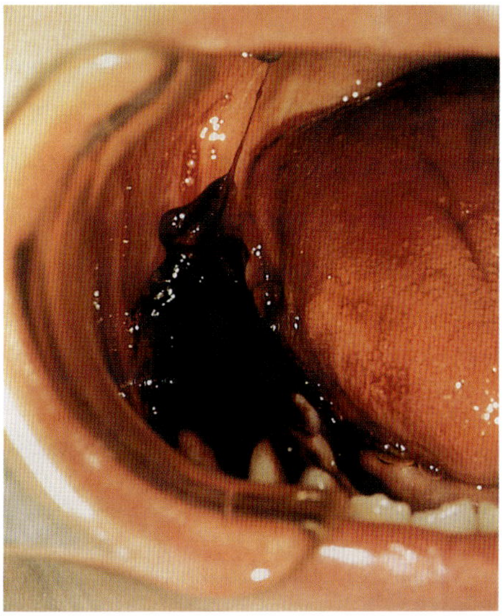

von Willebrand病
女性，智歯抜歯後の血腫形成

Osler病 Osler's disease（hereditary hemorrhagic telangiectasia）

本　態：遺伝性出血性毛細血管拡張症，常染色体性優性遺伝

症　状：鼻出血，口腔出血。口腔内では口唇，舌，口蓋の血管腫状の膨隆，または毛細血管拡張による紅斑としてみられる。加齢とともに増悪（成人に多い）。家族性にみられることもある，男女に出現

組　織：上皮層直下の血管拡張

検　査：出血性素因の検査は陰性，ときに貧血

治　療：口腔病変に対して焼灼，切除

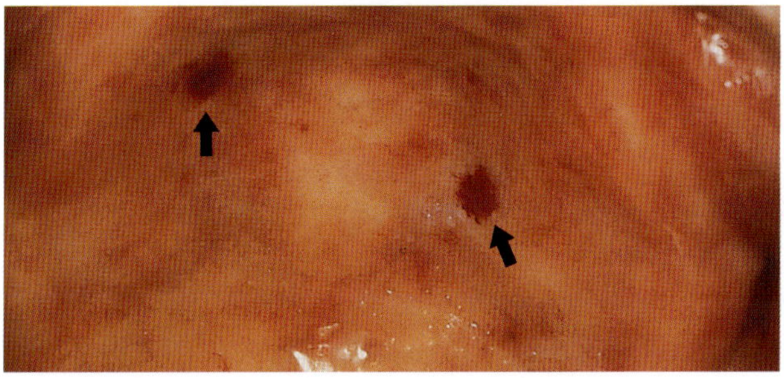

Osler病
口蓋粘膜の点状，斑状の毛細血管拡張による紅斑（⬆）

鉄欠乏性貧血（Plummer－Vinson 症候群）　Plummer－Vinson syndrome (iron deficiency anemia)

原　因：鉄の供給不足。偏食，胃腸障害（鉄の吸収不全），成長，妊娠，出血

症　状：顔面蒼白，起立性低血圧症，倦怠感，失神，呼吸困難，動悸（貧血），舌炎・口角炎，食道・胃粘膜萎縮，さじ状爪（酵素鉄蛋白の減少）

検　査：小球性低色素性貧血（MCV＜80，MCHC＜30），血清鉄低下，トランスフェリン鉄飽和度低下，血清フェリチン低下，TIBC 上昇，UIBC 上昇

治　療：経口鉄剤の投与

参　考：Plummer－Vinson 症候群は，舌炎・口角炎，嚥下困難などの消化器症状と鉄欠乏性貧血を認めるものをいう

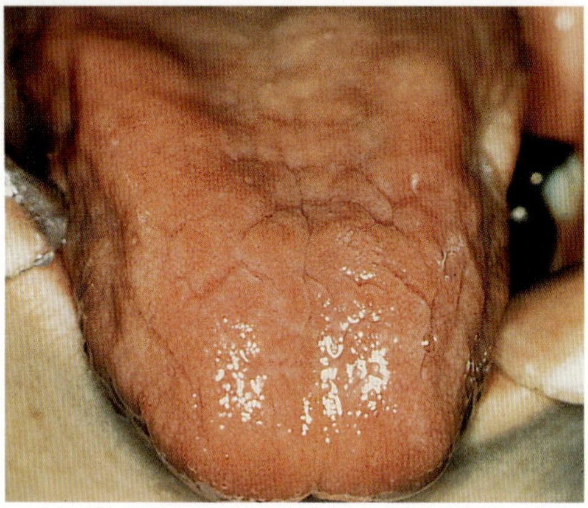

Plummer－Vinson 症候群
糸状乳頭が消失し，赤い平滑な舌

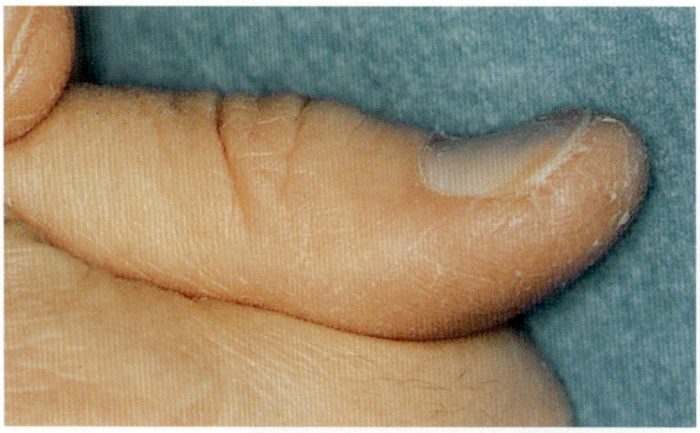

Plummer－Vinson 症候群
さじ状に変形した爪（spoon nail）

再生不良性貧血 aplastic anemia

原　因：骨髄機能の低下（先天性，特発性，続発性）
続発性の原因；放射線障害，薬物障害（抗癌薬，クロラムフェニコール，抗けいれん薬）

症　状：貧血（ゆっくり進行し自覚症状は少ない。顔面蒼白），血小板減少（歯肉出血，鼻出血，性器出血），白血球減少（易感染性）

検　査：正球性貧血，血小板減少，白血球減少

治　療：副腎皮質ステロイド薬，輸血，摘脾，骨髄移植

予　後：不良。死因（出血，感染）

悪性貧血 pernicious anemia

位置づけ：巨赤芽球性（大球性）貧血の一つ
ビタミンB_{12}欠乏性貧血の一つ

定　義：内因子産生の欠如に伴うビタミンB_{12}の腸管からの吸収障害により，巨赤芽球性貧血を起こしたもの

原　因：ビタミンB_{12}の欠乏。胃液の無酸症によるB_{12}の吸収不良

症　状：中年以降の男女，まれな疾患
貧血の症状が少ない（易疲労性，動悸，息切れ，めまい），Hunter舌炎，食欲不振，悪心，手足のしびれ，運動失調，病的反射亢進，タバコ弱視（タバコを吸うと急性の視力障害）

検　査：大球性貧血（MCV＞94，MCHC＞30），好中球の過分葉（右方移動），骨髄像（赤芽球の過形成），胃液無酸症，Schilling試験（^{57}Co結合B_{12}の経口投与による吸収試験）陽性，抗胃壁細胞抗体，抗内因子抗体

治　療：ビタミンB_{12}，シアノコバラミンの投与（注射）

関連事項：胃切除後のビタミンB_{12}欠乏性貧血と区別する
葉酸欠乏によっても大球性貧血がみられる

参　照：Hunter舌炎

真性三叉神経痛 trigeminal neuralgia

原　因：不明（頭蓋内の血管による神経圧迫）

臨床所見：三叉神経領域の片側性電撃様激痛（数秒持続）。求心性，放散性，間欠的疼痛。中年以降の女性に多い。Ⅲ枝に多い。日中に多い（夜間発現しない）

・Valleixの圧痛点；オトガイ孔（Ⅲ），眼窩下孔（Ⅱ），眼窩上孔（Ⅰ）部を圧迫すると疼痛（病変部位の鑑別）

・Patrickの発痛帯；無痛期に特定部位の圧迫，接触により疼痛誘発

治　療：カルバマゼピン（抗けいれん薬）

神経ブロック；オトガイ孔，卵円孔（Ⅲ枝）
眼窩下孔，正円孔（翼口蓋窩）（Ⅱ枝）
半月神経節（Ⅰ，Ⅱ，Ⅲ枝）

神経捻除術，神経減圧手術

神経血管減荷術（Jannetta手術）；脳外科にて上小脳動脈などによる三叉神経節の圧迫解除

参　考：帯状疱疹後遺の三叉神経痛

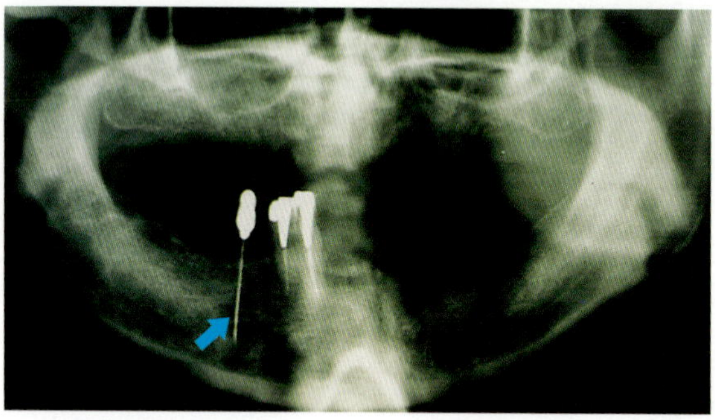

三叉神経痛
右下顎神経の神経痛に対するオトガイ孔ブロック（⬆）

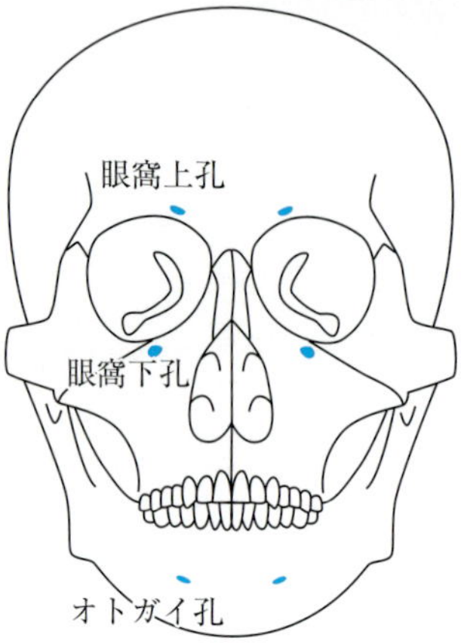

＜Valleix 圧痛点＞

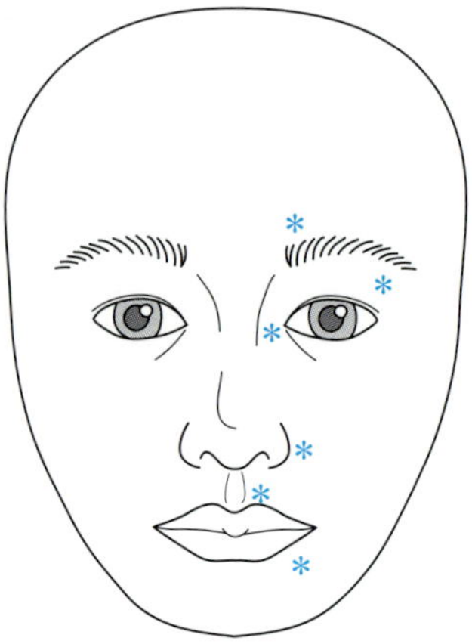

＜Patrick 発痛帯＞

舌咽神経痛 glossopharyngeal neuralgia

原　因：不明

臨床所見：舌咽神経の支配領域（舌根部，扁桃部，咽頭部）の電撃様激痛。下顎角部，頸部に放散，片側性。中年以後の男性に多い。嚥下やあくびでも誘発。頻度は三叉神経痛よりはるかに少ない

治　療：カルバマゼピン（抗けいれん薬），舌咽神経ブロック

舌痛症 idiopathic glossodynia

定　義：舌尖や舌側縁部にヒリヒリした痛みを訴えるが，器質的変化ならびにそれらの原因となる内科的疾患のないもの

原　因：不明（心因的要因）

臨床所見：更年期の女性に多い，摂食時は痛みが消失することが多い，睡眠障害を起こすことはない，慢性に経過するチリチリした痛み，灼熱感，癌恐怖症の一面があることもある

検　査：心理，性格検査

治　療：抗うつ薬，穏和精神安定薬
心理療法（心因性のもの，癌恐怖症）

非定型顔面痛 atypical facial pain, psychogenic facial pain

別　名：心因性顔面痛，持続性特発性顔面痛

病　態：痛みに対する他覚的所見は少ない
痛みが神経の走行に一致しない（広範な痛み，痛みの場所が移動，痛みの部位の同定困難）

臨床所見：中年女性に多い。神経症的性格。不定愁訴的症状

治　療：精神安定薬，ビタミンB剤，抗うつ薬，星状神経節ブロック

複合性局所疼痛症候群 complex regional pain syndrome (CRPS)

位置づけ：骨折，捻挫，打撲などの外傷をきっかけとして，慢性的な痛みと浮腫，皮膚温の異常，発汗異常などを認める難治性の慢性疼痛症候群

交感神経の過剰な活性化に関わる疼痛

神経因性疼痛

四肢に多い，特に手に多い

分　類：Ⅰ型；神経損傷のない組織損傷に関連するもの

反射性交感神経ジストロフィーが相当する

Ⅱ型；神経を巻き込んだ損傷に関連するもの

反射性交感神経萎縮症（カウザルギー）が相当する

受傷直後に発生することが多い

症　状：灼熱痛，痛覚過敏

皮膚の浮腫，皮膚温の異常，発汗異常

筋の萎縮，骨の萎縮，関節拘縮

治　療：抗うつ薬，抗けいれん薬

星状神経節ブロック（交感神経ブロック）

温冷交代浴（自律神経の強化）

末梢性顔面神経麻痺（Bell麻痺） facial palsy（Bell's palsy）

原　因：顔面神経管内の虚血，浮腫（ストレス，風邪，寒冷刺激）

症　状：片側性。前額部しわ寄せ不能，麻痺性兎眼，Bell症候，鼻唇溝消失，口笛不能，流涎，味覚異常，聴覚過敏

検　査：涙分泌，聴覚，味覚，唾液分泌，表情筋筋電図

治　療：薬物療法（副腎皮質ステロイド薬，ビタミンB剤，末梢血管拡張薬）
理学療法（温罨法，マッサージ，赤外線）
神経ブロック（頸部交感神経〈星状神経節〉ブロック；血管拡張）
外科療法（顔面神経管内減圧手術，神経吻合術）

経　過：6～8週で軽快

備　考：中枢性顔面神経麻痺
核上麻痺；前額部しわ寄せ可能（前頭筋両側神経支配）
　味覚，涙分泌は障害されない
核麻痺；前額部しわ寄せ不可能
　味覚，涙分泌は障害されない
　多くは外転神経麻痺を伴う
　（外転神経核隣接）

＜顔面神経の走行とその障害＞

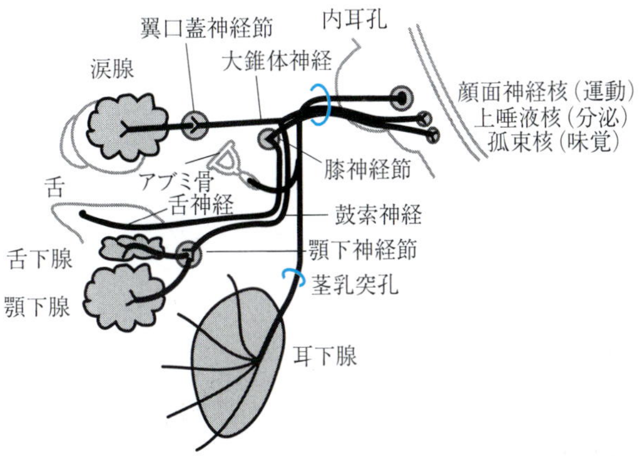

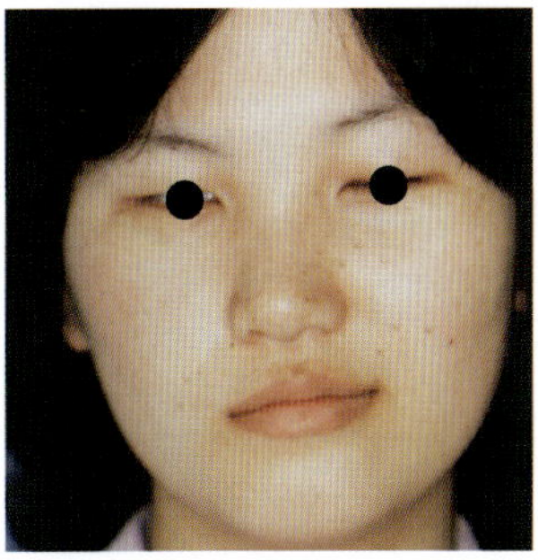

末梢性顔面神経麻痺
右麻痺性兎眼，鼻唇溝消失，口唇変形

＜顔面神経の障害部位による分類＞

	表情筋麻痺	味覚・唾液分泌低下	聴覚過敏	流涙減少
A　茎乳突孔	＋			
B　鼓索神経分岐	＋	＋		
C　アブミ骨筋神経上方	＋	＋	＋	
D　膝神経節	＋	＋	＋	＋

Ramsay Hunt 症候群　Ramsay Hunt's syndrome

本　態：varicella zoster virusの再活性化。膝神経節付近の炎症により第Ⅶ，Ⅷ脳神経領域の異常

検　査：涙分泌，聴覚，味覚，顎下腺唾液分泌，varicella zoster virus抗体価

症　状：末梢性顔面神経麻痺，耳介部，外耳道の帯状疱疹，難聴，めまい，耳鳴り，耳痛（第Ⅷ脳神経障害）

治　療：薬物療法

抗ウイルス薬：アシクロビル，ビダラビン，バラシクロビル塩酸塩

副腎皮質ステロイド薬：プレドニゾロン

ビタミンB_{12}剤：メコバラミン，コバマシド

末梢血管拡張薬

理学療法（温罨法，マッサージ，赤外線）

神経ブロック（星状神経節ブロック）

外科療法（顔面神経管内減圧手術，神経吻合術）

予　後：Bell麻痺より治癒率は悪い（50%）

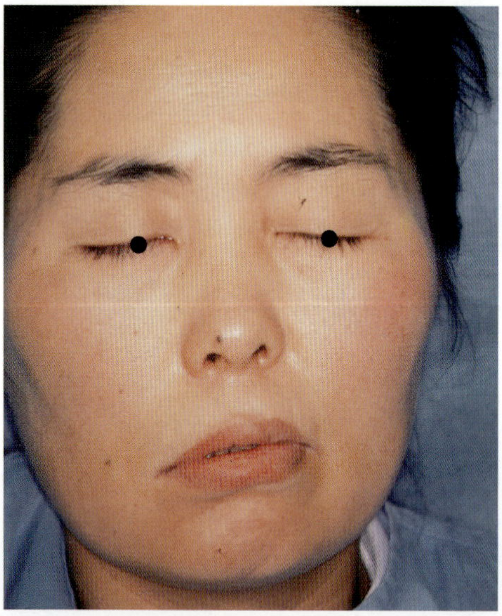

Ramsay Hunt症候群
右軽度の麻痺性兎眼，鼻唇溝の消失，口唇変形

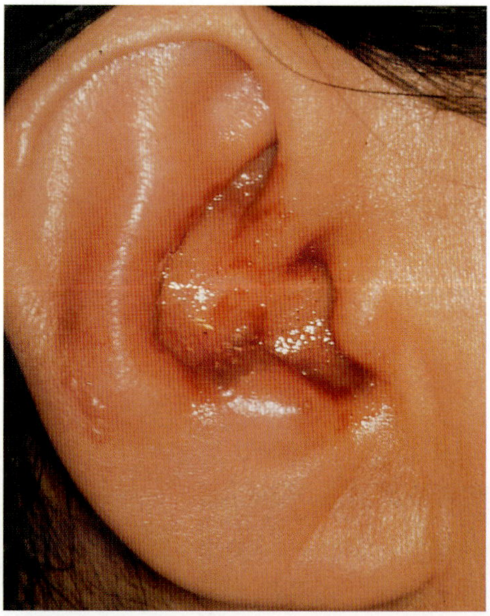

Ramsay Hunt症候群
右耳介，外耳道部の水疱形成（帯状疱疹）

術後性知覚麻痺 neurosensory disturbance after dental surgery

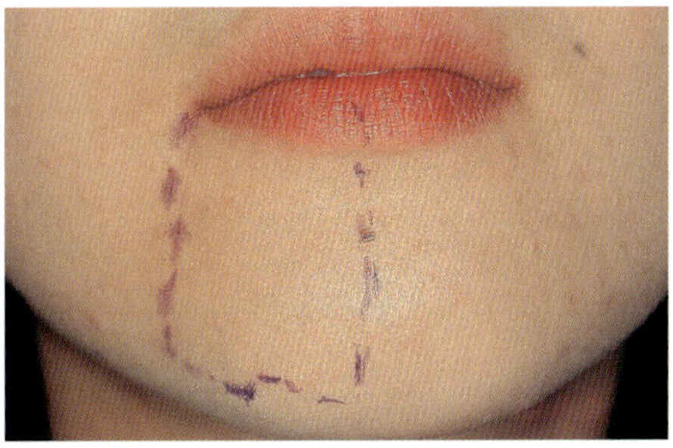
術後性知覚麻痺

原　因：下顎埋伏智歯抜歯時の根尖による下顎管内容損傷
インプラント埋入時の下顎管内容損傷
下顎孔伝達麻酔時下歯槽神経損傷
オトガイ孔付近局所麻酔時オトガイ神経損傷

病　態：神経切断時；痛覚，触覚とも消失
神経一部損傷時；痛覚低下または触覚低下
損傷した神経が回復しているとき；知覚過敏

症　状：しびれ感，麻痺感，重圧感

検　査：痛覚検査，触覚検査，温度覚検査，二点識別検査

治　療：ビタミンB_{12}剤，アデノシン系薬剤，星状神経節ブロック

Frey症候群 Frey syndrome

別　名：耳介側頭症候群，味覚性発汗症候群

成　因：手術や外傷で損傷された耳介側頭神経の唾液分泌神経（副交感神経）が再生する際，耳前皮膚に迷入し，汗腺との誤連絡が生じることにより起こるとされる

症　状：食物摂取時に耳前部（耳介側頭神経領域）に発汗，発赤が出現する

治　療：経過観察

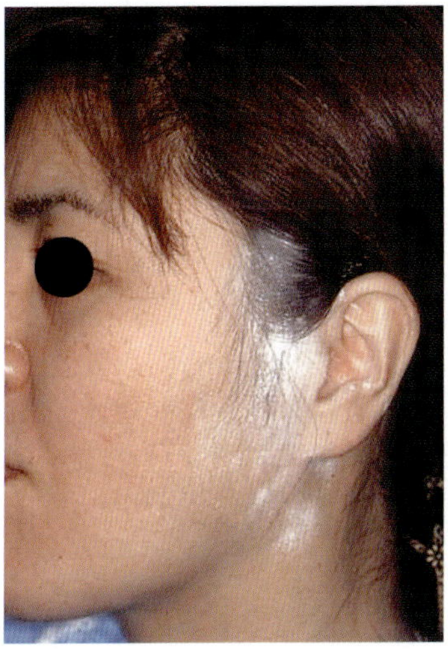
Frey症候群
でんぷんをつけて食事時の発汗を観察している

ドライソケット dry socket

原　因：抜歯創治癒不全，歯槽骨緻密化，局所の線溶亢進，表在性骨炎

症　状：抜歯窩骨面の露出，自発痛，接触痛が強い

発生頻度：下顎智歯部（10%），その他（2%）

治　療：抜歯窩へ表面麻酔薬，抗菌薬，ステロイド薬塡入，抜歯創被覆
約10日で軽快，ときに表在の骨が腐骨となり分離し治癒

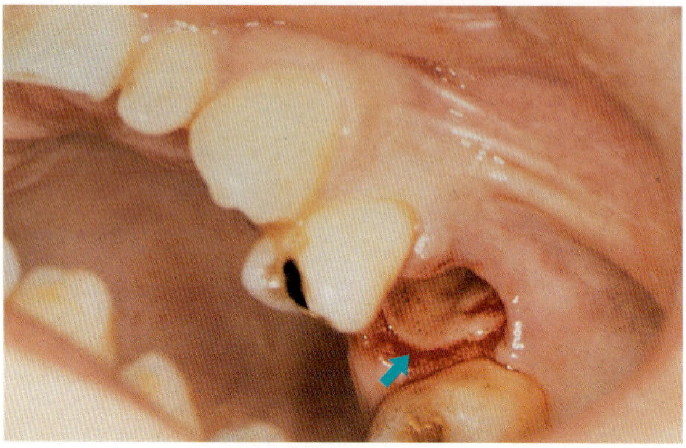

ドライソケット
抜歯後3日目，抜歯窩の骨露出（➡）

内出血斑 internal hemorrhage（bleeding）

本　態：外傷や手術後に組織内に出血した状態で，皮膚または粘膜の変色

臨床所見：若い女性や高齢者などで，血管が脆弱な例に多い。紫色から暗赤色の境界不整な斑。経時的に色は緑色，黄色へと変化し，下方へ移動する。2～4週以内に消失

治　療：経過観察（出血が続いていれば止血薬）

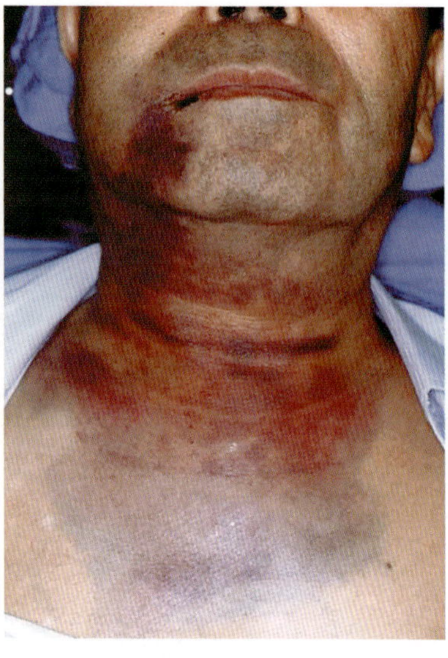

内出血斑
埋伏智歯抜歯後にみられた広範囲な内出血斑。右下唇から，頸部さらには前胸部にかけて，内出血斑を認める

口腔上顎洞瘻 oroantral fistula

原　因：上顎洞底に歯根が接する臼歯の抜歯後に生じた口腔上顎洞交通路

臨床所見：上顎第一大臼歯が多い
空気，液体の鼻への流入

治　療：口腔上顎洞瘻閉鎖術（口蓋弁，頰粘膜弁）
第二大臼歯や第三大臼歯部の瘻は頰脂肪体を頰側歯槽粘膜下を通して欠損部に充満させることにより閉鎖する

備　考：上顎洞底に接する臼歯の抜歯後に一過性に生じた上顎洞穿孔とは区別
上顎洞穿孔は一過性で，洞内に炎症症状なければ，圧迫止血で自然閉鎖する

<口腔上顎洞瘻閉鎖術（口蓋弁）>

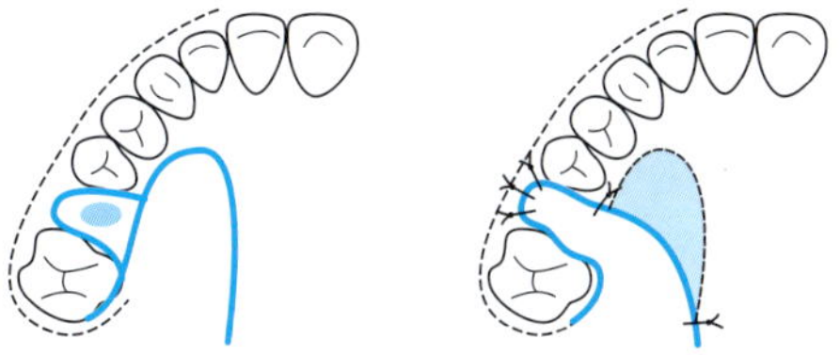

<口腔上顎洞瘻閉鎖術（頰粘膜弁）>

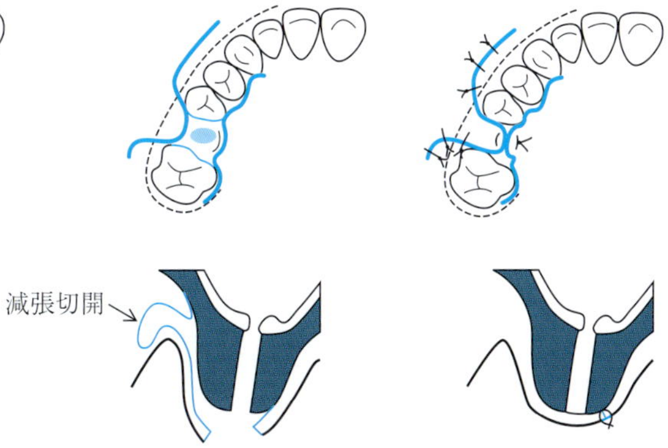

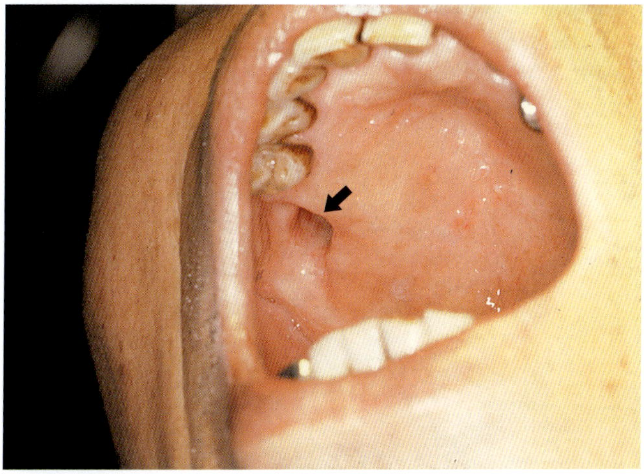

口腔上顎洞瘻
大臼歯抜歯後に上顎洞に交通路（⬅）が残存

上顎洞歯牙迷入 tooth displaced into sinus

原　因：挺子により歯根を上顎洞内に圧入

分　類：洞内（迷入歯は体位により動く），洞粘膜下（動かない）

臨床所見：上顎第一大臼歯が多い
　抜歯窩閉鎖のときもある

治　療：抜歯窩より吸引，犬歯窩より歯根摘出

備　考：自然孔より自然排出，上顎洞炎の発症（異物炎）

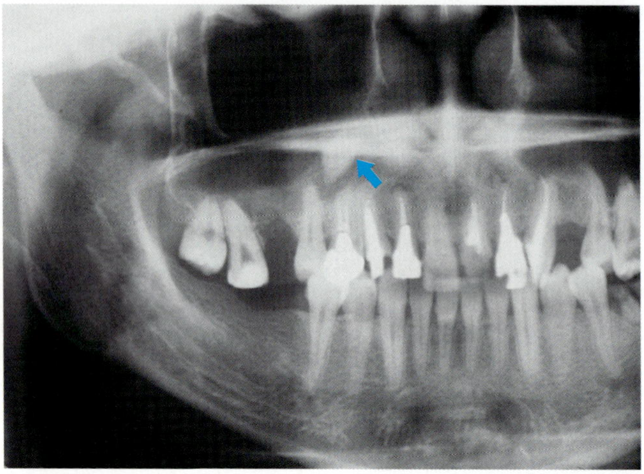

上顎洞歯牙迷入
小臼歯上方上顎洞内に歯根（⬆）を認める

口腔前庭拡張術 sulcus extension（vestibuloplasty）

適　応：萎縮歯槽堤

考え方：口腔前庭を低下させて相対的に歯槽堤を高くする

術　式：Wassmund法（歯槽頂切開）

Kazanjian法（口唇切開）

Obwegeser法（筋のみ剥離）

備　考：口腔底を低くする方法はTrauner法

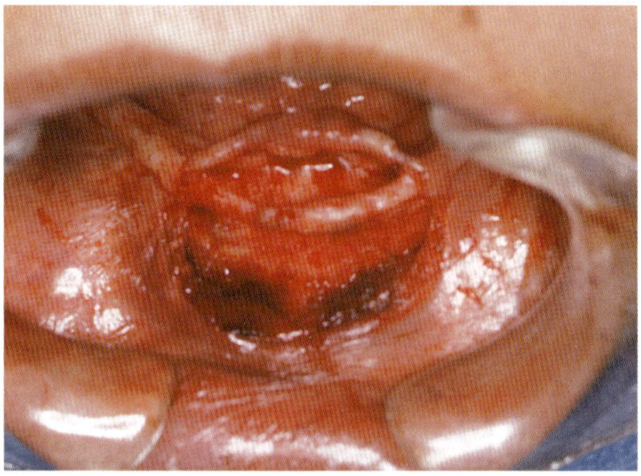

筋層剥離後下方へ移動

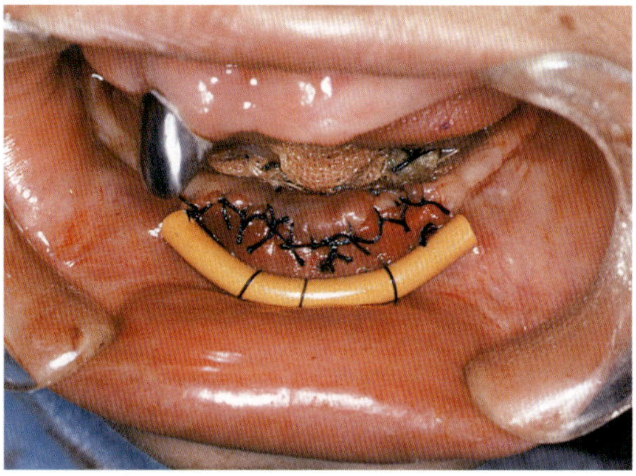

下顎骨を一周する囲繞固定（舌側軟膏ガーゼ，唇側ゴム管）

歯槽堤形成術 ridge extension

適　応：萎縮歯槽堤

考え方：歯槽堤の高さを絶対的に高くする

術　式：骨・人工骨移植術

顎骨分割移動術

口蓋深形成術

備　考：最近はインプラントが用いられることが多い

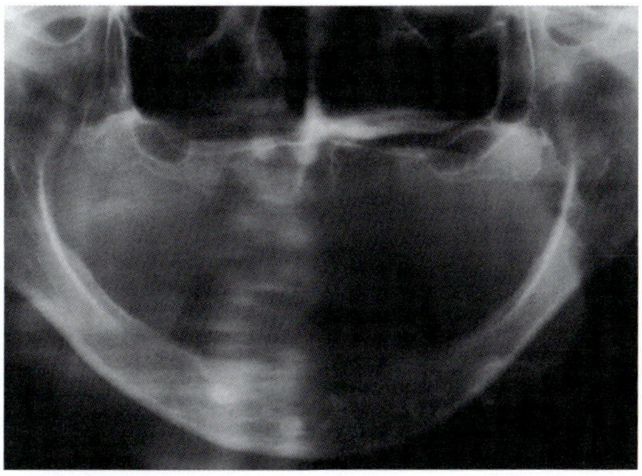

術前（歯槽堤萎縮）

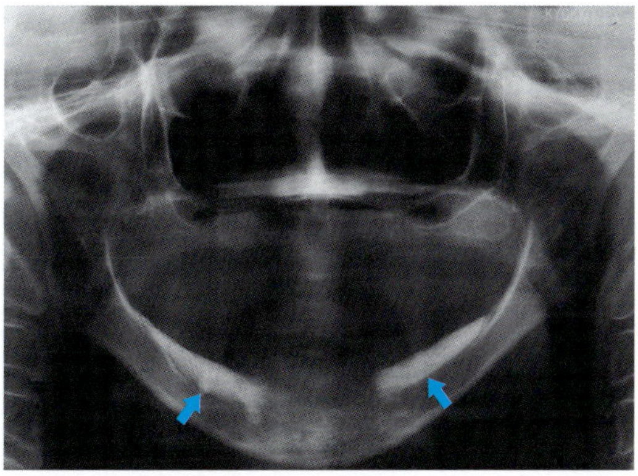

人工骨による歯槽堤の挙上（⬆）

インプラント　dental implant，implant denture

適　応：歯牙欠損，萎縮歯槽堤

考え方：生体親和性を有する人工歯根による咬合の改善

分　類：人工歯根型インプラント（骨膜下インプラント，ブレード型インプラント）

方　法：インプラント体骨内埋入，上顎では3〜6か月，下顎では1〜3か月後に上部構造装着

併用手術：組織誘導再生（GTR：guided tissue regeneration）
骨誘導再生（GBR：guided bone regeneration）
上顎洞底挙上術（sinus lift）

備　考：インプラント体埋入時の注意
・下顎管内容の損傷
・鼻腔，上顎洞穿孔

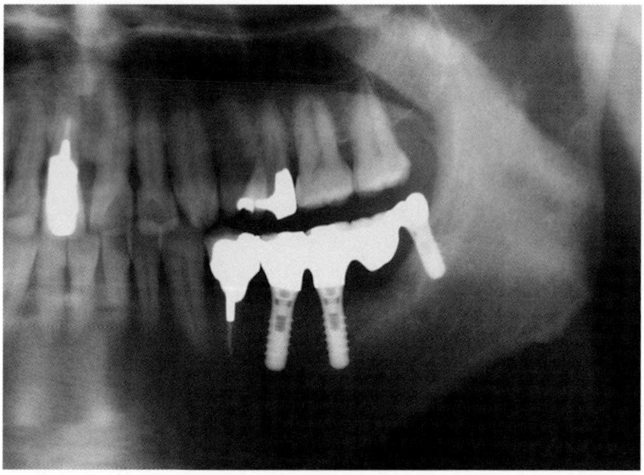

インプラント
左下顎臼歯部にインプラント

和文索引

β-ラクタム系……70
Ⅳ型アレルギー……162
5-フルオロウラシル……17
21 trisomy……29
^{57}Co結合B$_{12}$……191
^{67}Ga-citrate……182
^{67}Gaシンチ（グラム）……94,132
^{67}Ga腫瘍シンチ……91
^{99m}Tc-MDP……182
^{99m}TcO$_4^-$……178
^{99m}Tc骨シンチグラフィ……52
^{99m}Tc骨シンチ（グラム）……57,60,61,62,91,94
^{198}Au粒状線源……99

◆あ

アザチオプリン……12
アシクロビル……155,156,196
アジスロマイシン……70
アスピリン……3,71
アデノシン系薬剤……197
アトロピン……16
アネトールトリチオン……178
アフタ……157
アフタ性潰瘍……8
アブミ骨筋神経上方……195
アマルガム刺青……154
アミノ配糖体系……71
アミロイドーシス……136
アムホテリシンB……71,144
アモキシシリン……70
アルキル化薬……185,186
アレルギー性紫斑病……5
アンジオテンシン変換酵素阻害薬……147
アンピシリン……70
亜鉛欠乏……16
悪液質……14
悪性黒色腫……133
悪性腫瘍薬……17
悪性線維性組織球腫……135
悪性貧血……2,150,191
悪性リンパ腫……132

◆い

イソニアジド……65
イトラコナゾール……144
イマチニブ……186
インドメタシン……71
インプラント……202
囲繞結紮……44,47
胃切除後のビタミンB$_{12}$欠乏性貧血……2
移植片対宿主病……12
萎縮歯槽堤……201,202
萎縮性カンジダ症……7
遺伝性出血性（毛細）血管拡張症……5,189
一次線溶……4
咽頭弁移植（手）術……23,24

◆う

ウイルスによるアフタ性潰瘍……8
ウロキナーゼ……5
打ち抜き像……130,136

◆え

エタンブトール……65
エナメル上皮腫……104
エナメル上皮線維腫……113
エプーリス……126
エリスロマイシン……70
エンハンスCT……93
壊死骨……63
壊死性潰瘍性歯肉炎……158
壊死性潰瘍性歯肉口内炎……158
壊死性唾液腺化生……177
衛星転移……133
円板状紅斑性狼瘡……138
円板切除術……167,169
円板穿孔……167,169
円板転位……167
円板復位術……167
円板癒着……167
延髄橋麻痺……13
炎症性肉芽組織……84

◆お

オイルレッドO染色……119
オキサセフェム系……70
オトガイ形成法……34
オトガイ神経損傷……197
オフロキサシン……71
緒方法……66
横顔裂……25
横痃……66
温冷交代浴……194
穏和精神安定薬……193

◆か

カウザルギー……194
カナマイシン……71
カフェオレ斑……29,32,124
カルバマゼピン……192,193
カンジダ症……7,152
ガマ腫摘出術……85
ガム試験……178
ガリウム（腫瘍）シンチグラム……132,182
がん化学療法の影響……14
下顎・舌根合併切除……102
下顎区域切除術……94,95,108
下顎後退症……35
下顎骨延長術……30,35
下顎骨骨体骨折……41
下顎骨再建手術……95
下顎骨切除術……80,94,104,107,113,117
下顎骨前方移動術……35
下顎骨即時再建……95
下顎骨体一部切除法……34,37
下顎骨体骨切り法……35
下顎骨部分切除術……94
下顎骨連続離断術……94
下顎枝矢状分割法……34,35,37
下顎枝水平骨切り法……34
下顎枝垂直骨切り法……34,37
下顎歯肉癌……94
下顎前歯部歯槽骨骨切り法……34,37
下顎前突症……34
下顎頭形成術……169
下顎頭骨腫……172
下顎頭切除術……169,172
下顎頭前方移動……171
下顎頭肥大……172
下顎半側切除術……94
下顎非対称……37
下顎辺縁切除術……94,108
下顎隆起……122
下口唇裂……20
下唇下顎正中裂……24
下唇瘻……25
化骨性線維腫……123
化膿性顎関節炎……171
化膿性リンパ節炎……55
仮性球麻痺……13
仮性菌糸……144
花冠状構造……107
家族性巨大型セメント質腫……125
牙関緊急……68

鵞口瘡……144
回転伸展法……20
改造線……110
海綿骨腫……121
海綿状血管腫……116
海綿状リンパ管腫……118
開花状骨性異形成症……125
開口障害後遺……171
開咬症……37
開窓……89
開窓療法……72,74,84,104
開洞……103
壊血病……5,11
外陰部潰瘍……146
外骨症……122
外歯瘻……59
外傷性骨嚢胞……79
外部照射……102
塊状セメント質……125
塊状増殖物……112
角化性重層扁平上皮……86,89
角化嚢胞性歯原性腫瘍……31,106
角前切痕……165
核上麻痺……195
核の左方移動……185
核麻痺……195
顎下型ガマ腫……85
顎下腺……81
顎下腺管内唾石……174
顎下腺体内唾石……174
顎下腺摘出術……174,175,179
顎関節強直症……165
顎関節授動術……165
顎関節症……167
顎関節前方脱臼……166
顎関節内障……167
顎骨壊死……16
顎骨吸収像……132
顎骨切除術
……75,104,106,109,112,114,123,181
顎骨分割移動術……201
顎内固定……40
顎嚢胞摘出術……31
活性部分トロンボプラスチン時間……188
滑膜性骨軟骨症……173
滑膜性軟骨腫症……121
完全口唇裂……20
肝硬変……5
冠状断CT……56,170
感染アレルギー……143
管腔構造……180
関節鏡視下剥離術……167
関節突起形成術……30
関節突起骨折……43
関節癒着……165
関節遊離体……173
関節離断術……94
含歯性嚢胞……74,89
癌恐怖症……152,193
癌真珠……92,96,102
顔面骨頭蓋底分離……46
顔面神経管内減圧手術……195,196
顔面神経の走行とその障害……195
顔面軟部組織損傷……38
顔面非対称……172

◆き

キルシュナー鋼線固定……43
木村病……130
基底細胞母斑症候群……31
機械的刺激……91
義歯性口内炎……144,159
義歯性線維腫……129
逆L字型骨切り法……34,35
臼歯歯牙鋭縁削合……152
急性下顎骨炎……51
急性下顎骨髄炎……51,52
急性下顎骨骨膜炎……51
急性下顎骨周囲炎……51
急性偽膜性（口腔）カンジダ症……7,144
急性骨髄性白血病……6,185
急性歯性扁桃周囲炎……53
急性歯槽骨炎……49
急性上顎骨骨膜炎……55
急性単球性白血病……6
急性智歯周囲炎……50
急性白血病による歯肉出血・腫脹……6
急性白血病による出血傾向……6
急性リンパ性白血病……6,186
球麻痺……13
巨口症……25
巨細胞腫……131
巨細胞性エプーリス……126
巨細胞肉芽腫……131
巨赤芽球性貧血……2,191
頬骨弓骨折……47
頬骨上顎骨骨折……48
頬粘膜癌……99
頬粘膜弁……199
頬部蜂窩織炎……55
矯正治療……172
金属アレルギー……10,140,154,162
——による扁平苔癬……10
金属線固定……45
金属プレート固定……41,42
菌塊……64
菌交代現象……17
菌交代症……17
筋筋膜疼痛機能異常症候群……167

◆く

クマリン系薬剤……3,5
クラリスロマイシン……56,70
クリッキング……167
クリンダマイシン……70
クレピタス……167,169
クロバザム……16
クロラムフェニコール……71,191
グリコペプチド系……71

◆け

ケルビズム……131
ゲンタマイシン……71
下疳……66
茎乳突孔……195
痙笑……68
頸部郭清術
……91,92,94,97,99,100,102,103,181,183
頸部交感神経ブロック……195
頸部嚢水腫……118
血管Behçet病……146
血管腫……33,116
——性エプーリス……126
血管浮腫……147
血小板機能抑制薬……3
血小板無力症……5
血友病A……3,5,188
血友病B……3,5
結核・梅毒による粘膜潰瘍……9
結核菌……9
結核性リンパ節炎……65
結核による口腔粘膜潰瘍……9
結節性紅斑……146
幻影細胞……114
原始性嚢胞……75

◆こ

コバマシド……196
コラーゲン線維増殖……160
呼吸上皮……77,82
孤在性骨嚢胞……79
鼓索神経分岐……195
口蓋咽頭形成術……23
口蓋角化症……138
口蓋形成術……22,24,28

口蓋深形成術……201
口蓋乳頭囊胞……77
口蓋弁……199
——後方移動術……22
口蓋隆起……122
口蓋裂……22
口角炎……152
口角カンジダ症……7
口角びらん……152
口峡咽頭癌……102
口腔カンジダ症……17,144
口腔乾燥……11
口腔出血……189
口腔上顎洞瘻……199
——閉鎖術……199
口腔前庭拡張術……201
口腔粘膜下線維症……138
口腔粘膜結核症……65
口腔梅毒……66
口腔扁平苔癬……138,140
口腔領域の転移腫瘍……13
口唇顎裂……20
口唇癌……99
口唇形成術……24,25,30
口唇口蓋裂……22
口唇ヘルペス……155
口唇疱疹……8,152,155
口唇裂……20
口底炎……54
口底癌……100
口底蜂窩織炎……54
甲状舌管囊胞……87
交感神経ブロック……194
向精神薬……16
好中球アルカリホスファターゼスコア……186
抗BP 180抗体……142
抗RANKL抗体……16,63
抗悪性腫瘍薬……16
抗うつ薬……16
抗凝固薬……3
抗菌薬……16,17
抗血小板薬……5
抗コリン作動性薬物……16
抗腫瘍薬による口内炎……17
抗てんかん薬……15,16
——歯肉増殖症……160
後天性免疫不全症候群……69
紅斑性（口腔）カンジダ症……7,144
紅板症……138,139
虹彩毛様体炎……146
降圧薬……16
喉頭浮腫……147
硬化療法……118
溝（状）舌……149,150
黒毛舌……151
骨・人工骨移植術……201
骨壊死……58
骨柩……58
骨棘形成……169,170
骨形成性エプーリス……126,127
骨形成線維腫……123
骨好酸球肉芽腫……130
骨シンチグラム……57
骨腫……121
骨腫切除……172
骨髄移植……191
骨髄穿孔術……52
骨体骨折……43
骨肉腫……136
骨縫合……41,48
骨膜下インプラント……202
骨誘導再生……202
根管充塡……72
根管治療……59,61,72
根尖性骨性異形成症……125
梱包療法……116

◆さ

サクソンテスト……178
さじ状爪……190
鎖骨頭蓋骨異形成症……28
挫創……38
再生不良性貧血……191
再発性アフタ……146
鰓弓症候群……30
鰓囊胞……88
錯角化性重層扁平上皮……106
擦過傷……38
皿状顔貌……34
皿状形成法……60,61
三角弁法……20
三次元CT像……42,47,131,170
残存囊胞……73

◆し

シアノコバラミン……191
シクロスポリン……12,15,26,141,160
シクロホスファミド……12
ジクロフェナック……71
ジベカシン……71
ジョサマイシン……70
四角弁法……20
弛張熱……52,55
刺激線維腫……129
刺激物除去……129
刺創……38
脂肪腫……119
脂肪組織……81
紫斑……3,187
歯科金属アレルギー……162,163
歯牙欠損……202
歯牙腫集合型……111
歯牙腫複雑型……112
歯牙脱臼……40
歯牙様物……111
歯原性角化囊胞……106
歯原性石灰化上皮腫……107
歯原性線維腫……108
歯原性粘液腫……109
歯根尖切除術……72
歯根摘出……200
歯根囊胞……72
歯周炎……11
歯性上顎洞炎……56
歯槽骨骨折……40
歯槽堤形成術……201
歯槽膿瘍切開……49
歯肉出血……187,189,191
歯肉切除術……26,160
歯肉線維腫症……26
歯肉増殖症……15,26
歯肉の肥厚……15
歯肉囊胞……89
歯肉弁切除術……50
歯瘻……59
篩状の胞巣……181
耳下腺切除術……179,181
耳下腺浅葉切除術……179
耳下腺全摘出術……183
耳下腺造影……178
耳介形成術……30
耳介側頭症候群……197
自律神経の強化……194
持続性特発性顔面痛……193
色素性母斑……153
膝神経節……195
腫瘍随伴症候群……14
数珠玉状の導管……176
樹枝状増殖……115
樹枝状内部構造……109
重層扁平上皮……88,90,115
出血性骨囊胞……79
出血性素因による歯肉出血・抜歯後出血……3,5
術後性上顎囊胞……78
術後性知覚麻痺……197

小アフタ……145
小下顎症……165
小線源組織内照射……100
小唾液腺……83
小児下顎骨骨折……44
床縁削除……129
床副子固定……40,44
掌蹠膿疱症……162,163
掌蹠ピット……31
硝子様軟骨組織……121
漿液性腺房細胞様細胞……184
上顎亜全摘出術……97
上顎臼歯部歯槽骨骨切り術……37
上顎後退症……36
上顎骨切除術……103
上顎骨前方移動術……23,36
上顎骨部分切除術……97,103
上顎歯肉癌……97
上顎水平骨折……45
上顎錐形骨折……46
上顎切除（術）……97,183
上顎前歯部歯槽骨骨切り術……36
上顎前突症……36
上顎洞炎……200
上顎洞癌……103
上顎洞根治術……56
上顎洞歯牙迷入……200
上顎洞穿孔……199
上顎洞底挙上術……202
上顎洞内粘液瘤……90
上口唇裂……20
上唇小帯強直症……27
上唇小帯伸展術……27
上皮過形成……161
上皮脚の鋸歯状化……140
上皮真珠……89
上皮性異形成……138,139
静脈石……116
褥瘡性潰瘍……39
心因性顔面痛……193
心理療法……193
神経Behçet病……146
神経因性疼痛……194
神経血管減荷術……192
神経減圧手術……192
神経鞘細胞……120
神経鞘腫……120
神経線維腫……120
　――症……32
神経捻除術……192
神経吻合術……195,196
真性三叉神経痛……192
人工歯根型インプラント……202
尋常性天疱瘡……141

◆す

ステロイド系抗炎症薬……71
ステロイド軟膏……145,146,162
ストレプトマイシン……65,71
スピーチエイド……23
スピロヘータ……158
スリガラス状不透過像……124
スルベニシリン……70
ズダンⅢ染色……119
水癌……158
水疱性類天疱瘡……142
杉綾模様……134

◆せ

セファクロル……70
セファゾリン……70
セファマイシン系……70
セファレキシン……70
セファロスポリン系……70
セフェム系……70
　――エステル薬……56
セフジニル……70
セフスロジン……70
セフテラムピボキシル……70
セフポドキシムプロキセチル……70
セフメタゾール……70
セフロキシムアキセチル……70
セベメリン塩酸塩……178
セメント芽細胞腫……110
セメント質骨形成線維腫……123
セメント様硬組織……110
正中頸嚢胞……87
正中唇裂……24
正中菱形舌炎……149
成熟コラーゲン線維……129
成人の歯肉嚢胞……89
星状細胞……109
星状神経節ブロック……193,194,195,196,197
静止性骨空洞……81
脊髄癆……66
切開排膿……51,53,54,55,171
切歯管嚢胞……77
石灰化歯原性嚢胞……114
石灰化上皮性歯原性腫瘍……107
石灰化嚢胞性歯原性腫瘍……114
石ケン泡状……80,117
舌・下顎合併切除……100
舌亜全摘出術……91
舌咽神経痛……193
舌咽神経ブロック……193
舌下型ガマ腫……84
舌下腺摘出術……85
舌癌……91
舌口唇癒着術……30
舌小帯強直症……27
舌小帯伸展術……27
舌切除術……91
舌痛症……193
舌半側切除術……91
舌ブラシ……151
舌部分切除術……91
舌扁桃肥大……152
先天性異角化症……138
先天性エプーリス……126,128
先天性鼻咽腔閉鎖不全……24
腺管状構造……179
腺腫様歯原性腫瘍……107
腺性歯原性嚢胞……76
腺熱……67
腺房萎縮……175
腺房細胞……177
　――癌……184
腺様歯原性腫瘍……107
腺様嚢胞癌……181
腺リンパ腫……180
線維芽細胞様細胞……134,135
線維腫性エプーリス……126
線維性異形成症……29,124
線維性エプーリス……126,127
線維性結合組織……183
線維性組織……131
線維性ポリープ……129
線維素析出……145
線維素溶解性紫斑病……4,5
線維組織……129
線維肉腫……134
線副子固定……40
全身性エリテマトーデス……148
全身的疾患による主な口腔症状……2
前癌状態……138
前癌病変……138
前舌腺……83
前腕皮弁移植術……100

◆そ

組織球性細胞……130
組織内照射……99,102
組織誘導再生……202
層板骨……122,123
　――増殖……172

増殖性天疱瘡……141
臓器移植に関連した口腔症状……12
側頸囊胞……88

◆た

タクロリムス……12
ダイランチン歯肉増殖症……160
ダカルバジン……133
ダビガトラン……3,5
他臓器癌の口腔症状……13
多核巨細胞……80
多形型悪性線維性組織球腫……135
多形滲出性紅斑……15,143
多形腺腫……179
多骨性線維性異形成症……29
多発性顎囊胞……31
多発性骨髄腫……136
多発性脳梗塞……14
多列線毛上皮……78,87
唾液腺シンチグラム……178,180
唾液分泌量の減少……16
唾液分泌量の増加……16
唾石症……174
唾仙痛……174
代謝拮抗薬……17
帯状疱疹……8,156
——後の神経痛……156
大アフタ……145
大球性貧血……191
大胸筋皮弁……100
大理石骨病……28
第Ⅷ因子……188
脱臼整復法……166
単純性骨囊胞……79
単純性紫斑病……5
単純切離縫縮術……27
単純ヘルペスウイルスⅠ型抗体……155
単純疱疹……155
単房性囊胞型……104

◆ち

チロシンキナーゼ阻害薬……186
地図状舌……149
緻密骨腫……121
中心性血管腫……117
中枢性顔面神経麻痺……195
中毒性表皮壊死融解……164
腸型Behçet病……146
蝶形紅斑……148
聴神経線維腫……32
直接抗Ｘa薬……3,5
直接抗トロンビン薬……3,5

◆つ

蔓状血管腫……116

◆て

テイコプラニン……71
テクネシウム骨シンチグラム……182
テクネシウムパーテクネテート……178
テトラサイクリン……70,142
——系薬剤……15
デキサメサゾン……71
デスモグレイン……141
デスモプレシン……188,189
デノスマブ……16,63
手足口病……8,157
停滞型囊胞……84
摘出開放術……72
摘出術……131
摘出搔爬……130
鉄欠乏性嚥下困難症……138
鉄欠乏性貧血……2,151,190
点状・斑状陰影……178
点状出血……3
伝染性単核症……67

◆と

トスフロキサシン……71
トリアムシノロン……71,140,145
ドライソケット……198
ドレナージ……55
徒手整復法……166
徒手的円板整位術……167
凍結外科……116
凍結療法……137,161
糖尿病……11
——による口腔乾燥感と歯周病の増悪……11
動静脈瘻……117
導管拡張症……176
導管拡張像……176
特発性血小板減少性紫斑病……3,5,187

◆な

ナイスタチン……71,144
内腔面搔爬……79
内歯瘻……59
内出血斑……198
軟口蓋癌……102
軟口蓋挙上装置……24
軟骨腫……121
——様組織……179
軟組織再建術……100
軟部好酸球肉芽腫……130

◆に

ニコチン酸アミド……142
ニコチン性口内炎……159
ニフェジピン……15,26
——歯肉増殖症……160
ニューキノロン系……71
二次線溶……4
二層性配列……180
二段階口蓋裂手術……22
肉芽腫性エプーリス……126
肉芽腫性口唇炎……147
肉芽組織除去……58
肉芽搔爬……64
乳頭腫……115
——症……161
乳頭状過形成……159,161
妊娠性エプーリス……126,128
認知症患者の口腔症状……14
認知症を伴うParkinson病……14

◆ね

粘液腫構造……179
粘液線維肉腫……135
粘液瘤……83
粘表皮癌……183
粘膜下口蓋裂……22,24
粘膜表層性カンジダ症……144
粘膜類天疱瘡……142

◆の

脳血管疾患，神経筋疾患の摂食・嚥下困難……13
膿瘍切開……64
囊胞性リンパ管腫……118
囊胞全摘出……86
囊胞摘出（術）……74,77,78,83,87,88
囊胞壁全摘出……72
囊胞壁全摘出副腔形成法……72

◆は

バイトプレート……167,169
バカンピシリン……70
バラシクロビル塩酸塩……156,196

バンコマイシン……71
パッチテスト……162,163
パラアミノサリチル酸……65
パラタルリフト……24
パンヌス……170
破骨細胞活性化阻害薬……63
破傷風……68
歯の着色……15
播種性血管内凝固症候群……4,5
梅毒……138
梅毒関連認知症……14
梅毒トレポネーマ……66
梅毒による口腔粘膜潰瘍……9
白板症……137,138
白血病裂孔……185
抜歯……55,59,61,72
抜歯後出血……187,188
抜歯創治癒不全……198
反弓緊張……68
反射性交感神経萎縮症……194
反射性交感神経ジストロフィー……194
反応性増殖物……115
反復療法……104
斑状出血……187

◆ひ

ヒダントイン……15
——系薬剤……160
ヒドロコルチゾン……71
ヒポクラテス顔貌……14
ビスホスホネート……16,63
——関連顎骨壊死……63
——関連顎骨骨髄炎……63
ビタミンB_{12}欠乏性貧血……2,191
ビタミンB_{12}剤……197
ビタミンC欠乏による歯肉出血……11
ビダラビン……156,196
ピラジナミド……65
ピリドンカルボン酸系……71
ピロカルピン塩酸塩……178
皮質骨骨切り術……36
皮質骨除去術……60,61
皮質除去術……52
皮内テスト……164
非Hodgkinリンパ腫……132
非角化性重層扁平上皮……72,74,75,76,89
非ステロイド系抗炎症薬……71
非定型顔面痛……193
鼻口蓋管嚢胞……77
鼻歯槽嚢胞……82
鼻唇嚢胞……82
病変部切除術……62
病変部掻爬……57
貧血による舌炎……2

◆ふ

ファロペネム……70
フィブリノイド変性……148
フィブリン分解産物……4
フィラデルフィア染色体……186
フェニトイン……26
——歯肉増殖症……160
フロモキセフ……70
ブレード型インプラント……202
ブラウト・ワンサンアンギーナ……158
プレート固定……47
プレート再建……95
プレガバリン……156
プレドニゾロン……71,141,196
プロトロンビン時間……188
不完全口唇裂……20
不完全正中唇裂……24
吹き抜け骨折……48
腐骨……58
腐骨除去（術）……52,57,58,62,63
副腔形成法……72
副交感神経遮断薬……16
副腎皮質ステロイド薬……71
複合性局所疼痛症候群……194

◆へ

ヘパリン……3,5
ヘルパンギーナ……8,157
ヘルペス性口内炎……155
ベータトロン腔内照射……99
ベンジルペニシリン……70
ベンゾジアゼピン……16
ペニシリン系……70
ペネム系……70
ペルオキシダーゼ……186
——反応……185
平滑舌……2,150,151
変形性顎関節症……169
変性角化物……86
扁平上皮化生……177
扁平上皮癌……91,94,96,97,99,100,102,103
——組織像……92
扁平苔癬……10,138,140

◆ほ

ホスホマイシン……71
ホタテ貝状の透過像……79
ポリープ……33
ポリエン系……71
ポリペプチド系……71
ポリミキシンB……71
母斑細胞……153
放射線外照射……103
放射線性顎骨壊死……62
放射線性骨髄炎……62
放射線組織内照射……91
放線菌症……64
胞巣状増殖……177
疱疹性口内炎……8,155
萌出嚢胞……89
縫合閉鎖法……72
紡錘菌……158
膨隆部骨削除術……29

◆ま

マクロライド系……70
マニピュレーション……167
埋伏歯……111,112,114
埋伏智歯……50
末梢性顔面神経麻痺……195
慢性GVHD……140
慢性下顎骨骨髄炎……57
慢性硬化性顎下腺炎……175
慢性硬化性骨髄炎……60
慢性骨炎……58
慢性骨髄性白血病……186
慢性再発性アフタ……145
慢性再発性耳下腺炎……176
慢性反復性多骨性骨髄炎……60
慢性肥厚性（口腔）カンジダ症……7,144

◆み

ミコナゾール……144
ミゾリビン……12
ミニプレート固定……43,45,48
ミノサイクリン……70
三日月様顔貌……34,36
未分化多形肉腫……135
味覚異常……16
味覚性発汗症候群……197
脈瘤性骨嚢胞……80

◆む

ムチカルミン……183
ムンプスウイルス……176
無菌性毛嚢炎……146
虫喰い状……62

虫喰い像……57,63,94,96,97

◆ め

メコバラミン……196
メチシリン……70
メトトレキサート……12,17
メフェナム酸……71
メラニン色素沈着症……153
メラノサイト……133,153
免疫抑制薬……12,15

◆ も

モニリア症……144
毛細血管腫……116
毛細リンパ管腫……118
毛状白板症……69
網脈絡膜炎……146

◆ や

薬剤アレルギー……143
薬剤関連顎骨壊死……63
——を起こす薬剤……63
薬剤関連顎骨骨髄炎……63
薬疹……15,164
薬物アレルギー……164
薬物の有害事象による口腔症状……15

◆ ゆ

有痛性潰瘍……145
幽霊細胞……114
弓倉の症状……52

◆ よ

幼児の歯肉嚢胞……89
羊皮紙様感……75,76,104,106,114
葉酸欠乏……191
——性貧血……2
翼突下顎ヒダ部切開排膿……53

◆ ら

落葉性天疱瘡……141

◆ り

リウマチ性顎関節炎……170
リウマトイド因子……170
リバーロキサバン……3,5
リファンピシン……65,71
リンコマイシン……70
リンパ管腫……118
リンパ上皮性嚢胞……88,90
リンパ節腫大症候群……69
流行性耳下腺炎……176

◆ る

ループス腎炎……148
類天疱瘡……142
類皮嚢胞……86
類表皮嚢胞……86

◆ れ

レーザー焼灼……161
レーザー蒸散……116,153
レース様白斑……140

◆ ろ

ロキシスロマイシン……56,70
ロキソプロフェン……71
——ナトリウム……15
ロキタマイシン……70
ロメフロキサシン……71
老人性紫斑病……5
瘻孔形成……77
瘻孔切除……25

◆ わ

ワルトン管造影……81
ワルファリンカリウム……3,5
若木骨折……44

欧 文 索 引

A

Abbe-Estlander 法 ……99
Abbe 法 ……20,21
ABPC ……70
—— エステル薬 ……56
acantholysis ……141
ACE 阻害薬 ……147
acinic cell carcinoma ……184
acquired immunodeficiency syndrome ……69
Actinomyces ……50
—— *israelii* ……64
acute alveolar abscess ……49
acute alveolar osteitis ……49
acute herpetic gingivostomatitis ……155
acute lymphocytic leukemia ……186
acute myelocytic leukemia ……185
acute necrotizing ulcerative stomatitis ……158
acute odontogenic peritonsillitis ……53
acute osteomyelitis of the mandible ……52
acute pericoronitis of the wisdom tooth ……50
acute periostitis of the mandible ……51
adenoid cystic carcinoma ……181
adenolymphoma ……180
adenomatoid odontogenic tumor ……107
AIDS ……69
—— によるカンジダ症 ……7
Alzheimer 型認知症 ……14
amalgam tattoo ……154
ameloblastic fibroma ……113
ameloblastoma ……104
AMPC ……70
aneurysmal bone cyst ……80
angular cheilitis ……152
ankyloglossia ……27
aplastic anemia ……191
APTT ……188,189
arteriovenous malformation ……117
arthrosis deformance of the TMJ ……169
asymmetrical mandibular prognathism ……37
atypical facial pain ……193
Au grain ……102
Auer 小体 ……185
AZM ……70

B

Bacteroides ……50
BAPC ……70
basal cell nevus syndrome ……31
Behçet's disease ……146
Behçet 病 ……146
Bell's palsy ……195
Bell 麻痺 ……195
Bence-Jones タンパク尿 ……136
Bisphosphonate related osteomyelitis of the jaw ……63
Bisphosphonate related osteonecrosis of the jaw ……63
black hairy tongue ……151
blanchial cleft cyst ……88
Blandin-Nuhn mucous cyst ……83
Blandin-Nuhn 腺 ……83
Blandin-Nuhn 嚢胞 ……83
blow-out fracture ……48
Borchers 法 ……166
BP 180 ……142
BRONJ ……63

C

C1 インヒビター ……147
calcifying cystic odontogenic tumor ……114
calcifying epithelial odontogenic tumor ……107
Caldwell-Luc 法 ……56,78
CAM ……70
cancer of the tongue ……91
Candida albicans ……144
carcinoma of the buccal mucosa ……99
carcinoma of the floor of the mouth ……100
carcinoma of the lip ……99
carcinoma of the mandibular gingiva ……94
carcinoma of the maxillary gingiva ……97
carcinoma of the maxillary sinus ……103
carcinoma of the soft palate ……102
carcinoma of the tongue ……91
catch-up growth ……30
Ca 拮抗薬 ……15,16,160
—— 歯肉増殖症 ……160
CCL ……70
cementoblastoma ……110
central hemangioma ……117
cervicofacial actinomycosis ……64
CEX ……70
CEZ ……70
CFDN ……70
CFTM-PI ……70
cheilitis granulomatosa ……147
chondroma ……121
chronic myelocytic leukemia ……186
chronic osteomyelitis of the mandible ……57
chronic recurrent aphthae ……145
chronic recurrent parotitis ……176
chronic sclerosing osteomyelitis of the mandible ……60
chronic sclerosing sialadenitis of the submandibular gland ……175
CLDM ……70
cleft lip ……20
cleft palate ……22
cleidocranial dysplasia ……28
Clostridium tetani ……68
CMZ ……70
Codman 三角 ……136
complex regional pain syndrome ……194
congenital palatopharyngeal incompetency ……24
congenital paramedian lip fistulae ……25
Corynebacterium ……50
coxsackie virus ……8,157
CP ……71
CPDX-PR ……70
Creutzfeldt Jakob 病 ……14
CRPS ……194
CXM-AX ……70

D

D-P 皮弁 ……100
Dantray 法 ……166
dèbridement ……38
decubital ulcer ……39
dental implant ……202
dentigerous cyst ……74
denture fibroma ……129
denture stomatitis ……159
dermoid cyst ……86
developmental defect of the mandible ……81
Dialister ……50
DIC ……4,5
Dieffenbach-Weber 法 ……97
Dieffenbach 法 ……97
Dingman 法 ……34
dislocation of the TMJ ……166
DKM ……71
DMPPC ……70
Down's syndrome ……29

Down 症候群……29
drug allergy……164
drug eruption……164
druse……64
dry socket……198

◆E

EB……65
EBNA……67
EBV……67
Eikenella……50
ELISA 法……69
EM……70
Endo 切開……73
entero virus……8,157
eosinophilic granuloma of bone……130
epidemic parotitis……176
epidermoid cyst……86
epithelial dysplasia……138
epithelial pearl……89
Epstein-Barr virus……67
epulis congenita……128
epulis fibrosa……127
epulis granulomatosa……126
epulis gravidarum……128
epulis hemangiomatosa……128
epulis osteoplastica……127
eruption cyst……89
erythema exsudative multiform……143
erythroplakia……139
Eubacterium……50

◆F

facial palsy……195
familial gigantiform cementoma……125
FDG-PET……91,132
FDP……4
fibroid polyp……129
fibroma……129
fibromatosis gingivae……26
fibrosarcoma……134
fibrous dysplasia……124
Finegoldia magna……50
fissured tongue……150
florid osseous dysplasia……125
FMOX……70
follicular dental cyst……74
FOM……71
Fordyce's granules……26
Fordyce's spots……26
Fordyce 斑……26
fracture of malar bone……48
fracture of the alveolar process……40
fracture of the mandible……41
fracture of the mandibular condylar process……43
fracture of the zygoma……48
fracture of the zygomatic arch……47
Frey syndrome……197
Frey 症候群……197
FRPM……70
Furlow 法……22
Fusobacterium……50,158

◆G

gangrenous ulcerative stomatitis……158
Gardner 症候群……121
Garrè's osteomyelitis……61
Garrè 骨髄炎……61
GBR……202
Gemella……50
geographic tongue……149
Gerber 隆起……72,82
ghost cell……114
giant cell granuloma……131
gingival cyst of infant……89
gingival hyperplasia caused by anticonvulsant drug……160
gingival hyperplasia caused by calcium antagonists……160
gingival hyperplasia caused by nifedipine……160
gingival hyperplasia caused by phenytoin……160
gingivo stomatitis……158
glandular fever……67
glandular odontogenic cyst……76
glossopharyngeal neuralgia……193
GM……71
GNAS……29
Goldenhar's syndrome……30
Goldenhar 症候群……30
graft versus host disease……12,140
ground glass appearance……29
GTR……202
guided bone regeneration……202
guided tissue regeneration……202
GVHD……12

◆H

H. pylori……187
hand-foot and mouth disease……157
Hand-Schüller-Christian 病……130
hemangioma……116
hemophilia A……188
hereditary hemorrhagic telangiectasia……189
herpangina……157
herpes simplex……155
herpes simplex virus……8
—— Ⅰ型……155
herpes zoster……156
herring bone pattern……134
Herrmann 法……166
Hippocrates 法……166
histiocytosis X……130
HIV……69
HIV 関連認知症……14
HLA-B51……146
Hodgkin リンパ腫……132
Hofrath 嚢胞……74
horizontal fracture of the maxilla……45
Hotz 床……20,22
human immunodeficiency virus……69
Hunter glossitis……150
Hunter 舌炎……2,150,191
hypertrophy of the lingual tonsils……152
hypertrophy of the mandibular condyle……172

◆I

idiopathic glossodynia……193
idiopathic thrombocytopenic purpura……187
IgG 4 関連疾患……175,177
implant denture……202
incisive canal cyst……77
infectious mononucleosis……67
infraorbital cellulitis……55
injuries of the soft tissue of the facial area……38
internal bleeding……198
internal derangements of temporomandibular joint……167
internal hemorrhage……198
iron deficiency anemia……190
irritation fibroma……129
ITP……3,5,187

◆J

Jannetta 手術……192
JM……70

◆K

Kazanjian法……201
keratocystic odontogenic tumor……106
kissing disease……67
Klestadt囊胞……82
KM……71
Kocher法……97
Köle法……34
Kostečha法……34
Küttner tumor……175
Küttner腫瘍……175

◆L

Langerhans細胞組織球症……130
lateral cervical cyst……88
LCM……70
Le Fort Ⅰ型骨切り術……23,36,37
Le Fort Ⅰ型骨折……45
Le Fort Ⅱ型骨折……46
Leclerc法……166
Letterer-Siwe病……130
leukoplakia……137
LE現象……148
LFLX……71
lingual mandibular bone cavity……81
lipoma……119
low attachment……27
LST……162,163,164
Ludwig's angina……54
Ludwigの口峡炎……54
lues……66
lymphangioma……118
lymphoepithelial cyst……88,90

◆M

M-C皮弁……100
Malassezの残存上皮……72
Malgaigne骨折痛……41
malignant lymphoma……132
malignant melanoma……133
Manchester法……20
mandibular fracture in children……44
mandibular prognathism……34
mandibular retrognathia……35
manipulation technique……167
marble bone disease……28
maxillary prognathism……36
maxillary retrognathia……36
McCune-Albright syndrome……29
McCune-Albright症候群……29,124
median cleft lip……24
median rhomboid glossitis……149
melanin pigmentation……153
Melkersson-Rosenthal症候群……147,150
metal allergy……162
MHPH……71
Mikulicz's disease……177
Mikulicz病……175,177
Millard法……20
MINO……70
Möller-Barlow病……5,11
Moraxella……50
MRI脂肪抑制像……54
mucocele……83
mucoepidermoid carcinoma……183
mucosal cyst of the maxillary antrum……90
mucous cyst……83
Mulliken法……20
multiple myeloma……136
mumps……176
Mycobacterium tuberculosis……9
—— (*hominis*)……65
myxofibrosarcoma……135

◆N

NAM法……20
nasoalveolar cyst……82
nasopalatine duct cyst……77
necrotizing sialometaplasia……177
Neisseria……50
neurilemmoma……120
neurofibroma……120
neurosensory disturbance after dental surgery……197
NF1遺伝子……32
nicotinic stomatitis……159
Nikolsky現象……141
NSAIDs……16,60
NYS……71

◆O

Obwegeser-Dal Pont法……34
Obwegeser法……34,201
odontogenic fibroma……108
odontogenic fistula……59
odontogenic maxillary sinusitis……56
odontogenic myxoma……109
odontoma complex type……112
odontoma compound type……111
OFLX……71
OK-432……118
open bite deformity……37
oral candidiasis……144
oral lichen planus……140
oroantral fistula……199
Osler's disease……189
Osler病……5,189
ossifying fibroma……123
osteoarthrosis of the TMJ……169
osteoma……121
—— of condyle……172
osteoradionecrosis of the mandible……62
osteosarcoma……136

◆P

palmoplantar pustulosis……163
Papanicolaou分類……99
papilla foliate……152
papillary hyperplasia……161
papilloma……115
paramyxovirus……176
parapharyngeal abscess……53
Partsch Ⅰ法……72
Partsch Ⅱ法……72
Partsch弓状切開……73
Parvimonas micros……50
PAS……65
Passavant隆起……22
PAS反応……186
Patrickの発痛帯……192
Paul-Bunnell試験……67
PCG……70
pemphigoid……142
pemphigus vulgaris……141
periapical osseous dysplasia……125
Perko法……22
pernicious anemia……191
PET……94,95
Peutz-Jeghers syndrome……33
Peutz-Jeghers症候群……33
Ph^1染色体……186
Pichler切開……73
Pierre Robin syndrome……30
Pierre Robin症候群……30
pigmented nevus……153
Pindborg tumor……107
Pindborg腫瘍……107
PLB……71
pleomorphic adenoma……179
Plummer-Vinson syndrome……190
Plummer-Vinson症候群……2,138,151,190
Porphyromonas……50
postoperative maxillary cyst……78

precancerous condition……138
precancerous lesion……138
Prevotella……50,158
primordial cyst……75
Propionibacterium acnes……60
psychogenic facial pain……193
PT……188
PTCH1 遺伝子……31
punched-out appearance……130,136
push back 法……22,24
pyramidal fracture of the maxilla……46
PZA……65

Q

Quincke's disease……147
Quincke 浮腫……147

R

radiation osteomyelitis of the mandible……62
radicular cyst……72
Ramsay Hunt's syndrome……196
Ramsay Hunt 症候群……156,196
ranula……84
rapid plasma regain test……66
Raynaud 現象……148
recurrent herpes labialis……155
Reed-Sternberg 巨細胞……132
Reinmoller 切開……73
RF……170
RFP……71
rheumatoid arthritis of the TMJ……170
ridge extension……201
Riga-Fede disease……39
Riga-Fede 病……39
ristocetin 添加血小板凝集能……189
RKM……70
RNA-PCR……69
Robin sequence……30
Robinson 法……34
Robin シークエンス……30
rose bengal 試験……178
Rose 反応……170
Runx2 遺伝子……28
RXM……70

S

Sabouraud ブドウ糖寒天培地……144
SAPHO 症候群……60
SBPC……70
SCC……91
Schilling 試験……191
Schirmer 試験……178
Schönlein-Henoch 紫斑病……5
Schüler 法エックス線写真……170
Schwann 細胞……120
sequestrum in osteomyelitis……58
SFS……70
sialolithiasis……174
simple bone cyst……79
sinus lift……202
Sjögren's syndrome……178
Sjögren 症候群……178
skin fistula from tooth infection……59
SLE……148
SM……71
smooth-red tongue……151
spoon nail……190
Stage 分類……93
Stevens-Johnson 症候群……15,143,164
Streptococcus……50
STS 法……66
Sturge-Weber syndrome……33
Sturge-Weber 症候群……33,116
sublingual……84
subluxation of teeth……40
submandibular cellulitis……54
submandibular ranula……85
submucous cleft palate……24
sulcus extension……201
sun-ray appearance……136
suppurative arthritis of TMJ……171
suppurative lymphadenitis……55
synovial chondromatosis……173
synovial osteo chondromatosis……173
synovitis, acne, pustulosis, hyperostosis, osteitis syndrome……60
syphilis……66
systemic lupus erythematosus……148

T

TC……70
TEIC……71
temporomandibular joint ankylosis……165
temporomandibular joint arthrosis……167
temporomandibular joint disorders……167
TEN……164
tetanus……68
TFLX……71
thyroglossal duct cyst……87
TIBC……190
tight labial frenum……27
TNM 分類……93
tooth displaced into sinus……200
torus mandibularis……122
torus palatinus……122
TPHA 法……66
transverse facial cleft……25
Trauner 法……34,201
Treponema pallidum……9,66
trigeminal neuralgia……192
tuberculous lymphadenopathy……65
Tzanck 細胞……141
Tzanck 試験……156

U

UIBC……190
unilateral macrognathia……37

V

V-Y 形成術……27
Valleix の圧痛点……192
varicella zoster virus……8,156,196
VCA……67
VCM……71
Veillonella……50
vestibuloplasty……201
Vincent 症候……52
von Langenbeck 法……22
von Recklinghausen's disease……32
von Recklinghausen 病……32
von Willebrand's disease……189
von Willebrand 因子……189
von Willebrand 病……3,5,189
VZV……156

W

Waldeyer 咽頭輪……132
Wardill 法……22
Warthin's tumor……180
Warthin 腫瘍……180
Wassermann 反応……66,148
Wassmund 歯肉縁切開……73
Wassmund 法……36,201
Weber 法……97
Wunderer 法……36

Z

Zange 法……97
Ziehl-Neelsen 染色……65
Z 形成術……25,27

歯科国試 KEY WORDS
口腔外科アトラス

1996年 7 月24日	第1版第1刷発行
2000年12月25日	第2版第1刷発行
2002年 4 月24日	第3版第1刷発行
2005年 4 月 1 日	第3版第3刷発行
2006年 7 月13日	第4版第1刷発行
2009年 6 月 5 日	第4版第3刷発行
2009年11月10日	第5版第1刷発行
2012年 9 月 7 日	第5版第2刷発行
2014年 2 月14日	第6版第1刷発行

編　集　DES歯学教育スクール
著　者　浅田洸一，佐藤徹
発　行　㈱医学評論社
〒169-0073　東京都新宿区百人町1-22-23
新宿ノモスビル2F
☎03-5330-2441（代表）
URL　http://www.igakuhyoronsha.co.jp/
印　刷　三報社印刷㈱

ISBN978-4-86399-227-6 C3047

歯科国試KEY WORDS シリーズ

1－上	必修・歯科医学総論
1－下	必修・歯科保健医療総論
2	保存科
3	補綴科・小児歯科・矯正歯科
4	口腔外科・麻酔科・放射線科
5	口腔衛生
TOPICS	必修・公衆衛生・社会歯科
ATLAS	口腔外科アトラス